シリーズ こころとからだの処方箋

睡眠とメンタルヘルス

―睡眠科学への理解を深める―

監修●上里一郎

編●白川修一郎
（国立精神・神経センター精神保健研究所）

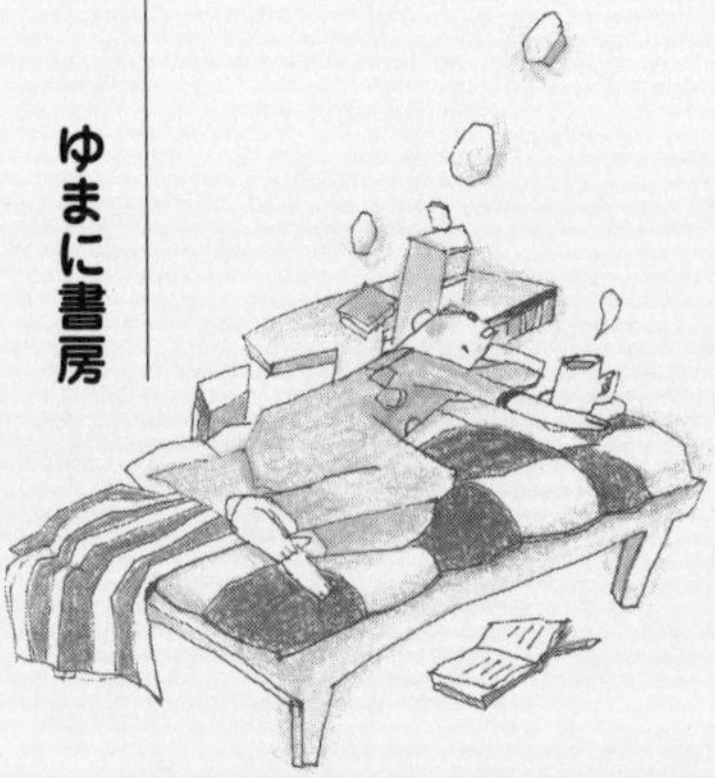

ゆまに書房

監修にあたって

二十一世紀は心の時代だと言われる。いわゆる先進国では、物質的には充足されているが、生きる意味や目標を見つけることができずにいる人々が少なくない。

グローバル化や科学技術の著しい進歩により社会は激しく変動しており、将来を予測することが困難になっている。例えば、労働環境一つを取ってみても、企業は好収益を上げていても、働く者個々で見るとその労働環境は著しく厳しいものになっている。それは、過重な労働条件・リストラの進行・パート社員の増加などに見ることができる。極端な表現をすれば、〝個人の受難の時代〟の到来といえるかもしれない。労働・地域・社会・家族など、私たちの生活の中に、このようなめまぐるしい変化は影を落としている。自殺者・心身症・うつ・犯罪の若年化や粗暴化などといった社会病現象の増加はその影の具現化でもある。

このシリーズ「こころとからだの処方箋」はこれらの問題に向き合い、これを改善するため、メンタルヘルスの諸問題を多角的に取り上げ、その解決と具体的なメンタルヘルス増進を図ることを主眼として企画された。

テーマの選定にあたっては、人間のライフサイクルを念頭に、年代別（青少年期、壮年期、老年期など）に生じやすい諸問題や、ドメスティック・バイオレンスや事故被害、犯罪被害といった今日的なテーマ、不眠や抑うつなど新たな展開を見せる問題などを取り上げ、第一線の気鋭の研究者、臨床家に編集をお願いした。一冊一冊は独立したテーマであるが、それぞれの問題は相互に深く関連しており、より多くの巻を手に取ることが、読者のより深い理解へと繋がると確信している。

なお、理解を助けるため、症例の紹介、引用・参考文献などを充実させ、また、専門用語にはわかりやすいよう注記を施すなどの工夫をした。本書は、医学・心理学・看護・保健・学校教育・福祉・企業などの関係者はもとより、学生や一般の人々に至るまでを読者対象としており、これら各層の方々に積極的に活用されることを願っている。

上里一郎（あがり・いちろう　広島国際大学）

はじめに

睡眠は単なる静止状態ではない。単に覚醒できなくなった状態でもない。人間の睡眠は、複雑な過程が関係した生命現象である。人間の睡眠は、進化の過程で動物として獲得した形質と、人間が脳を特異的に発達させてきた過程で獲得した形質が混在した現象である。特に人間の脳においては、前頭連合野（ほぼ前頭葉と重複）と頭頂連合野（ほぼ頭頂葉と重複）の発達はニホンザル以下の動物種とくらべ特異な発達を示し、大脳皮質で占める割合がきわめて多い。人間の睡眠を一行で定義することは困難であり、定義にかえ、その特徴で示す方が適切である。睡眠は、動物個体の行動の活動水準が低下した状態、外界からの刺激に対する反応が低下した状態、エネルギー保存方向の状態、交感神経活動が低下し、相対的に副交感神経活動が優位となった状態、骨格筋などの抗重力筋が弛緩した状態、温熱生理学的な熱放散現象であり、脳内の睡眠中枢の働きで発生し調節されている現象、個体の生理的な必要性による現象、容易に覚醒しうる可逆的な生理現象、脳の休息により意識水準が低下した状態である。

進化の過程で動物として獲得した形質の特徴の多くは、摂食行動と強く結びついている。十分なエネルギーが食物として摂取できない環境状態を回避するための手段として、進化の過程で、両生類、爬虫類、鳥類、哺乳類が積極的に獲得してきた形質が睡眠と考えられている。また、睡眠に類似した動物の生命現象として冬眠や夏眠がある。

昼行性の動物では、夜間に筋を弛緩させて活動水準を低下させ、エネルギー消費を抑え、エネルギー代謝回路をエネルギー蓄積方向へ切り替える。このような状態では敵に対する防御能力は低下している。そこで、外界からの軽度な刺激に反応せずあまり動かずに、種特異的な一定の寝姿勢(防御姿勢)で、攻撃されにくい場所(巣穴など)で眠るものが、種として生き延びてきたと考えられている。人間にもこのような睡眠の特徴が残っており、敵対者(動物では捕食者)がない場合でも、安心できる状況にないとしっかりと眠ることができない。動物としての進化の残渣《さ》は、食物採集行動と巣(寝環境)との関係でゴリラやチンパンジーにも強く残っており、人間でも比較文化人類学の報告にしばしば見られる。

人間の場合、脳が他の動物とくらべ特に極端に発達したことで、睡眠構造は複雑化してきたと考えられている。特にノンレム(NREM)睡眠では、覚醒時に働かせた脳を積極的に休息させ、活動中に筋や神経細胞から発生し蓄積された熱を放散している。睡眠中の熱放散現象は、毛皮を持たない恒温動物である人間の特徴的な現象ともいえる。また、生命維持に欠かせない自律神経系も、人間で最も精密化しており、攻撃や防御(血液流出の抑制や神経免疫による抗菌など)には交感神経系が強く関与する。活動時に積極的に交感神経系を働かせるためには、睡眠で交感神経系を休息させ疲労から回復させる必要がある。また人間では、脳が極端に疲労した場合、他動物とくらべて、覚醒させることが困難となる。脳の疲労回復が優先され、外界からの刺激に対して脳が容易に応答しなくなるためである。昏睡や麻酔状態、催眠状態と睡眠が根本的に異なるのは、睡眠が個体の生理的な必要性による現象であり、容易に覚醒しうる可逆的な生理現象であるが、極度に脳が疲労した場合には、その境界線はあいまいになる。また、睡眠を観察する場合に、脳波的睡眠観察と行動的睡眠観察があるが、行動的睡眠観察においても、睡眠は骨格筋などの抗重力筋が弛緩した状態を示し、容易に覚醒と区別することができる。

睡眠は、人間にとって食、運動をも規定する重要な基盤であり、脳にとっては欠かすことのできない生命現象である。日本では、文化的、社会的背景から、これまで睡眠が無視される傾向にあった。二〇〇六年現在、大学に独立した睡眠学の教育講座が存在しない国は、先進国では日本だけである。そのために日本では、睡眠時間が極度に不足し十全に自己の能力を発揮できない状態で育成された人間が数多く存在し、社会もそれを認識できないというきわめて危険な状態にある。科学的知識の不足により、臨床心理や教育の現場において、子どものこころの状態と睡眠健康悪化との関係を認識できない状況、高齢者介護におけるクライアントと介助者の睡眠不足や睡眠障害に関する問題を的確に把握できないなど、これまでの睡眠科学教育の欠落が社会にさまざまな悪影響をもたらしている。

睡眠の科学的な研究史はすでに五〇年を越え、医学系論文のデータベースであるMedLineで検索できる二〇〇五年の睡眠関連論文だけでも四、五〇〇本近くが発表されている。すなわち、睡眠に関する多くの科学的事実が解明されているのが現状である。本書は、睡眠の基礎から現場における改善介入までの幅広い範囲を網羅し、心理学、社会学、教育学、人間科学、運動科学に関わる学生、教師、研究者に、現状での最新の睡眠科学の知識を供与することを目的として編纂され、国内外のトップクラスの睡眠科学研究者により執筆された教科書である。

白川修一郎

【目　次】

第1章　現代日本人の睡眠事情と健康

1　日本人の睡眠事情

(1)　日本人の睡眠事情

日本人の睡眠習慣は、この四〇年で大きく変化した。ＮＨＫ世論調査部発刊の国民生活時間調査から、睡眠時間と就床時刻の変遷を調べ作図したものが図1である。一〇歳以上の日本人の一九六〇年から二〇〇〇年までの睡眠時間の平均を左軸に、午後一〇時までに就床していた者の割合を右軸に図示した。一九六〇年の日本人の平均睡眠時間は、ほぼ八時間一五分であった。二〇〇〇年になると、七時間二〇分程度にまで短縮している。四〇年間で一時間弱、日本人の睡眠時間が短縮したことになる。一九六〇年には65％強の日本人が午後一〇時までには就寝していた。しかし二〇〇〇年になると、午後一〇時までに眠っている日本人は、約23％にまで激減している。この調査結果は、思春期児童や高齢者を含んだ大多数の現代日本人の生活が、夜型の生活スタイルに激変し、起床時刻は就学や就業という社会規制は変わっておらず一九六〇年と二〇〇〇年でほぼ同様であるため、

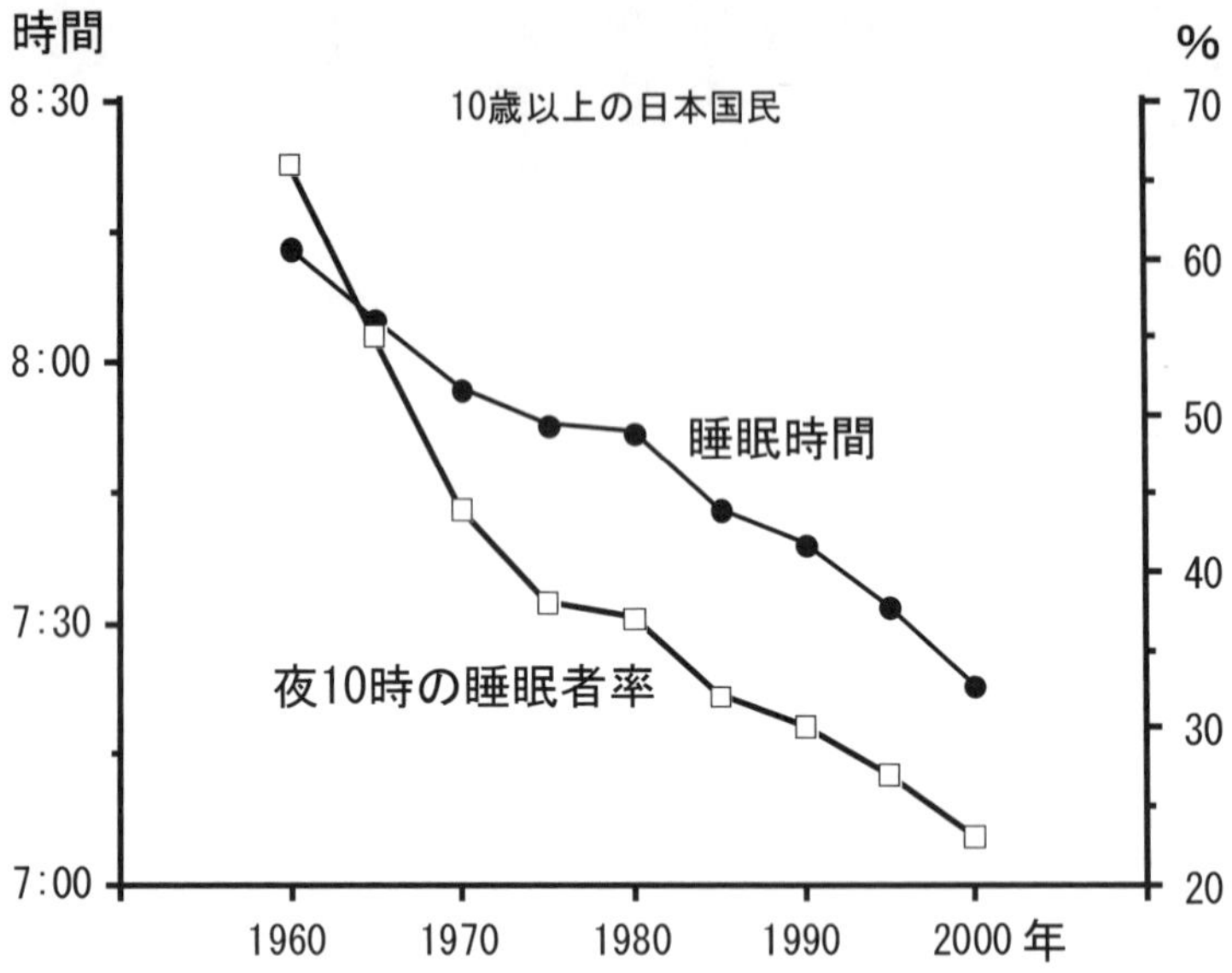

（［NHK 放送文化研究所、2001］をもとに作成）

図１　日本人の睡眠時間の短縮化と夜型化の時代変遷

必然的に睡眠時間が短縮してしまったことを示している。

人間の睡眠は、後述するが大脳皮質の人間特有の進化にともない、高度かつ精密な機能を維持するために発達してきたという特徴を持つ。霊長類のなかで人間が種として確立してから数百万年の歴史を持ち、脳を休息させ機能を回復させるために必要な睡眠時間が、わずか四〇年程度で変化するとは考えられない。我々が生活する現代の日本の社会は、多くの地域が都市化しており、首都圏四都県だけでも三、〇〇〇万人以上が生活し、一九九五年の推計では、77.6％の国民が都市に居住している。都市型社会での生活者は、不断に不規則な社会的圧力や規制に暴露され心身両面からのさまざまな睡眠妨害要因にさらされていると同時に、夜型の睡眠習慣に急速に移行し、睡眠時間が不足する傾向にある。

(2) インターネット・ユーザーの睡眠時間と満足度

インターネットの普及により大標本の社会調査が容易になっている。インターネット・ユーザーという偏り、待ち受けウェブサイトへのアクセスという志向性の偏りにより収集されたデータの信頼性に弱点はあるが、日本全国からの大標本を安価に低労働で集められるという利点を持つ。二〇〇四年一月～五月の間に行われ、快眠コンソーシアムのホームページを待ち受けウェブサイトとし、松下電工（株）の「眠り相談ソフト」にアクセスしたユーザーで、データ使用の許可が得られた一六歳～七九歳までの日本のインターネット・ユーザー一六、三八三名において、日常的に六時間未満の睡眠時間しか取れていない者の割合を**図2**の左図に示す。どの年齢層でも半数以上が六時間未満の睡眠時間しか取れておらず、ほぼ10％の者が五時間未満の睡眠時間しか取っていない。図2右図は、睡眠時間に対する満足度で五〇歳代まで70％以上の者が睡眠時間が不足していると感じており、10％以上が極度に不足していると思っている。

なおこの調査では、地域特性は見られず、睡眠時無呼吸症候群の可能性のある者の頻度を算出し、過去のランダムサンプリングの結果と比較しても差異はなく、睡眠が悪化している者が多くアクセスし、調査結果に偏りを生じさせた結果ではない。社会を支えている一般の日本人の半数以上で睡眠が不足し、一〇人に一人の日本人が極度な睡眠不足の状態で生活している実態を示すものである。

(3) 睡眠弱者としての日本女性

日本では主たる勤務者の多くは、まだ男性である。この男性の睡眠習慣や睡眠の悪化が、女性である配偶者に影響を及ぼしている。強い精神的ストレスにさらされ、ストレスが蓄積してくると、「寝ぼけ」や「入眠時の悪夢」などの睡眠随伴症状の出現が多くなり、睡眠の正常性が失われやすいことが知られている。睡眠の正常性に障害をきたしている男性配偶者を持つ女性配偶者の睡眠は、同様に睡眠の正常性が悪化している場合が多く、男性配偶者を通して社会からのストレスが女性配偶者に強くかかり、睡眠が障害されやすいことが判明している。また、男性配偶者の帰宅時刻や就床時刻が遅い場合には、女性配偶者の睡眠の正常性が障害され、同時に朝は起床困難性を示すことも判明している。一方で、女性配偶者の睡眠習慣や睡眠健康は男性配偶者に影響を及ぼさない。

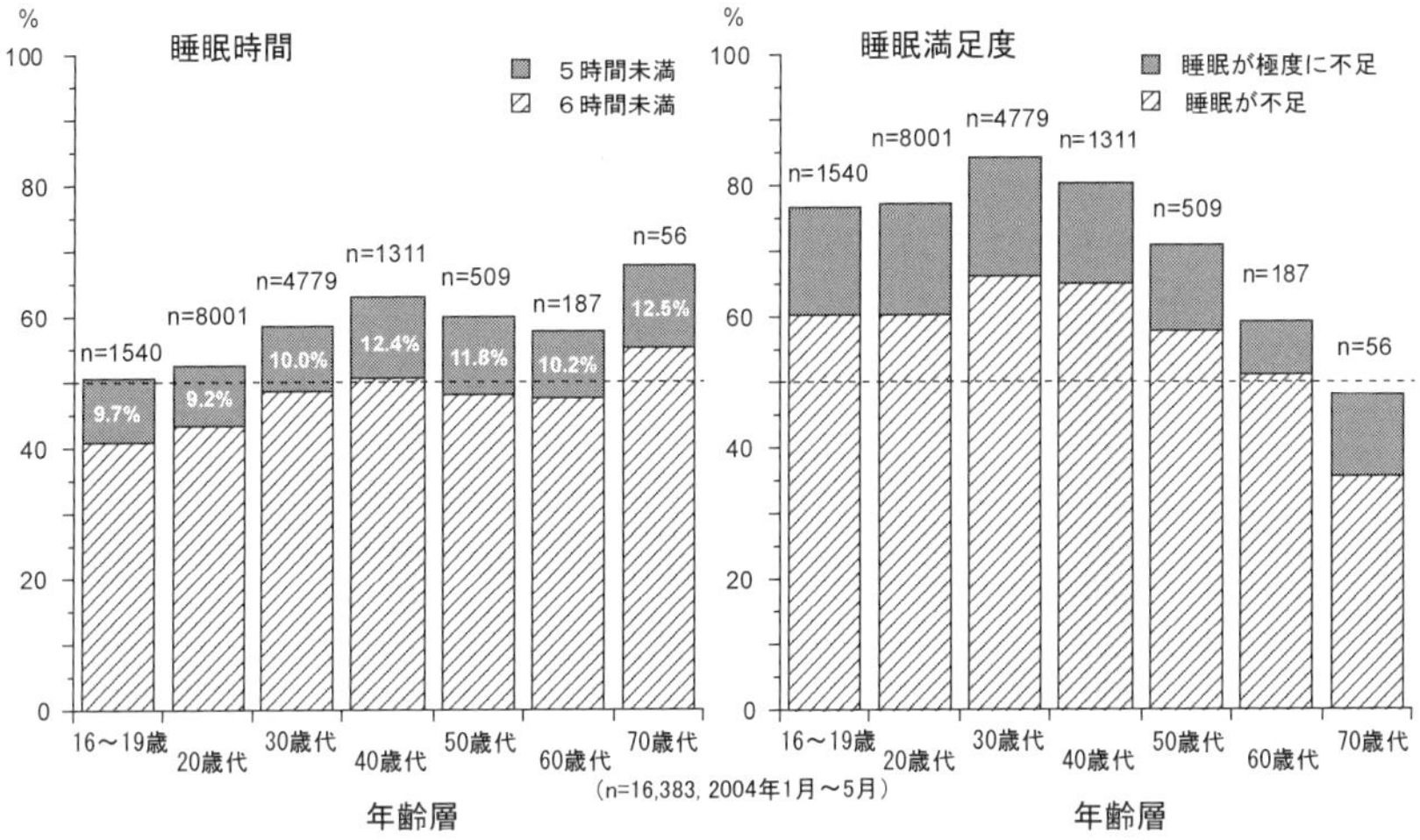

図2　日本のインターネット・ユーザーの睡眠時間と満足度

これらの男性配偶者による影響は、勤務女性、専業主婦ともに認められ、四〇代ではむしろ専業主婦での影響の方が強い。男性優位な日本社会の文化が、女性の睡眠健康や睡眠習慣に悪影響を及ぼしていることが示されている。男性配偶者の帰宅まで就寝せず晩食を作るために就寝が遅れ、朝は子どもや夫の弁当を作るために起床が早まるという、日本特有の文化的背景が女性の睡眠時間の短縮を引き起こしている。女性の睡眠時間の短縮は四〇代で最も大きく、三〇代、五〇代でも明瞭に認められている。

社会的、文化的影響以外に、女性には生物学的な要因により睡眠が障害されやすいという特徴を持つ。月経周期にともなう日中の眠気がよく知られており、排卵期、月経直前と月経開始二~三日間は、大多数の女性で日中の眠気が強くなる。さらに、妊娠中期~後期にかけて、妊婦の30％以上は睡眠が障害され、出産後も、新生児の睡眠・覚醒リズムが発現し始める二~三ヶ月までは、母親の睡眠も分断され、睡眠不足に悩まされる。睡眠の分断や不足が多い場合には、気分も悪化しマタニティブルーズのような産褥《じょく》期精神障害の症状も増悪する。更年期になるとほぼ20％の女性が更年期障害を訴える。更年期障害愁訴のある女性の半数以上には、不眠や日中過眠などの睡眠障害の訴えが存在する。

最近では、介護保険や福祉システムの整備など社会的な支援も進んできたが、身体・精神に障害をもつ家族へのサポートは、日本ではまだまだ女性の負担に依存する部分の多いことも現実である。身体・精神障害者は生体リズムの異常を生じやすく、夜間の介護などのサポートが必要となる場合が多く、特に更年期女性には中途覚醒の多い高齢者介護の負担のかかる率が高い。ただでさえ男性に比べ睡眠時間が短縮している日本の女性に、さらに睡眠時間が不足する社会的圧力がかかってきている。このように多くの点で、日本の女性の大部分は、社会的な睡眠弱者である。

(4) 子どもの睡眠と親の生活習慣

日本の最近の調査で、学童期前の小児の36%、小学生の59%、中学生の67%、高校生の74%が睡眠不足を訴えている。中学生の大規模調査では、睡眠不足を訴える生徒で、朝食欠食、欠席・遅刻率、授業中の居眠り、集中困難、気分悪化、自律神経失調による症状の愁訴が顕著に多い。この睡眠不足の原因の多くは、学童前期から小学低学年にかけての睡眠習慣に対する親のしつけ不足による就寝時刻の超夜型化である。二〇〇三年に行った二〇~六五歳の東京圏在住女性一、九八六名のランダムサンプリング調査で、日常的に五時間以下の睡眠しかとれていない女性は、二〇代~五〇代までほぼ10%を超えている。生物学的に五時間以下の睡眠で充足する者は1%未満であると推定されており、女性の一〇人に一人が慢性的な極度の睡眠不足状態にある。この睡眠不足状態は、就寝時刻の極端な夜型化に起因し、午前二時以降に就寝する女性が、二〇代では14%、三〇代でも6%に達している。なお起床時刻の平均は、どの年齢層でも午前六時三〇分前後であった。このような女性の睡眠習慣が子ども達の就寝時刻を遅くしている。

図3は、二〇〇二年に東京圏の四〇〇家族を対象として行った、母親の睡眠習慣と子どもの就寝時刻との関係を調べた結果である。母親の就寝時刻が遅くなるにつれ、子どもの就寝時刻も遅くなる。特に、未就学の子どもでは母子ともに極端に就寝時刻の遅い家庭が

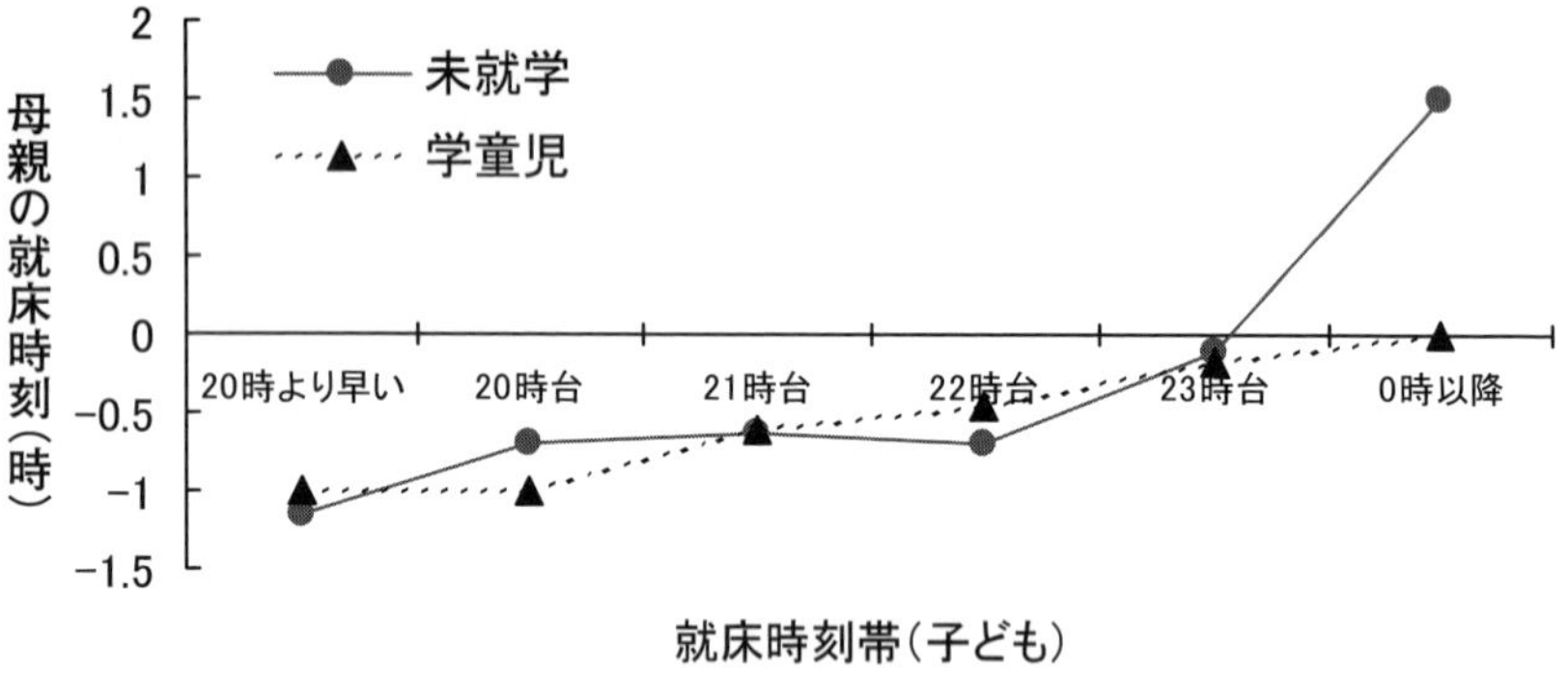

図 3　母親の就寝時刻と子どもの就寝時刻

見られ、母親の就寝時刻が遅いほど子どもの睡眠健康に障害が見られることも判明している。また、就寝時刻が遅い場合には母子ともに睡眠時間が不足する。未就学の子どもでは、最低限一〇時間以上の睡眠を必要とする。就学児童でも八時間以上は必要とされる。脳や身体の回復や心身の損傷の修復に関わる睡眠の機能が十全に発揮されるためには、夜にまとまって眠る必要がある。就寝時刻の遅い子どもでは夜間睡眠が不足し、日中に不規則に睡眠が混入することも判明している。このような子どもでは脳神経系の発達が遅れ、日中に不必要な行動を抑制できない、感情をコントロールできない、注意を維持できない、記憶・学習に問題を生じるなどの悪影響が増えてくる。睡眠不足は、大脳の前頭連合野と頭頂連合野に最も顕著な悪影響を及ぼすからである。

約三六、〇〇〇名の小学四～六年生、中学一～三年生を対象として平成一七年三月に行われた文部科学省「義務教育に関する意識調査」の中間報告で、午前〇時以降に就寝する生徒の割合は、小学四年生で5.1％、五年生で7.6％、六年生で11.8％であるが、中学生になると一年生で35.2％、二年生で52.5％、三年生で64.4％と大きく増加する。中学に入ると親の就寝指導が行われにくくなり、子どもの就寝時刻の遅延が促進され、その結果睡眠が不足するという日本特有の家庭内のしつけに関わる睡眠事情が顕著に現れている。

2　睡眠と健康

(1)　身体健康と睡眠

睡眠は健康や安全に強く影響を及ぼす基本的な生命現象である。WHOの国際共同研究で、不眠患者の二人に一人が一年以内に睡眠障害以外の疾患で医療的治療にかかっていることが、一九九五年に報告されている。また、六・五時間未満、八時間以上の睡眠時間の者では、何らかの健康被害が生じることも、一〇〇万人以上を対象とした米国の調査で判明している。睡眠障害を含むさまざまな疾患による主睡眠*の妨害は睡眠不足を引き起こす。主睡眠が分断あるいは妨害されると、神経免疫*や液性免疫*機能は減弱し、生体防御や生体維持機能が低下し健康全般に影響がでる。免疫系の機能が減弱すると、ダニ死骸や花粉などの抗原が体内に入った場合、抗原—抗体反応も正常な反応を示さず、アトピーや花粉症の発症リスクを増大させる。

タンパク合成に重要な働きをもち、細胞分裂や損傷した身体細胞の再生を促す成長ホルモンの分泌も睡眠と直接的に関係しており、睡眠の分断や妨害により、集中的な分泌が阻害され効率的に身体を回復する働きが低下する。不眠や睡眠時呼吸障害は、交感神経系の睡眠中の過剰亢進を促し、循環器系全般に影響を及ぼし、高血圧症、虚血性心疾患*や脳血管性認知症の重要な要因となる。

主睡眠
主にまとまってとる睡眠、健常成人では原則として夜間睡眠をさす。

神経免疫
脳・神経系が関与する免疫、副腎皮質由来の抗炎症作用をもつコルチゾール、小腸インターニューロン由来のインターロイキンなどもこれに含まれる。

液性免疫
免疫グロブリンなど。

虚血性心疾患
主に冠動脈の器質的・機能的病的状態に起因する急性・慢性の心筋障害で、狭心症などが含まれ、突然死の原因ともなる。

　また、睡眠障害や睡眠不足は代謝系や食欲にも影響し、最重要の生活習慣病である肥満の重大な原因の一つであることが、近年明らかとなった。コロンビア大学による疫学調査では、三二～五九歳の男女八、〇〇〇名以上を対象としたフォローアップ研究で、七～九時間の睡眠時間の者に比べ、四時間以下の睡眠者では肥満率が73％も高く、五時間の睡眠者では肥満率が50％も高いと二〇〇四年に報告した。さらに、二〇〇四年に報告された三〇～六〇歳の男女一、〇二四名を対象としたスタンフォード大学医学部の疫学調査で、八時間睡眠者と比べて五時間睡眠者では、血中グレリン*が14.9％増加し、血中レプチン*が15.5％減少することが判明した。一般に睡眠が極度に不足すると、起床時には強い眠気により食欲が抑制され朝食欠食率の増大することが判明している。さらに、眠気は運動意欲を低下させ、易疲労感を増大させ日中運動量を減少させる。すなわち、覚醒時のエネルギー消費が低下する。睡眠欲求が強い場合には、睡眠が本来持つ特質であるエネルギー消費を抑え蓄積方向へ糖質代謝パターンが切り替わる。糖質はＡＴＰ*に変換されにくくなり、肝臓にグリコーゲンとして蓄積され、さらには脂質に変換される。朝食欠食や午後からの食欲亢進が食事パターンを変化させ、夕食の摂取カロリー量を増加させる傾向が強くなる。このようにして、睡眠不足は肥満をもたらす。

　消化器系への影響も調べられており、睡眠時間が極端に短い、あるいは睡眠健康が障害されている女性では、機能性便秘の発症率が高い。睡眠と機能性便秘との関係では、どちらが原因であるか特定することはできていない。朝食を欠食している中学生では、朝の排便習慣の少ないことが知られている。人間では、本来朝に排便欲求が生じ排便がおこる。

グレリン（Ghrelin）
食欲亢進ホルモン。

レプチン（Leptin）
食欲抑制ホルモン。

ＡＴＰ
アデノシン三リン酸。生命現象の直接的なエネルギー源。

食物が空虚な胃に入ると、胃結腸反射が生じ、便を直腸に送り出す強い蠕《ぜん》動がおこり、便が直腸に到達して排便がおこる。大腸が胃の中に食物がまったく入っていない時、胃腸が十分に休息をとった後、すなわち十分な睡眠をとった朝に食物が胃に入ると、胃結腸反射は最も強くあらわれる。就寝時刻のきわめて遅い者、睡眠不足や不規則な睡眠習慣を持つ者は、一般に夕食（晩食）を就寝まじかにとる傾向が見られる。また、睡眠も質的に悪化していることが多く、朝食を欠食するような場合には、胃結腸反射も当然おこらない。日中に便意を催しても、胃結腸反射は弱く直腸に便があまり送られず、容易に我慢できてしまい排便回数が少なくなり、不規則にもなる。このような状態は、機能性便秘を引き起こす誘因になりやすいと考えられている。

(2) 脳の健康と睡眠

人間の睡眠は、極度に発達した脳を効果的に休息させるように進化してきた生命現象である。人間の脳は大脳皮質が大きな比重を占め、なかでも認知機能をつかさどる前頭連合野（前頭葉とほぼ重複）や感覚の処理や運動をつかさどる頭頂連合野（頭頂葉とほぼ重複）は、サルと比べても極度に発達している。睡眠が不足すると、この前頭連合野と頭頂連合野の脳機能がまず低下する。特に、前頭連合野の働きは、人間が人間らしくあるための機能の大部分に関与している。

前頭連合野の働きとして、外界情報の意味をとらえ保持し、その情報に基づいて計画し、状況の変化に柔軟に対応し推理し、適切な行動や方向性を判断し、意思を決定し、状況によって不必要な行動を抑制する認知・実行機能がある。脳内に蓄積された記憶を適切に引き出し、論理的に思考して、創造的に物事を考え出す能力も、前頭連合野の働きである。また、目標を求める意欲ややる気、目標が満たされたか否かをとらえ、その結果を自己評価する機能、対象の好ましさの評価をする機能、情動に関わる状況をとらえる機能、他人の感情を読み取る機能、自分の感情をコントロールする機能などの情動・動機づけ機能も前頭連合野の働きである。他人がどのように思っているか、協調や共同作業に欠かせない他者のこころの状態を推しはかる能力も前頭連合野の働きである。

　日本人の好きな「気合い」も、前頭連合野がしっかりと働いている時にこそ出せる能力であり、前頭連合野の働きが低下した状態では「気合い」も入らない。前頭連合野は、下位脳の活動性を抑制することで、その働きを適切なレベルに調整している。情緒中枢である大脳辺縁系も前頭連合野から抑制的な調節を受け、前頭連合野の働きが低下すると情緒的に不安定になり、キレやすく涙もろくなる。

　小児では夜間睡眠が妨害され睡眠が不足し、覚醒時に睡眠が混入する状況にしばらくさらされると、前頭連合野の働きは極端に低下し適切な行動が困難となる。扁桃腺やアデノイド肥大、鼻炎、顎形成異常などにより、閉塞型睡眠時無呼吸症候群が小児でも発症する。睡眠呼吸障害児童のＣＢＣＬ*得点を健常保育園児と比較した研究［Achenbach, 1991］で、ひきこもり、身体的訴え、不安・抑うつなどの内向的問題、社会性の問題、思考の問題、注意の問題など前頭連合野が強く関与する問題に差が見られ、一方で非行的行動や攻撃的行動などの外向的問題には差が見られていない。このことは、児童では、睡眠不足による

ＣＢＣＬ (Child Behavior Check List)
　子どもの行動チェックリスト。ＡＤＨＤや学習障害に関わる子どもの問題行動を調べるためのチェックリスト。国際的に広く使用されており、日本語での標準化がなされている。親用と教師用がある。

前頭連合野機能の低下が、一見問題行動ととらえられるような状況を作りうることを示している。

睡眠不足は自己評価能力や意欲を低下させる。若年者に三六時間の断眠を行わせた場合には、短期記憶テストの正解に対する自信度や連想記憶の想起能力が、高齢者のスコアにまで低下することが知られている。高齢者で長期不眠に罹患している者は、社会に対する協調性が低下し、自己の生活に関する満足度などの意欲が低下する。高齢者での睡眠の障害あるいは不足は、認知機能の悪化に強く影響している可能性が高い。三三七名のアルツハイマー型認知症患者の発症の危険因子について疫学的に検討した研究では、六〇分未満の昼寝習慣を持つ者は発症の危険率が大きく低下する。なお、三〇分程度の昼寝習慣を持つ高齢者では、夜間睡眠が良好なことが知られている。認知症の発症の危険因子として、認知機能の低下、心理的ストレス状態があげられている。睡眠健康が悪化した高齢者では、覚醒時の認知機能に障害が生じるとともに、心理的ストレスによる脳疲労の睡眠による解消が不全となる。このような理由から、睡眠健康が障害されるとアルツハイマー型認知症発症のリスクは上昇する。

前頭連合野には、注意を維持する働きもあり、睡眠障害や睡眠不足は、注意の維持を強く障害し事故のリスクを極端に増大させる。世界的な大事故の例をあげると、アメリカ、ペンシルベニア州スリーマイル島での原子力発電所炉心融解、放射能放出事故、スペースシャトル・チャレンジャー爆発事故、アラスカ沖エクソン社バルディーズ号の原油流出座礁《しょう》事故がある。これらはみな、担当者の睡眠不足により引き起こされた大事故の典型例である。

脳の疲労として現れる眠気による事故のリスクは、身体的疲労の五倍に達するという試算もあり、現代の疲労、すなわち脳の疲労蓄積がいかに危険であるかを示している。**図4**は、ランプが点灯すれば手元のボタンを押すという単純反応を、十分に眠った後の起床後から三〇分ごとに五分間、ほぼ四〇時間連続して男子学生に行わせたものである。起床直後の反応時間は〇・二秒程度だが、二一時間連続覚醒後の本来なら就寝している午前四時前後では〇・三秒程度を必要とする。ランプがついたという情報の脳内処理と、ボタンを押すという脳からの命令で指が動くまでの時間が、50％ちかく延長している。長時間覚醒したことで脳は疲労し、脳内の情報処理機能が低下した結果である。長時間覚醒し連続的に単純作業を行った後の回復夜では、疲労した脳の機能を回復するために、睡眠時間が延長し深い睡眠である睡眠徐波が増加している。単に覚醒していても脳が疲労すること、睡眠が脳の疲労回復の役割を担っていることがよく理解できる。疲労による脳内情報処理の機能は、短時間でも睡眠を取れば回復する。

睡眠は、記憶や学習とも密接に関係する。夜間睡眠が分断され日中に強い眠気の混入する睡眠時呼吸障害の患者では、記憶が障害される。睡眠不足や睡眠障害により発生する眠気の多くは、覚醒へのノンレム睡眠の混入である。ノンレム睡眠には、不必要な記憶を消去し、あるいは強度を低減し、心理的ストレスを消去する役割がある。また、覚醒へ睡眠が混入すると前頭連合野で記憶をつかさどるワーキングメモリーの機能が低下する。そのため、短期記憶*や近時記憶*が消去されやすく、記憶の連続性が失われたり記憶強度が低下

短期記憶
六〇秒くらいまで保持される記憶。会話や外界状況の把握における一時的な記憶。

近時記憶
意識的に記銘し再生が可能な記憶で、情報の取り込みから再生まで数分以上の間隔があり、その間に外的な干渉があった後に再生される記憶や意識から一度消えた後に再生される記憶。

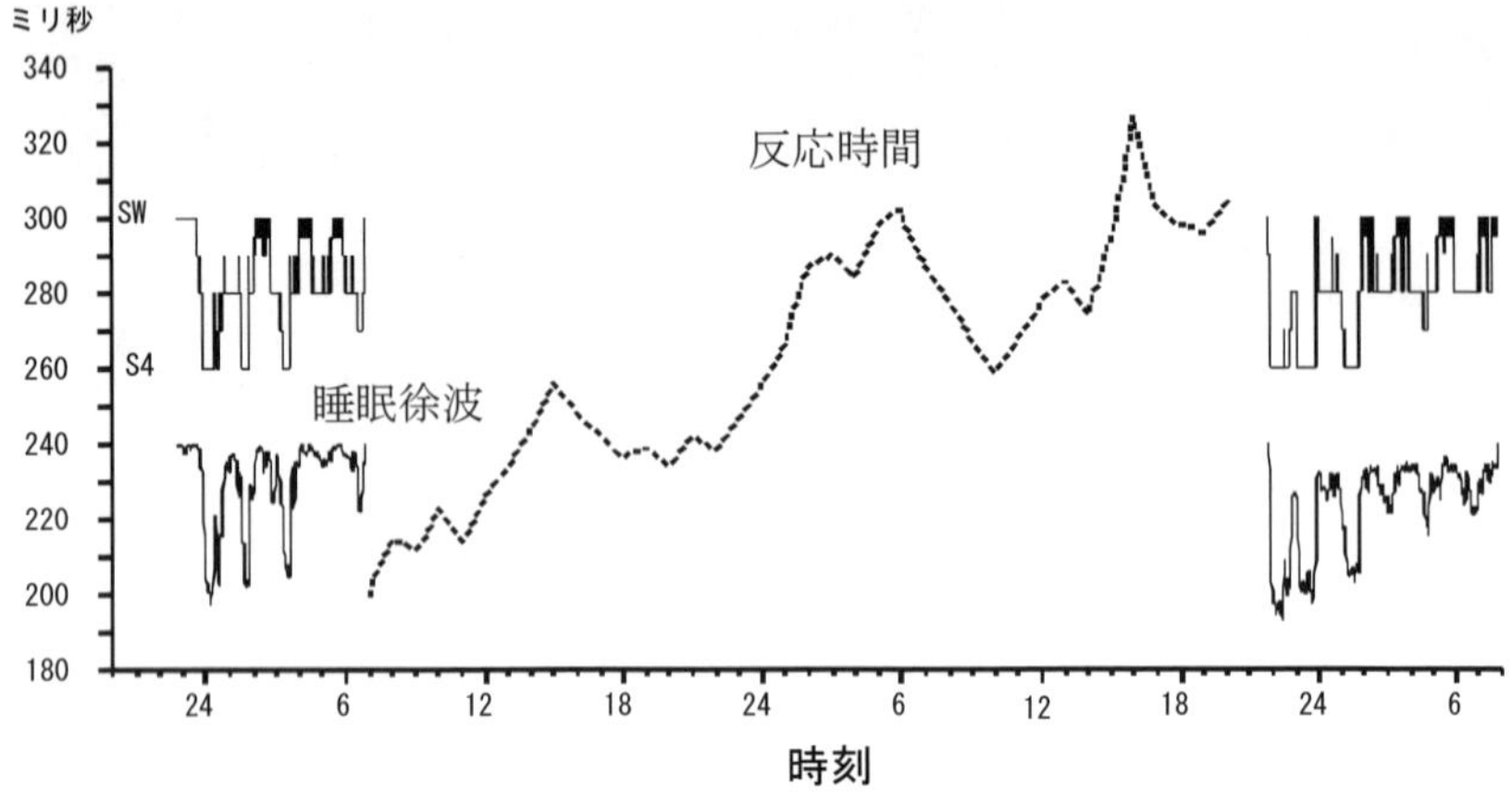

図４　睡眠社団による単純反応時間の遅延

しやすい。ワーキングメモリーには、学習した記憶を引き出す機能もあり、眠気の混入が多いと記憶の引き出しに障害が生じる。

また、一、〇〇〇名の米国民を対象としたランダムサンプリングによる調査で、対象者を短期不眠、長期不眠及び非不眠に分類し日中の状態を比較した研究では、長期不眠者で記憶、集中力、課題遂行力や人間関係を楽しむ能力に障害が見られている。さらに睡眠障害と記憶の関係では、ベンゾジアゼピン系、非ベンゾジアゼピン系を問わず、睡眠導入剤の副作用として前向性健忘*の存在することがよく知られている。ベンゾジアゼピン系睡眠導入剤の副作用としての前向性健忘が問題となった時期に、入眠期や睡眠中に覚醒させて一定の情報を記憶させ、翌朝の起床時に想起させた場合、どのくらいの時間覚醒させておけば記憶が定着するかという実験が行われた。結果は、一〇分程度覚醒が持続しないと記憶が定着せず、翌朝に想起することができないことが判明している。医療施設や福祉施設での夜間宿直時に、深夜に目覚めて何らかの作業を行う場合には、作業過程をメモにとるよう習慣づけることが望ましいのは、睡眠が記憶の定着を妨げるためである。一方で、心理的ストレスともなりうる「いやな記憶」も、十分なノンレム睡眠をとることで消去あるいは記憶強度や印象の減弱が生じ、こころへの負担を減じることができるように睡眠は働いている。

レム睡眠時には、記憶の整理や記憶強度と関係した必要な記憶の固定、記憶を引き出すための索引の作成が行われているものと想定されている。睡眠が不足し覚醒時に強い眠気が混入すると、記憶の消失や連続性の低下、記憶強度の減弱が生じ、レム睡眠中に記憶と

前向性健忘
脳に何らかの障害が起こった後、短期記憶は正常であり新しい情報を脳にいったんは取り込むことができるが、保持あるいは脳内に定着できず、障害から回復した後に、その期間の出来事が追想できない状態となる健忘症候群。

して固定されにくく学習が成立しない。さらに、睡眠が不足した状態での睡眠では、脳を休息させるためにノンレム睡眠が優先的に出現し、そのためレム睡眠が減少し、睡眠中に記憶の固定過程が十全に働かなくなる。精神遅滞をともなう疾患として著名なダウン症候群ではレム睡眠の出現量が少なく、治療や訓練により学習機能や認知機能に改善が見られてくると、レム睡眠の出現量が増加してくることが知られている。認知機能や学習能力に障害を持つ高齢者ではレム睡眠の出現量は減少しており、記憶、学習、記憶の引き出しとレム睡眠との間に強い関係のあることが、現在ではほぼ確実視されている。

（白川修一郎）

引用・参考文献

神山　潤　2003『睡眠の生理と臨床』診断と治療社
ＮＨＫ放送文化研究所（編）　2001　『二〇〇〇年国民生活時間調査報告書』ＮＨＫ放送文化研究所
ＮＨＫ世論調査部（編）　1992　『図説　日本人の生活時間』日本放送出版協会
白川修一郎（編）　1999　『おもしろ看護睡眠科学』メディカ出版
白川修一郎・田中秀樹・水野　康ほか　2003　「アルツハイマー病の予防に係わる睡眠の役割と改善技術」*Cognition and Dementia*, 2, 116-122.
Stickgold, R.　2005　Sleep-dependent memory consolidation. *Nature*, 437, 1272-1278.
Vertes, R.P. & Siegel, J.M.　2005　Time for the sleep community to take a critical look at the pur-

ported role of sleep in memory processing. *Sleep,* 28, 1228-1233.

Walker, M.P. & Stickgold, R.　2006　Sleep, memory, and plasticity. *Annu Rev Psychol,* 57, 139-166.

渡邊正孝　2005　『思考と脳』サイエンス社

William C. Dement　2002　The Promise of Sleep.　（藤井留美（訳）　2002　『ヒトはなぜ人生の3分の1も眠るのか?―脳と体がよみがえる!「睡眠学」のＡＢＣ』　講談社）

Working Group Reports（Report of the National Commission on Sleep Disorders Research, Dement WC, Chairman）　1994　*Wake up America : A national sleep alert.* Vol 2. U.S. Department Health and Human Service.

春眠暁を覚えず

日本人は、「春眠暁を覚えず」という唐詩選の孟浩然の春暁詩からの文章を、春になるとよく耳にする。新聞などでも、春になると、必ずといっていいほど、「春眠暁を覚えず」を表題にしたコラムが企画される。「春眠不覚暁、処処聞啼鳥」、春の夜は、気持ち良くぐっすり眠ってしまうので、目が覚めたら、太陽は既に昇ってしまっており、いたる所から鳥の鳴き声が聞こえる。もうすっかり明るい朝だった――日本人の初春の睡眠状態をよくあらわしているので、流布したものと考えられる。日本人の四季の睡眠時間についての全国調査では、睡眠時間が長い季節は冬であることが判明している。特に、高緯度で冬の日照時間が少なく寒い地方では、十月から二月まで睡眠時間が長くなり、気分も落ち込み体重が増加する。また、秋口から冬にかけて糖類などの炭水化物の摂取に対する嗜好性が上昇する。この傾向は、海外の同じような緯度に存在する地域でも見られる。人間の遺伝子の中に、冬眠遺伝子が存在し、その発現による影響と推定されている。日照時間と気温が、この冬眠様行動に強く影響している。

春になると気分が高揚し行動量も増え、睡眠時間は短くなる。日本の四季のうちで、日照時間に関係する日長時間の変化が最も急激なのは三月から四月にかけてであり、気温も急激に上昇し、適度な過ごしやすい温度となる。冬には寒冷刺激による筋肉の緊張の増加や皮膚表面の血流量の低下、交感神経系の機能亢進があり、睡眠中の深部体温も下がりにくく、日中の活動量も減少する。高齢者では、夜間排尿回数も増え、中途覚醒が多くなる。冬の睡眠時間は長いが、このような状態では、熟睡感は得られにくく、寝起きも悪くなる。一方、春には気分が高揚し、日中の活動量も増加する。また、交感神経系の機能亢進状態も改善され、睡眠中の体熱の放散も盛んになり、睡眠環境温も適正になる。これにより、浅い睡眠が減り、冬に比べより深く眠ることができるようになる。メラトニンや性ホルモンなどの季節変動は、十分には調べられておらず、これらの影響は不明である。春には熟睡でき、朝の光が寝室に入ってきても覚醒することが少なく、「春眠暁を覚えず」と感じるようになる。

第2章　睡眠の神経・液性メカニズム

1　はじめに

眠気は目覚めて活動している時間の長さに比例して強くなり、睡眠欲求の高まりとともに脳内に睡眠を促す物質が出現する。これを睡眠のホメオスタシス（生体の恒常性維持）現象という。いっぽう、昼間に眠ろうとしても眠れず夜になると次第に眠くなるという現象は、生物時計による一日を周期とした時刻依存性の睡眠・覚醒のサーカディアンリズム*によるものである。最近、視交叉上核（SCN）の神経活動に睡眠状態が強く影響をおよぼしていることが明らかとなり、生物時計の活動と睡眠のホメオスタシス調節の密接な関連が指摘されている［Deboer et al., 2003］。オーストリアの神経学者エコノモ博士は七〇年以上前にヨーロッパで流行した「嗜眠性脳炎」の病理所見から、原因は視床下部の病変であると考え、視床下部前部の炎症により不眠が、後部の炎症により嗜眠が、それぞれ引き起こされることを発見し、前部が睡眠中枢で後部が覚醒中枢であるとする神経学説を提唱した。しかし、睡眠が何らかの液性因子によるとする研究は一九六〇年代にドイツのコルンミュラー博士らによって本格的に始められており、今日までに睡眠あるいは覚醒を修

サーカディアンリズム
↓49・57ページ。

飾する内因性活性物質が多数報告されている［井上・山本、1997］。睡眠覚醒調節機構には神経活動を基本にした神経機構と生理活性物質による液性機構が存在するが、睡眠のメカニズムを明らかにしていくには、神経機構を修飾する液性因子の生理的役割を理解することが重要である。

2 レム睡眠とノンレム睡眠

ヒトを含む哺乳動物と鳥には、覚醒、レム睡眠、ノンレム睡眠の三つの異なる状態が出現する。この状態は真睡眠と呼ばれる。レム睡眠は大脳を活性化する眠りで、脳の後方にある脳幹部、特に中脳橋被蓋部位が関係していると考えられている。いっぽう、ノンレム睡眠は大脳を鎮静化するための眠りと考えられ、脳の前方にある前脳基底部や視索前野が関係していると考えられている。深いノンレム睡眠で出現する徐波睡眠は、哺乳類や鳥類などの恒温動物に見られる特徴であるが、それ以外の爬虫類、両生類、魚類では脳波上に徐波睡眠が観察されない。このような眠りを原始睡眠という。また、原始的哺乳類の形態を現在も残している単孔類の眠りは、中間睡眠と呼ばれている。すなわち、動物の睡眠の進化は原始睡眠、中間睡眠、真睡眠に分類される。

地球上のすべての動物は、環境の明期・暗期の日周リズムのなかで、活動期とそれ以外の休息期をもうけている。その中でも大脳皮質の発達した恒温動物は、徐波睡眠で脳を休ませ、脳のエネルギーを節約する機構を持つ。

恒温動物は進化の過程で、体温を一定に維持する機構を獲得し、それにより脳機能が安定して動作するようになった。そして大脳皮質が発達した結果、レム睡眠とノンレム睡眠の両方が現れる真睡眠を獲得したのである［北浜、2000］。

恒温動物の中でもヒトは、他の哺乳動物と比較にならないほど大脳が発達しているため、大脳の機能回復に睡眠が重要であることには疑う余地がない。動物にとって睡眠とは、覚醒中の脳活動による脳のオーバーヒート状態を防ぐため、大脳を休息させた状態でもある。恒温動物では、体温が低下すれば脳機能も低下するし、体温が発熱などで上昇しても脳は正常に機能しなくなることから、脳活動には安定した体温調節が必要であると考えられている。

3　睡眠覚醒の神経機構

脳幹にある青斑核（LC：locus coeruleus）に起源を持つノルアドレナリン（NA：noradrenaline）作動性ニューロンは覚醒で活動が上昇し、ノンレム睡眠で活動が低下、レム睡眠ではほとんど停止してしまう（**表1**）。背側縫線核（DR：dorsal raphe nucleus）を起源とするセロトニン（5HT）作動性ニューロンはNAときわめてよく似たふるまいをする。いっぽう、中脳から橋にかけての外背側被蓋核（LDT：laterodorsal tegmental nucleus）と脚橋被蓋核（PPT：pedunculopontine tegmental nucleus）を発するアセチルコリン（ACh）作動性ニューロンは、NA、5HTとは逆に、レム睡眠で活動を高めるグループと覚醒と

表１　睡眠覚醒の神経機構

	覚醒	ノンレム睡眠	レム睡眠
青班核（LC）	↑↑↑	↑	—
背側縫線核（DR）	↑↑↑	↑	—
脚橋被蓋核（PPT）／ 外背側被蓋核（LDT）	(1)↑↑↑ (2)　—	↑ ↑	↑↑↑ ↑↑↑
結節乳頭核（TM）	↑↑↑	↑	—

↑↑↑：高活動、↑：低活動、—：活動停止

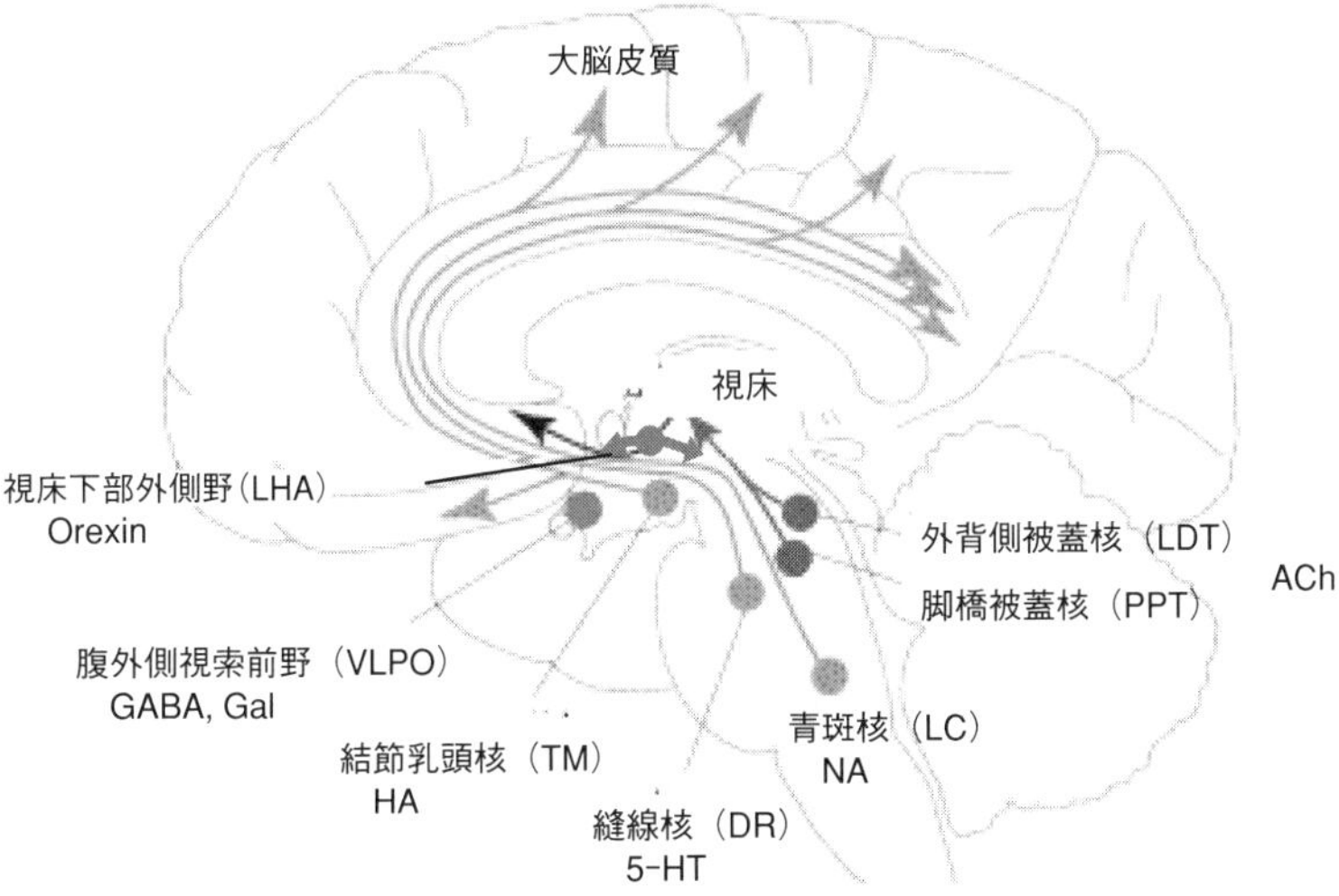

図１　睡眠覚醒調節の神経機構

レム睡眠両方で活動が高まるグループがある。ヒスタミン（ＨＡ）作動性ニューロンは、後部視床下部の結節乳頭核（ＴＭ：tuberomammilary nucleus）に起源をもち、覚醒で活動が上昇し、ノンレム睡眠で活動が低下、レム睡眠ではほとんど停止する［小山・香山、酒井、1998］。いっぽう、視床下部前部（ＰＯＡＨ：preoptic/anterior hypothalamic area）には「睡眠時活動」ニューロンが存在し、ノンレム睡眠で特異的に活動する。また、外側視索前野（ＶＬＰＯ：ventrolateral preoptic nucreus）にもノンレム睡眠で活動するニューロンが存在し、覚醒時に活動するＴＭのＨＡニューロンとの関連が注目されている（図１）［Saper, Chou & Scammel, 2001］。

4　睡眠覚醒の液性調節機構

一九〇九年に、現在の名古屋大学医学部の前身である愛知医学校の石森国臣博士は、「不眠動物の脳質中に証明し得たる催眠性物質＝睡眠の真因」という論文を発表し、不眠状態のイヌの脳内に出現する「催眠性物質」の存在を証明している。ほとんど同じ時期にフランスのピエロン博士らは同様の研究から「睡眠毒素」を抽出したと報告しているが、これらが同一の物質であったかどうかは不明である。

睡眠物質とは、睡眠欲求の高い動物の脳内あるいは体液中に出現し、生理的睡眠を誘発あるいは維持させる内因性物質の総称である。我々は断眠により強い睡眠欲求を示すラット脳から、ウリジンおよび酸化型グルタチオン（ＧＳＳＧ）を睡眠促進物質として同定した［Honda et al. 1983／Honda, Komoda & Inoue, 1994］。ウリジンは脳内で抑制性のガンマアミノ酪酸作動性ニューロンを促進し、ＧＳＳＧは興奮性のグルタメート作動性ニューロンを抑制することで、それぞれの睡眠促進効果を発現すると考えている。ＧＳＳＧには睡眠促進作用以外に、ニューロンの過活動によって生じる細胞毒の解毒や、生体酸化反応によって生成されるフリーラジカル類から脳細胞を保護する作用がある。ＧＳＳＧは、生体内では抗酸化反応によって、還元型グルタチオン（ＧＳＨ）からグルタチオンペルオキシダーゼ（ＧＳＨＰｘ）を利用して生成されることから、睡眠過程そのものが脳の修復や保全の機能を有していると考えている。その他に睡眠修飾作用を持つ物質として、ヌクレオシド類をはじめプロスタグランジン（ＰＧ）D_2やサイトカイン類など数十にものぼる内因性睡眠物質の候補が報告されている。

ヌクレオシド類のうちアデノシンは、一九八〇年代に盛んに行われたアデノシンの受容体に作用する薬剤を用いた研究から、アデノシン受容体1型（A_1受容体）を介した睡眠作用が知られている。ハーバード大学のマッカーリー博士らは、ネコを六時間不眠状態にすると、前脳基底部および脳皮質のアデノシン遊離量が不眠時間と比例して徐々に増加し、自由に睡眠を取れるようにすると、アデノシンの遊離量が次第に減少することを明らかにした［Strecker et al., 2000］。前脳基底部にA_1受容体アンタゴニスト（ＣＰＴ：cyclopeantylthe-ophyline）を投与すると覚醒が増加し、ノンレム睡眠およびレム睡眠が減少する。さらに、前脳基底部に存在する睡眠時活動ニューロンは、アデノシンおよびA_1アゴニスト（ＣＨＡ：cyclohexyladenosine）の投与で神経活動が抑制され、ＣＰＴ投与では逆に神経活動が促進される。従って、アデノシンは、A_1受容体を介してこれらのニューロン活動を抑制することで睡眠を誘発すると考えられている。

睡眠促進効果発現には、A_1受容体以外にもA_{2a}受容体を介する機構の存在が、大阪バイオサイエンス研究所の早石博士らの研究から明らかにされている［Hayaishi, 2002］。A_{2a}受容体アゴニスト（CGS 21680）のラット吻側前脳基底部への微量投与で暗期の睡眠を促進し、前もってA_{2a}受容体アンタゴニスト（KF 17837）を投与しておくと、この睡眠促進効果は消失する。さらに、ＰＧD_2の睡眠促進効果がA_{2a}受容体アンタゴニストの前処置により完全に阻害されたことから、ＰＧD_2の睡眠促進効果はA_{2a}受容体を介して発現すると考えられている。前脳基底部や視床下部の睡眠覚醒調節機構におけるアデノシンの生理的役割の詳細な解明が期待される。

睡眠の液性因子の中には、サイトカイン類のように、免疫機構と関連して睡眠を修飾する物質がある。例えば、インフルエンザウイルスに感染すると、ウイルスの遺伝子である二重鎖リボ核酸が引き金となって、インターフェロンやインターロイキン（ＩＬ）のサイトカイン類が白血球や神経細胞から体内に放出される。これらのサイトカイン類は、免疫増強作用とあわせてノンレム睡眠と発熱を引き起こす。ワシントン州立大学のクリューガー博士らの研究によると、ＩＬ―１α、ＩＬ―１βおよび腫瘍壊死因子（ＴＮＦ）―αが睡眠調節と深く関連していることや、そのほかにも睡眠促進あるいは睡眠抑制に関与するサイトカイン類の存在が判明している［Krueger & Majde, 2003］。

それでは、免疫系はサイトカインを通じ、どのようにして脳に信号を送り、睡眠をコントロールしているのか検証してみると、ＩＬ－１βおよびＴＮＦ－αはノンレム睡眠発現に関与する視索前野から前脳基底部にかけた部位に作用することが明らかとなり、脳内において、成長ホルモン放出ホルモン（ＧＨＲＨ）を介してノンレム睡眠に、血管活性腸管ペプチド（ＶＩＰ）を介してレム睡眠に作用する。睡眠覚醒調節機構と免疫機構の間には未解明な点がまだ多く残されているが、今のところ免疫系はサイトカイン類を通じて、脳に指令を送り、睡眠調節を行っていると考えられている。ＩＬ－１βとＴＮＦ－αは脳内において、ＧＨＲＨやＣＲＨを介してノンレムおよびレム睡眠発現に関与するが、睡眠覚醒状態と内分泌機能との間には相関がある。成長ホルモン（ＧＨ）は睡眠依存性の強いホルモンで、特に入眠後に出現する徐波睡眠と強く関連している。また、プロラクチン（ＰＲＬ）も睡眠時に分泌亢進が起こり、睡眠の後半に向かって上昇する。コルチゾルは睡眠の後期に分泌亢進が起こる日周リズム性を示す。いっぽう、松果体ホルモンのメラトニンは概日リズム性で、夜間に分泌が最高となり日中に最低となるが、夜間でも強い光をあてると分泌量は急激に低下する。

最近、摂食行動に関与する多くの生理活性ペプチドの存在が報告されるようになり、摂食行動やエネルギー収支の制御機構に関心が高まっている［桜井、2003］。摂食関連ペプチドの中でいくつかは睡眠覚醒調節に関与していることがすでに判明している。げっ歯類では断食あるいは食料不足で睡眠が減少し、逆に全断眠が摂食亢進を引き起こすことが知られており、摂食調節に関与するレプチンやグレリンが睡眠覚醒調節と何らかの様式で関わっていることが示唆されている。グレリンは成長ホルモン放出促進因子（ＧＨＳ）受容体の内因性リガンドとして、ラットおよびヒトの胃から精製・構造決定され、成長ホルモン（GH）の分泌を促進し、摂食亢進や体重増加が起こる。いっぽう、レプチン機能の欠損は肥満、糖尿病の原因となり、ヒトでは急激なカロリーの減少あるいは増加にレプチンが反応する。食欲不振を引き起こすレプチンとは逆にグレリンは、食欲亢進を引き起こしエネルギー代謝調節にも関与している。

米国では、この四〇年間で国民の睡眠時間は一、二時間減少していると言われている。健常成人を用いて、一〇時間睡眠と四時間睡眠の後の続く昼間に、二〇分間隔で午前八時から午後九時まで血液採取を行い、血中のレプチンおよびグレリンについて測定し、同時に空腹感と食欲についても定量化した。その結果、レプチンの血中レベルは、四時間睡眠では一〇時間睡眠と比較して約18％減少し、逆にグレリンは約28％の増加であった[Spegel et al., 2004]。空腹感は、四時間睡眠では一〇時間睡眠より24％増加し、食欲は23％増加した。つまり、睡眠不足でレプチンの減少とグレリンの上昇が起こり、空腹感と食欲の増加を誘発することが判明したことから、睡眠不足が肥満の引き金となりうる可能性が指摘されている。

5　オレキシンの覚醒作用

オレキシンAとBは一九九八年に同定された摂食調節作用を有する神経ペプチドで、その受容体には1型（OX_1R）と2型（OX_2R）が存在する[Sakurai, 2003]。オレキシン含有ニューロンは視床下部外側野（ＬＨＡ：lateral hypothalamic area）に局在しており、その脳内投射部位は、視床下部では弓状核や室傍核周辺に強い投射があり、ＨＡ神経の起始核であるＴＭにも強い投射が見られる。オレキシン含有ニューロンは視床下部以外でも脳の広範な部位に投射が認められ、特に睡眠覚醒調節に重要なＬＣ、ＤＲ、ＬＤＴとＰＰＴそしてＴＭには強い投射があることから、睡眠覚醒調節へのオレキシンの役割が示唆される。そこで、我々はオレキシンＡおよびＢのラット睡眠覚醒への修飾作用を検証した。オレキシンＡ10ナノモル（nmol）を、ラットの睡眠が多発する明期に第三脳室内へ持続的に投与すると、顕著なノンレム睡眠とレム睡眠の抑制が見られ、強い覚醒作用を発現した［Akanmu & Honda, 2005］（**図2**）。オレキシンＡ、Ｂともに用量依存的な覚醒効果を示し、同一の投与用量（10ナノモル）で比較するとオレキシンＡの方がＢよりも強い覚醒作用を示した（**図3**）。

ラットではＨＡ神経の起始核であるＴＭでほとんどがOX_2Rを発現していることから、オレキシンの作用機構としてＨＡ調節機構の関与が示唆される。ラット視床下部におけるＨＡの遊離量は、明期に低下し活動期の暗期に上昇するが、ＨＡ合成酵素阻害剤のα―フルオロメチルヒスチジン（α―ＦＭＨ：fluoromethylhystidine）のラット腹腔内投与では睡眠誘発効果がある。そこで、前もってα―ＦＭＨをラット腹腔内に投与しておき、オレキシンＢをラット第三脳室内に持続的に投与すると、オレキシンＢによって引き起こされる覚醒作用が抑制されることから（**図4**）、脳内ヒスタミンの合成がα―ＦＭＨにより阻害された結果、ＨＡ神経を介して発現するオレキシンの覚醒効果が抑制されたと解釈して

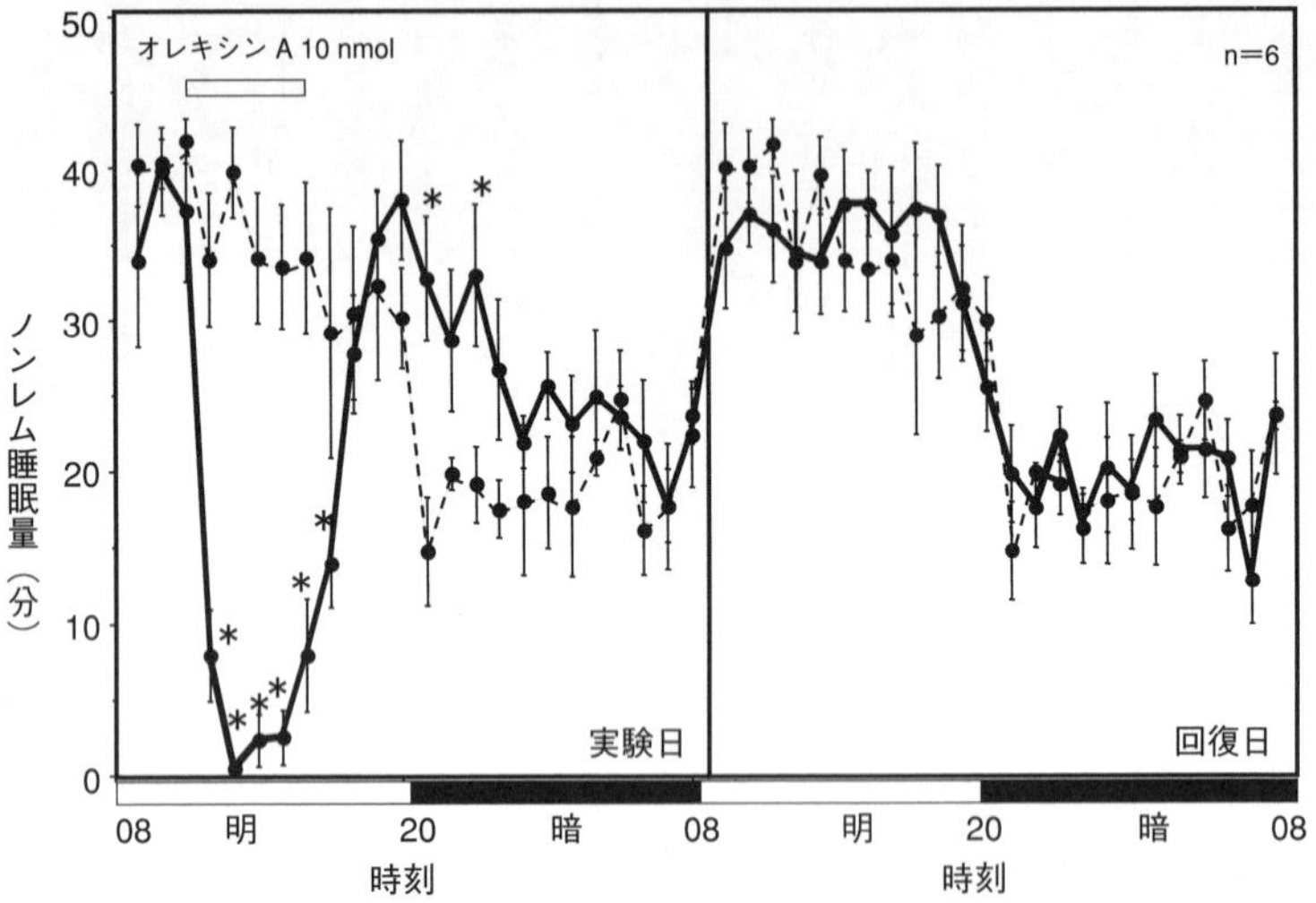

図２　ラット第３脳室内連続注入によるオレキシンＡのノンレム睡眠抑制効果

- - -：対照日、――：実験日・回復日（３日間連続記録）

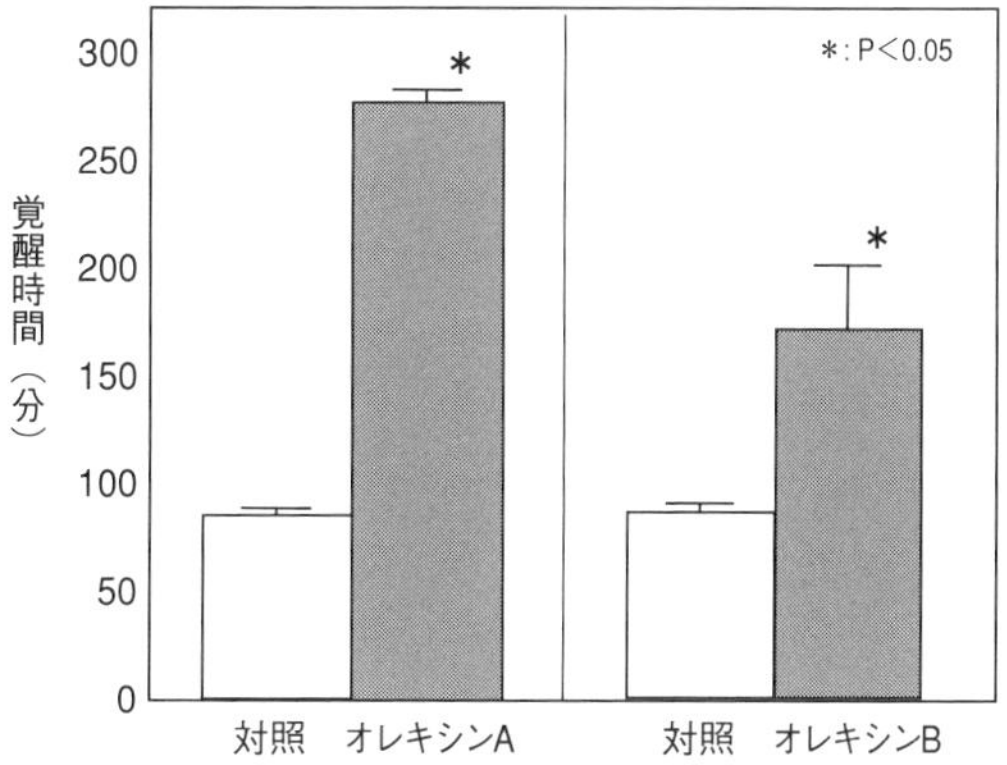

図 3　オレキシン A と B の覚醒効果の比較

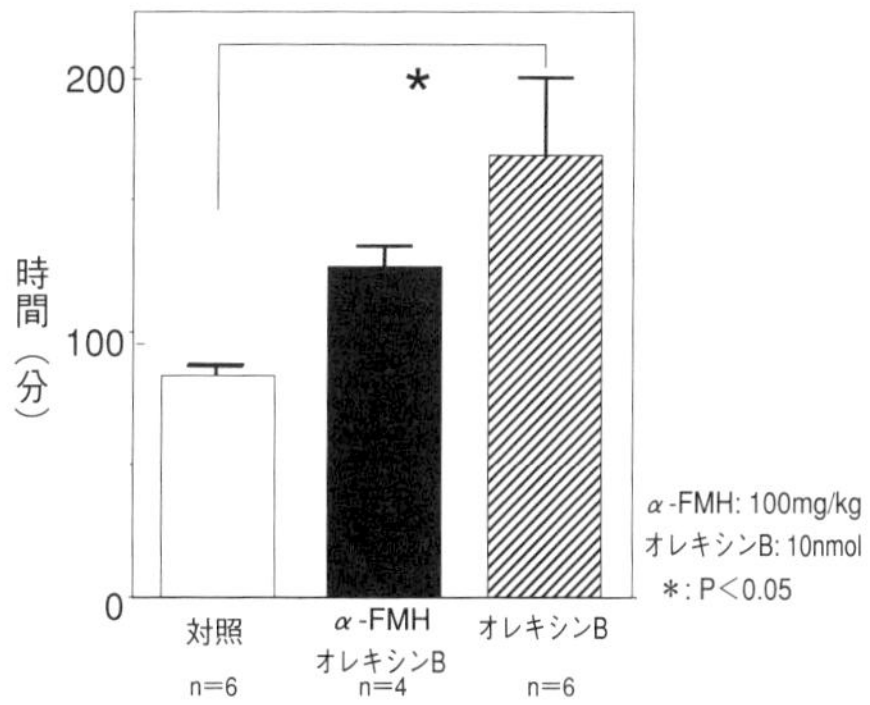

図 4　ヒスタミン合成酵素阻害剤（α-FMH）の前処置によるオレキシンの覚醒作用抑制効果

いる。

いっぽう、桜井博士らのグループは免疫組織学的解析から、オレキシン神経終末がTMのHA神経細胞体に直接シナプスを形成していることをつきとめ、さらにオレキシンAおよびBはHA神経活動電位の頻度を上昇させることから、TMのHA神経にOX_2Rを介する神経支配の存在を電気生理学的に明らかにした［Yamanaka et al., 2002］。そこで、H_1受容体アンタゴニストのピリラミン（pyrilamine）とオレキシンAを組み合せてラット第三脳室内に持続的に投与すると、オレキシンAの覚醒作用がピリラミン存在下で用量依存的に抑制された（**図5**）。また、H_1受容体ノックアウトマウスの脳室内にオレキシンAを投与すると、野生型マウスで起こる覚醒反応がまったく消失したとの報告もある［Hung et al., 2001］。従って、オレキシンによって引き起こされる覚醒効果発現には、OX_2Rによるヒスタミン神経系の活性化が関与していると考えている。

6　睡眠障害ナルコレプシーの動物モデル

イヌ・ナルコレプシー*はヒト・ナルコレプシーの自然発症動物モデルとして、スタンフォード大学睡眠研究所で飼育されている。イヌ・ナルコレプシーはヒトと同様に孤発発症例と家族性発症例が認められ、ドーベルマン・ピンシャーとラブラドール・レトリバーで、ナルコレプシーの発症は常染色体劣性遺伝を示し、その浸透率は100％であるとされている［大倉ほか、2001］。イヌ・ナルコレプシーでは、ヒトと同様に情動脱力発作*（カタプ

ナルコレプシー
日中の活動時に、場所や状況を選ばず、突然生じる強い眠気の発作を主症状とする睡眠障害。

情動脱力発作（カタプレキシー）
泣く、怒る、笑うなど、情動の大きな変化をきっかけに、発作的に全身の力が脱けてしまう症状。

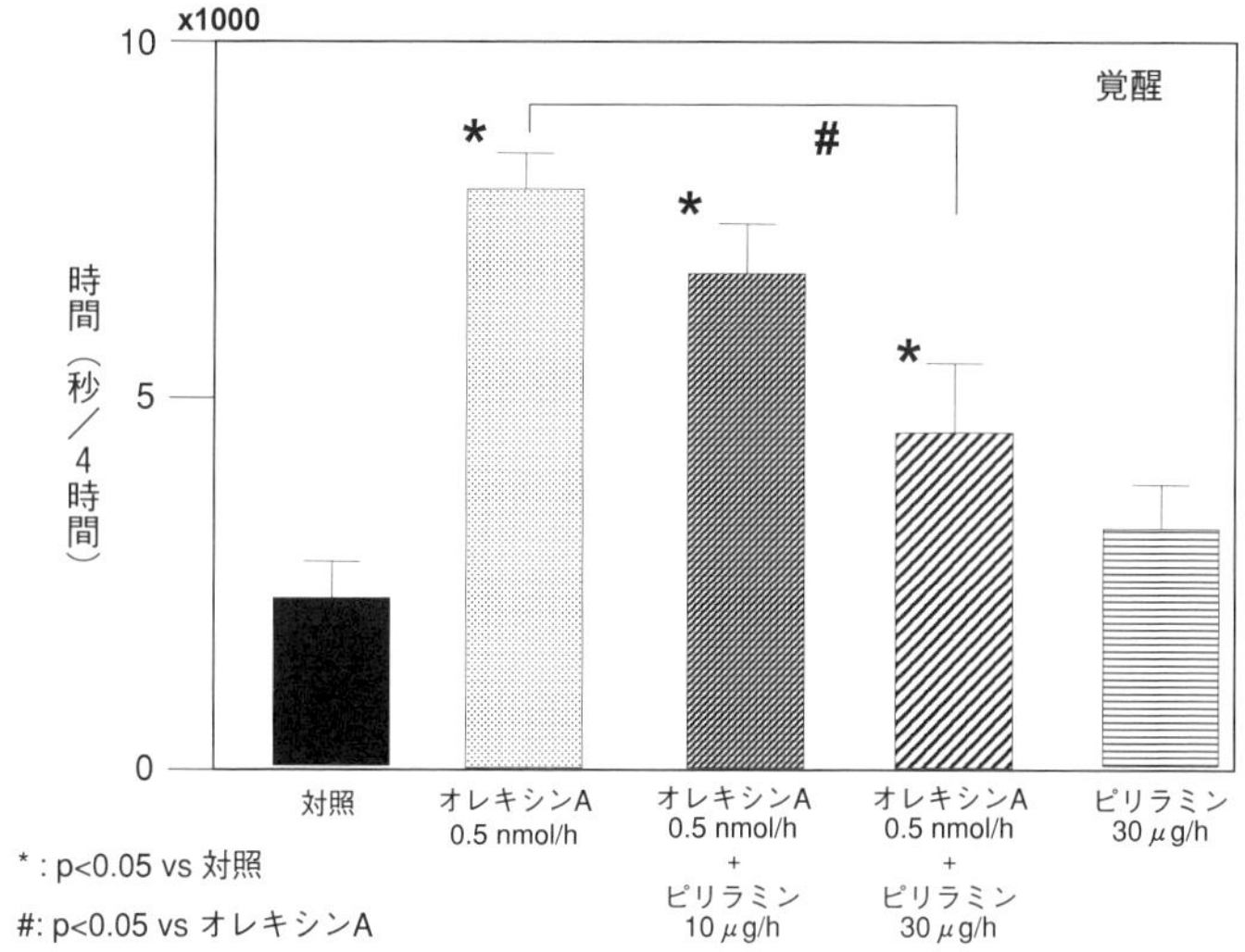

図5　ヒスタミンの H_1 受容体拮抗剤（ピリラミン）のオレキシン覚醒作用抑制効果

レキシー）や昼間の傾眠が見られる。ナルコレプシー犬を用いた一連の行動薬理学的実験結果から、ナルコレプシーの病態には、中枢におけるモノアミン系の機能低下とコリン系の感受性増大という脳内の生化学的バランスの乱れの関与が示唆され、皮質や視床においてHA含有量が減少していることも判明している。特に、中脳ドーパミン系の機能低下が傾眠と情動脱力発作に強く関連している［Honda, Riehl, Mignot & Nishino, 1999］。

一九九九年、スタンフォード大学のミニョー博士のグループは、イヌ・ナルコレプシーの原因が、オレキシン受容体2型遺伝子の異常にあることを報告した［Lin et al., 1999］。いっぽう、テキサス大学の柳沢博士らは、プレプロオレキシンノックアウトマウスを制作し、睡眠および行動解析した結果、オレキシンが産生されないマウスは、ヒトあるいはイヌのナルコレプシーとそっくりの症状を示すことを報告した［Willie et al., 2001］。今のところナルコレプシーの動物モデルはイヌ、マウス、ラットに限られるが、特にマウスではプレプロオレキシンあるいはオレキシン受容体2型遺伝子異常マウスと、orexin/ataxin-3のトランスジェニックマウスが作成され［Hara et al., 2001］、いずれも情動脱力発作、睡眠覚醒の分断そしてSOREM（sleep onset REM）の特徴を示す。ナルコレプシー動物モデルが開発されたことで、ヒト・ナルコレプシーの病態生理解明研究の進展が期待されている。

ヒト・ナルコレプシーにおいては脳脊髄液中のオレキシンが測定限界以下であることや、ナルコレプシー患者の死後脳の研究からオレキシン神経の欠損があることが判明したことから、過眠および情動脱力発作を主症状とするナルコレプシーの病態にオレキシン神経伝達障害が強く関与することが示唆されている［Nishino & Yoshida, 2003］。

7　おわりに

睡眠覚醒調節機構を理解するためには、睡眠あるいは覚醒を制御している物質の生理的な作用を明らかにすることが重要である。近年の分子生物学の進歩から、遺伝子変異による睡眠異常動物モデルを利用することができるようになり、睡眠調節の分子機構が明らかにされ、睡眠覚醒制御物質の生理的な役割が少しずつ理解されるようになってきた。さらに、睡眠脳波解析技術の向上で高精度に睡眠を測定することができるようになり、睡眠に関連する遺伝子の役割を皮質脳波から検証することも可能となってきた［Taffi et al., 2003］。二一世紀の睡眠学では、睡眠行動と摂食行動を統合的に理解し、睡眠覚醒制御物質を核に液性因子の生理的役割についてさらに明らかにしていく必要がある。

日本では「快眠・快食・快便」が健康のバロメータと言われ、ＱＯＬ*の基本とされてきた。今後、睡眠障害に対する新規治療薬の開発や治療法改善が期待されるが、日常生活における快適な睡眠の確保に向けた努力も必要と思われる。

（本多和樹）

QOL
Quality of Lifeの略。人々の生活を物質的な面からのみとらえるのではなく、精神的な豊かさや満足度も含めて、質的にとらえる考え方。生活の質。

引用・参考文献

Akanmu, M. A. & Honda, K. 2005 Selective stimulation of orexin receptor type 2 promotes wakefulness in freely behaving rats. *Brain Res,* 1048, 138-145.

Deboer, T., Vansteensel, M. J., Detari, L. & Meijier, J. H. 2003 Sleep states alter activity of suprachiasmatic nucleus neurons. *Nature Neurosci,* 6, 1086-1090.

Hara, J., Beuckman, C. T., Nambu, T., Willi, J. T., Chemelli, R. M., Sinton, C. M., Sugiyama, F., Yagami, K., Goto, K., Yanagisawa, M. & Sakurai, T. 2001 Genetic ablation of orexin Neurons in mice results in narcolepsy, hypophagia, and obesity. *Neuron,* 30,345-354.

Hayaishi, O. 2002 Functional genomics of sleep and circadian rhythm, Invited review : Molecular genetic studies on sleep-wake regulation, with special emphasis on the prostagrandin D 2 system. *J appl Physiol,* 92, 863-868.

Honda, K., Komoda, Y. & Inoue, S. 1994 Oxidized glutathione regulates physiological sleep in unrestrained rats. *Brain* Res, 636,253-258.

Honda, K., Komoda, Y., Nishida, S., Nagasaki, H., Higashi, A., Uchizono, K. & Inoue, S. 1983 Uridine as an active component of sleep-promoting substance : its effects on nocturnal sleep in rats. *Neurosci Res,* 1, 243-252.

Honda, K., Riehl, J., Mignot, E. & Nishino, S. 1999 Dopamin D 3 agonists into the substantia nigra aggravate cataplexy but do not modify sleep. *NeuroReport,* 10, 3717-3724.

Hung, Z. I., Qu, W. M., Li, W. D., Mochizuki, T., Eguchi, N., Watanabe, T., Urade, Y & Hayaishi, O. 2001 Arousal effect of orexin A depends on activation of the histaminergic system. *Proc Natl. Acad. Sci. USA,* 98, 9965-9970.

井上昌次郎・山本郁夫（編）1997『睡眠のメカニズム』朝倉書店

北浜邦夫　2000　『ヒトはなぜ夢を見るのか』文春新書

小山純正・香山雪彦・酒井一弥　1998　「睡眠の神経生理学的機構」『特集睡眠障害』日本臨床社 48-56p.

Krueger, J. M. & Majde, J. A. 2003 Humoral Links between Sleep and the Immune System. ***Ann NY Acad Sci,*** 992,9-20.

Lin, L., Faraco, J., Li, R., Kadotani, H., Rogers, W., Lin, X., Qiu, X., Jong, P. J., Nishino, S. & Mignot, E. 1999 The sleep disorder canine narcolepsy is caused by a mutation in the hypocretin (orexin) receptor 2 gene. ***Cell,*** 98, 365-376.

Nishino, S., Yoshida, Y. 2003 History and perspectives of hypocretin/orexin research in sleep medicine. ***SBR,*** 1, 43-54.

大倉睦美・藤木通弘・小津真理子・神林　崇・本多和樹・西野清治　2001「ナルコレプシーの臨床、病態生理、およびモデル動物での疾患遺伝子―ヒポクレチン（オレキシン）の関与―」『神経進歩』第45号　131-160p.

桜井　武　2003　「摂食関連ペプチドの生理」『日薬理誌』第122号　236-242p.

Sakurai, T. 2003 Roles of orexin in regulation of energy homeostasis. Curr. ***Med. Chem,*** 3,229-241.

Saper, C. B., Chou, T. C. & Scammell, T. E. 2001 The sleep switch : hypothalamic control of sleep and wakefulness. ***Trends Neurosci,*** 24, 726-731.

Spegel, K., Tasali, E., Penev, P. & Cauter, E. V. 2004 Sleep curtailment in healthy young men is associated with decreased leptin levels, elevated ghrelin levels, and increase hunger and appetite. ***Ann Intern Med,*** 141, 846-850p.

Strecker, R. E., Morarity, S., Thakkar, M. M., Porkka-Heiskanen, T., Basheer, R., Dauphin, L. J.,

Rannie, D. G., Portas, C. M., Green, R. W. & McCarly, R. W. 2000 Adenosinergic modulation of basal forebrain and preoptic/anterior hypothalamic neuronal activity in the control of behavioral state. ***Behav Brain Res,*** 115, 183-204.

Tafti, M., Petit, B., Chollet, D., Neidhart, E., Bilbano, F., Kiss, J. Z., Wood, P.A. & Franken, P. 2003 Deficiency in short-chain fatty acid β-oxidation affects theta oscillations during sleep. ***Nat Genet,*** 34, 320-325.

Willie, J.T., Chemelli, R.M., Sinton, C.M. & Yanagisawa, M. 2001 To eat or to sleep? Orexin in the regulation of feeding and wakefulness. ***Annu Rev Neurosci,*** 24, 429-458.

Yamanaka, A., Tsujino, N., Fubahashi, H., Honda, K., Guan, J. L., Wang, Q. P., Tominaga, M., Goto, K., Shioda, S. & Sakurai, T. 2002 Orexins activate histaminergic neurons via the orexin 2 receptor. ***Biochem Biophys Res Commun,*** 290, 1237-1245.

第3章　生体リズムとそのメカニズム

1　はじめに

生物、特に恒温動物の生理的機能特性の一つに、ホメオスタシス（恒常性維持機能）がある。これは、さまざまに変化する外部環境に対して体内の環境を常に一定の状態に保つ、という働きを意味する。しかし、体内の環境は完全に一定の状態に保たれているわけではなく、ある範囲内で周期的に変動していることが明らかにされている。このような周期的な変動は、ホルモンの分泌、体温、血中生化学物質などの生体の内部環境だけでなく、睡眠／覚醒、摂食、排尿などの行動的側面、気分や精神作業能力などの脳機能、および筋力や協調動作などの運動機能からも認められる。

また生物におけるリズム現象は、恒温動物だけでなく植物や単細胞の藍藻類からも認められ、生きとし生けるもの特有の最も基本的な現象の一つとみなすことができる。このようなリズム現象が生まれた主たる原因として、昼夜、月の満ち欠けに対応する潮の干満、季節の変化など、環境条件の周期的な変化があげられる。すなわち、これらの環境変化のリズムへの適応結果として、生体リズムが生じてきたものと考えられる。

一方で、生体リズムは、環境変化を排除した恒常条件下においても継続する特性を有しており、このことは生物に内在する発振機構、すなわち生物時計が存在することを示している。代表的な生物リズムである概日リズムの特性として、環境要因の変化に対する同調機能がある。例えば時差のある海外旅行の際には、現地移動後しばらくは時差の影響から夜の不眠や昼間の眠気、消化器症状などが現れるが、やがてリズムが現地時間に同調することによって症状は軽快する。このような同調は、光曝露、社会的接触、および食事などの概日リズムの同調因子が、現地時刻に従って作用することによりもたらされる。この反面、現代社会の夜型化・二四時間フル操業化は、これら同調因子の入力を混乱させ、時差旅行無しで時差ボケ状態に陥るリスクに満ちあふれているとも言えよう。また生体リズム上の休息相にあたる時刻に作業を強いられるような場合には、その時間帯の作業効率は低下し、ひいては事故の発生リスクも増大する。これらのことは、通常の社会生活下においても生体リズムについて認識することがいかに重要であるかを示している。本章では、ヒトから認められる種々のリズム現象についてメカニズムをふまえて解説し、その中でも特に睡眠に関わる生体リズムとその同調機構について、実際の生活場面とも照らしながら解説する。

2　生体から観察されるリズム現象

生体から認められるリズム現象は、周期の長さにより大きく三種類に分けられている。

周期の短い順に、ウルトラディアンリズム（ultradian rhythm：周期が二〇時間未満）、サーカディアンリズム（circadian rhythm：周期が二〇～二八時間）、およびインフラディアンリズム（infradian rhythm：周期が二八時間以上）と名付けられている。

人から認められるウルトラディアンリズムでは、心臓の拍動（安静状態で五〇～七〇拍／分）をはじめ、胃の収縮運動（約九〇分毎の周期）、および一晩の睡眠時に繰り返し観察されるノンレム睡眠とレム睡眠の繰り返し（ノンレム―レム睡眠周期：約九〇分周期）などがある。

(1) 種々のサーカディアンリズム

サーカディアンリズムは日本語では概日リズムとも訳されるが、ラテン語のcirca（約、概ね）とdies（日）を組み合わせた造語であり、実生活との関連が最も深いリズムと言える。誰もが実感する身近なサーカディアンリズムは睡眠・覚醒リズムであるが、その他にも体温や内分泌応答などの生理的指標、認知機能や気分などの心理的指標、および筋力や運動能力などのパフォーマンスにもサーカディアンリズムは存在し、これらが同調関係を保ちながら相互に影響を及ぼしあっている。**図1**には代表的なサーカディアンリズム指標である直腸温の変化を示した。直腸温は、二四時間周期で深夜～早朝に最低値、夕刻に最高値となるサインカーブ状のリズムを示し、その振幅（最高点から最低点の差の半分）は約0.3～0.5℃である。直腸温は本来のリズム変動の他に、身体運動や食物摂取により上昇し、睡眠によって逆に低下する。このように、直腸温リズムは通常の生活下では生活行動

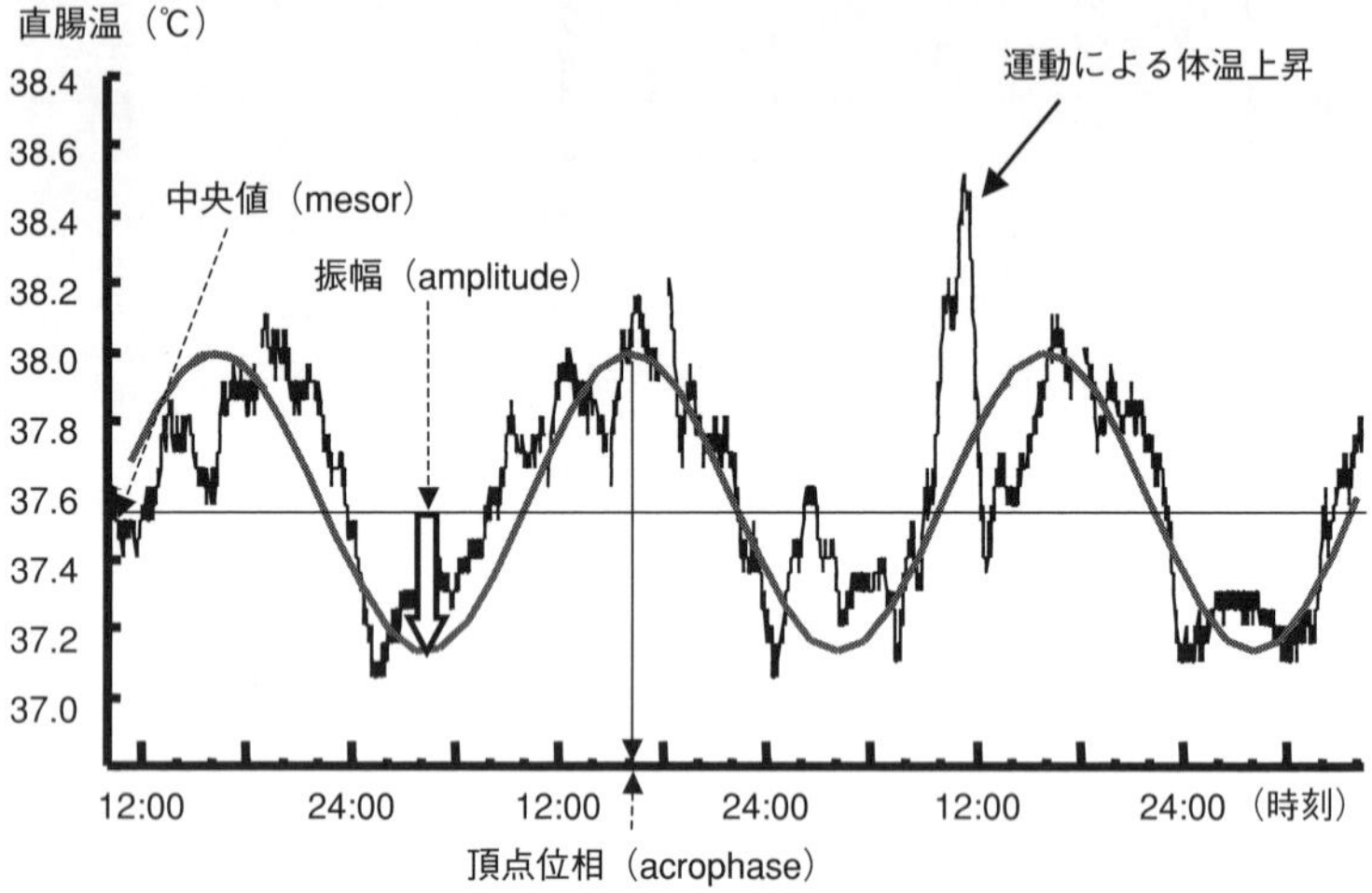

図1　コサインカーブを近似させた3日間の直腸温連続測定結果
コサインカーブから求められる中央値、振幅、頂点位相を図中に示した。

の影響を受けており、このことを本来のリズム変動を覆い隠すという意味で「マスキング（masking）」と称する。またこのようなリズム現象を、体内に存在する生体時計の発振そのものと区別して、オバート（overt：外部から観察される、見かけ上の）リズムと呼んでいる。

直腸温リズムは生体リズムの基本情報としてよく用いられ、リズムの位相は各個人の生体時計から見た時刻を表していると言える。例えば、夜型の若年成人では朝型の高齢者に比して直腸温リズムの最低値・最高値の現れる時刻が遅いが、このことを、「直腸温リズム位相が後退している（逆に高齢者では前進している）」と表現する。科学的な研究においては、数日以上にわたって取得した結果をコサインカーブに近似し、求められたコサインカーブの振幅（amplitude）、中央値（mesor：midline estimating statistic of a rhythm）、および最高点が表れる時刻（頂点位相：acrophase）が評価指標として用いられる（**図1参照**）。

気分や認知機能など心理的指標のサーカディアンリズムは、心理臨床や社会福祉の現場において重要な意味を持つだけでなく、日常生活下における種々の作業を安全かつ効率的に進めることとも直結する事項である。まず主観的な気分について、臨床や研究の現場でよく用いられるＰＯＭＳ*（Profile of Mood States）を用いて評価した気分の日内変動を**図2**に示す。

気分の状態は深夜～午前の時間帯に比して午後～夕刻に良好となるが、この傾向は、うつ病患者でより顕著に現れる場合が多い。次に認知機能のサーカディアンリズムでは、リズム変動が深部体温リズムと同期し、一般に体温の高い夕刻あたりで成績が良い。一方、

POMS
マクネアら［McNair et al.,1971］によって考案された気分を評価する質問紙。六五の質問項目から、緊張―不安、抑うつ、怒り、活気、疲労、および混乱の六つの因子について評価する。図2は六因子の合計得点をTotal Mood Disturbanceとして表したもの。

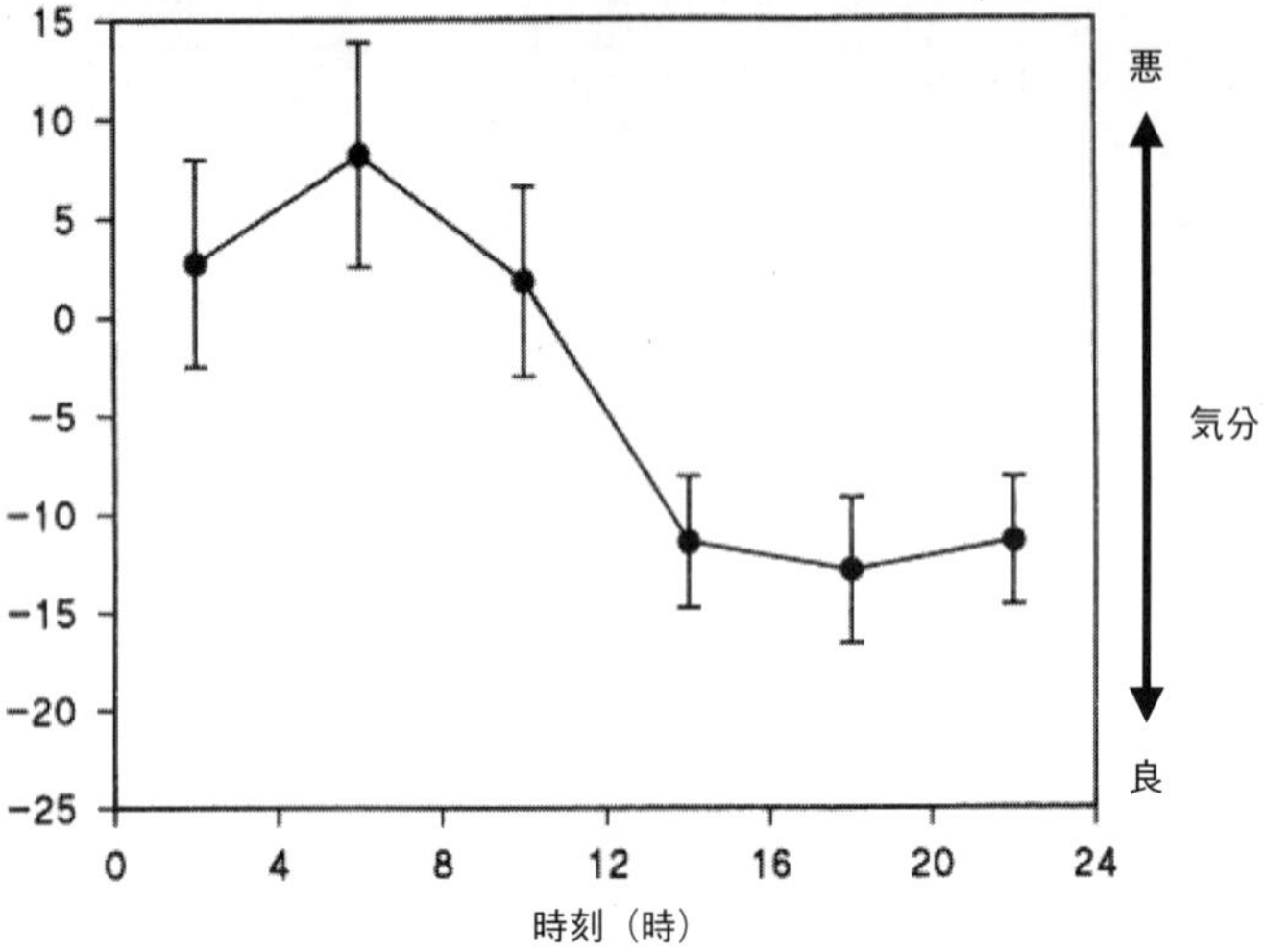

図 2　主観的気分の日内変動（［Reilly, Atkinson & Waterhouse, 1997］から引用）

成績が最低となる時刻は必ずしも体温の最低点とは一致せず、徹夜のような連続覚醒時の場合だと体温の最低点よりもやや遅れることが多い（**図3参照**）。また認知機能の場合には、サーカディアンリズムに加えて前夜の睡眠量やテスト実施前までの先行する覚醒時間などが蓄積疲労として影響し、特に課題が複雑だとこの影響が大きくなる傾向を示す。眠気や認知機能の日内変動の中に、午後早い時刻における落ち込み（post lunch dip）がある。**図3**では一四時頃に認められる主観的眠気の亢進やテスト成績の低下がこれに該当し、一般に習慣的就床時刻の約一五時間後に、たとえ昼食を摂らなくても現れるとされている。この時間帯は日中における居眠り運転事故の発生が最高となる時刻［堀、2000］ともほぼ一致しており、危険度・難度の高い作業は避けた方が無難である。

運動能力は、筋力、有酸素性作業力とも呼ばれる全身持久力、および巧緻《ち》性・平衡機能などから構成されるが、これらのサーカディアンリズムは同様ではない。この中で最も明瞭なサーカディアンリズムを示すのが筋力であり、体温が最高となる夕刻に最高値を示す。**図4**に握力の日内変動を示すが、最高値と最低値の差は約10％に達し、この傾向は他の部位の筋群でもほぼ同様である。逆にサーカディアンリズムを示さない運動能力の要素が全身持久力であり、代表的な指標である最大酸素摂取量*には測定時刻の影響の無いことが確認されている。ただ同一運動負荷強度に対する主観的な疲労感や努力感は夕刻に最も低くなるため、この時間帯が最も楽に運動できる時刻といえる。巧緻《ち》性・平衡機能は、前庭神経系、視覚系、固有感覚系（筋肉の緊張度や関節角度の情報）の三つの感覚系からの情報を統合し、その結果を基に筋の運動を制御するという複雑な過程から達成されるが、こ

最大酸素摂取量
一分間あたりに摂取できる酸素の最大量。一〇数分で疲労困憊に至る負荷漸増運動時の呼気ガスを採取して求められる。

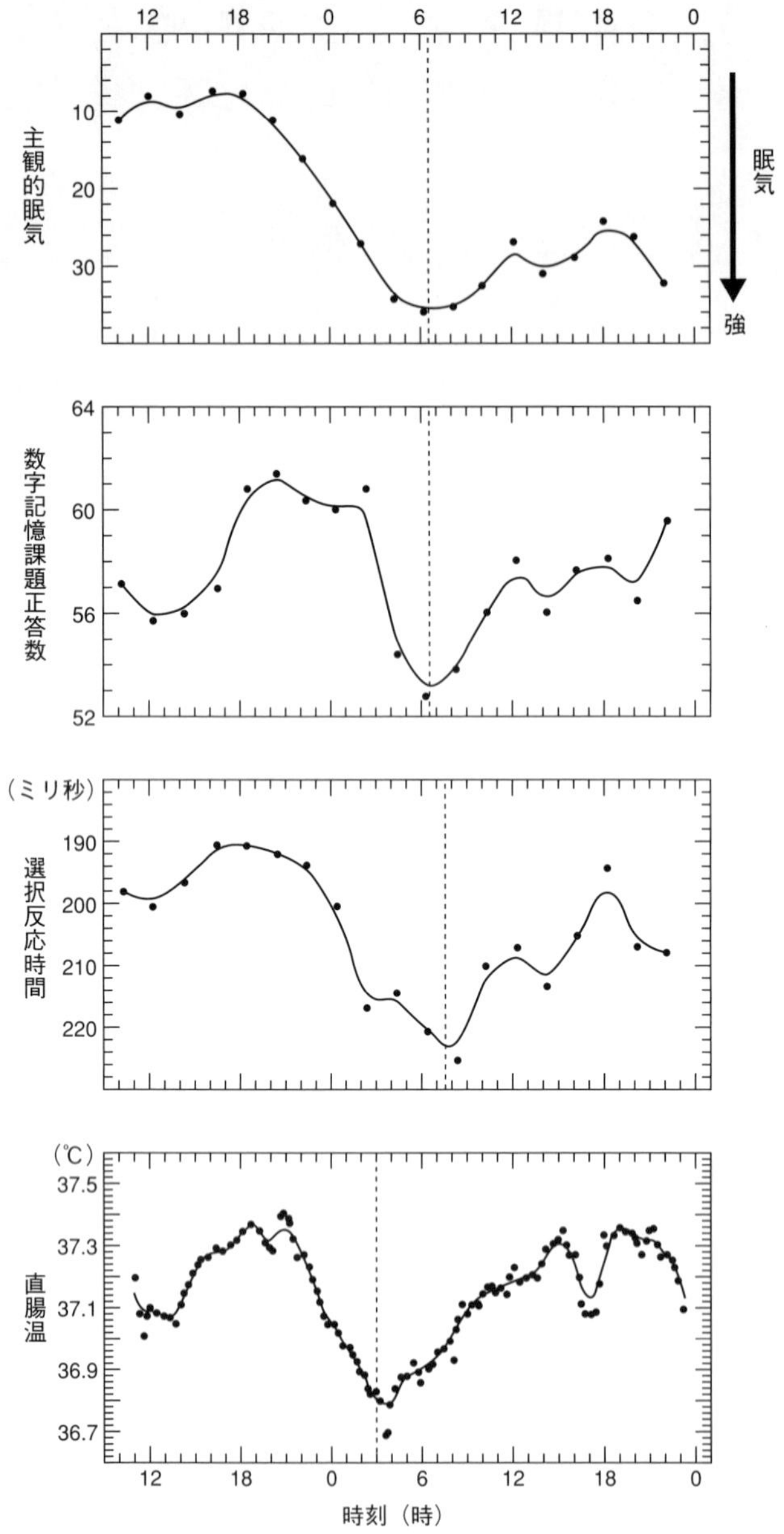

図 3　36時間の連続覚醒時における直腸温、選択反応時間、数字記憶課題、および主観的眠気の変化

それぞれの最低点を点線で示した。上段 3 つの最低点は直腸音の最低点よりも出現時刻が遅い。([VanDongen & Dinges,2000] より引用)

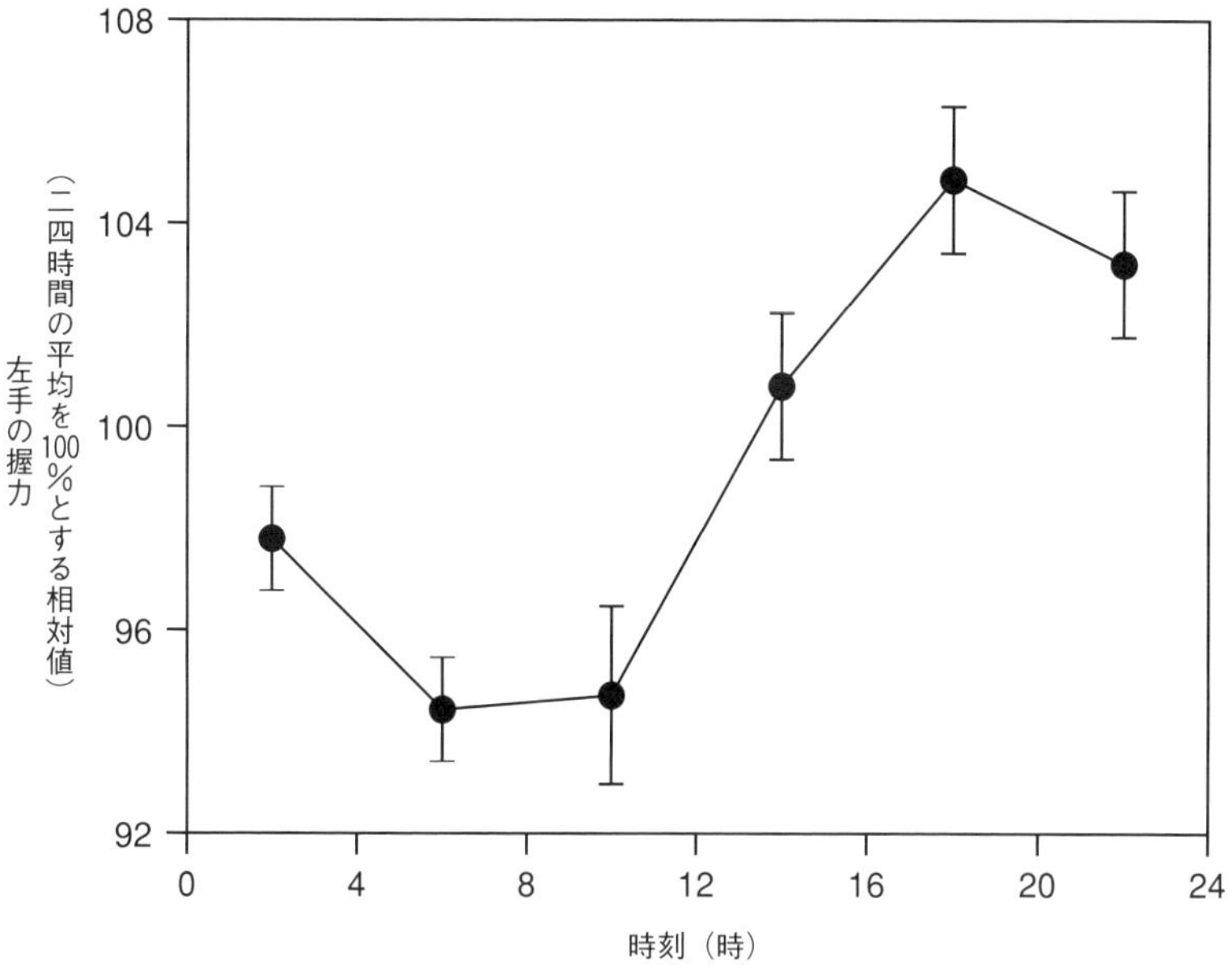

図 4　握力の日内変動（[Reilly, Atkinson & Waterhouse, 1997] から引用）

の機能は一日の中では午前に最高値を示す。

以上、三種類の運動機能のサーカディアンリズムを概説したが、実際の運動時に注意すべき点として、心臓血管系の事故発生リスクの時刻特異性がある。狭心症や心筋梗塞などの虚血性心疾患、および脳卒中などの脳血管障害は、夜間睡眠の後半から起床三時間後までの発症率がきわめて高い。この原因は、睡眠中の発汗（約150～200ミリリットル）による血液粘性の増大、およびモーニングサージと呼ばれる起床時の交感神経緊張による血圧の急上昇、などの複合作用とされており、循環器系疾患の危険因子を有する対象や高齢者、また睡眠不足の際には特に注意する必要がある。これらの事故発生リスクを低減させる策として、脱水予防としての就床前および起床後のコップ一杯程度の給水、起床後～午前中は激運動を避けること、および、冬季には寝室やトイレなど夜間中途覚醒時や起床時における行動範囲の環境温を低温にしないことなどがあげられる。

(2) 種々のインフラディアンリズム

サーカディアンリズムよりも周期の長いインフラディアンリズムでは、一週間周期のサーカセプタンリズム（circaseptan rhythm）、一ヶ月周期のサーカルナーリズム（circalunar rhythm）、および一年周期のサーカアンニュアルリズム（circaannual rhythm）がある。人の代表的なインフラディアンリズムは、サーカルナーリズムである女性の月経周期であり、月経後～排卵時（低体温期）に比して排卵後～月経前（高体温期）は眠気が亢進したり、心身不調の傾向となる。スウェーデンやフィンランドなどの高緯度地方では、冬季の日照時間短縮にともなって、抑うつ症状、過眠、過食などを特徴とする季節性感情障害の発症が認められる。これは日照時間に起因する外因性のサーカアンニュアルリズム現象と言えるが、渡り鳥の〝渡り〟、動物の発情、および植物の開花なども日照時間に支配されたサーカアンニュアルリズム現象であることが知られている。

3　睡眠に関わる色々な生体リズム

(1)　睡眠を調節するサーカディアンリズムとそのメカニズム

睡眠・覚醒リズムはすべての動物に認められる代表的な概日リズムであり、その背景には概日リズムを刻む生体時計の存在がある。生体時計が約二四時間の時を刻むメカニズムは、時計遺伝子と呼ばれる遺伝子の働きで合成されるタンパク質の増減周期として約二四時間のリズムが作り出されることが確認されており、このメカニズムは動物、植物を問わず同様であるという。また最近、時計遺伝子に関連するある種のタンパク質のリン酸化・脱リン酸化が、約二四時間周期で進行することが発見され、時計遺伝子の活動が抑制されるような低代謝状態でもこの周期的変化は維持されることから、こちらが本来の時計機構として遺伝子活動の背後に存在する可能性が指摘されている［Uzumaki et al., 2004］。このような時計機構は生体の個々の細胞に内在しているが、実際に睡眠・覚醒リズムを中心とする種々の概日リズムを支配する主時計（マスタークロック）は、哺乳類では脳内で左右の視神経が交差する部分の近傍にある視交差上核という組織に局在している。この時計機構は上述した深部体温リズム、およびメラトニン*やコルチゾール*などの内分泌リズム、およびレム睡眠の出現リズムを支配し、高照度光を最も強い同調因子とするが、身体運動も同調因子として作用する。また深夜～早朝に最高、午後の早い時刻にも一過性に亢進する眠気（眠りやすさ）のリズムにも関与している。この主時計の他、消化器系内臓器官には食餌摂取を同調因子とする生体時計の存在が示唆されている。このことは、習慣的な食餌摂取時刻にこれら器官の活動が亢進することや、これら組織細胞における時計遺伝子の発現が習慣的な食餌時刻に同調することなどから確認されている［Davidson et al., 2003］。

以上二つの生物時計機構に加え、睡眠・覚醒リズムの調節には、覚醒時間の蓄積によって睡眠欲求が高まり、睡眠によって解消されるという砂時計型の時計機構が働いている。この仕組みは主にノンレム睡眠の調節に関与し、徹夜の際の強い眠気や徹夜後の回復睡眠時における深いノンレム睡眠の出現率増加などとして現れてくる。この時計機構の同調因子は、睡眠時間／活動時間を決定する本人の意思や社会的規制とされる。これら三種の時計機構が同調関係を保ちながら作用することにより正常な睡眠・覚醒リズムが作られるが、同調因子の入力が乱れると睡眠・覚醒リズムそのものや睡眠構造に変調を来たすこととなる。特に高齢者では、睡眠の維持機能と覚醒の維持機能の両者とも低下することに加え、異なる時計機構間の同調機能も減弱するために、同調因子の不十分な入力、および不適切な入力時刻は夜間徘徊やせん妄の一因となりうるため注意が必要である。

概日リズムを刻む生体時計の重要な特性として、時計固有のリズムが二四時間よりも長

メラトニン

脳内の松果体から分泌されるホルモンで通常の入眠時刻の前から起床時あたりまで分泌される。体温低下、睡眠促進、抗腫瘍、抗酸化、および免疫増強などの作用を有する。500ルクス以上の光照射により分泌が抑制される。

コルチゾール

血糖の上昇、心筋の収縮力の上昇、および血圧の上昇作用などを有するホルモン。睡眠後半～起床後の時間帯に分泌が亢進し、起床後の活動の準備を整えているものと解される。

い、という点がある。**図5**は外光や時刻の情報などの時間の手がかりのない環境下で一ヶ月間自由に過ごした際の睡眠・覚醒リズムと体温リズムを示している。滞在開始から二週間目までは、日を追うごとに就床・起床時刻と体温リズムが遅れ（リズム位相の後退）、その周期は二四時間よりも長い二五・七時間となっている。その後、体温リズムはほぼ同様の二五・一時間周期を継続するが、睡眠・覚醒リズムの周期は三三・四時間に延長して、さらに顕著な位相後退を示している。

このような現象は、①人の概日リズムの主時計は本来の周期が約二五時間であること、②睡眠・覚醒リズムと体温リズムは異なる生体時計から支配され、外的同調因子のない環境下では両生体時計の同調関係が破綻する場合のあること、の主に二点を示している。このような外的同調因子の無い環境下で生体時計固有のリズムが現れている状態を〝フリーラン（free-run）〟と称し、滞在二週間以後に観察されるような体温リズムと睡眠・覚醒リズムの同調関係の破綻を〝内的脱同調〟という。通常の生活下で内的脱同調が引き起こされることは稀だが、夜勤や数時間以上の時差がある地域への飛行機による旅行は、人為的な内的脱同調にあたる。内的脱同調に陥ると、日中の過剰な眠気や夜間の睡眠困難をはじめ、胃部不快感や便秘・下痢などの消化器症状、抑うつなどの精神の不調をも招くこととなる。

固有周期が約二五時間の主時計のリズムを二四時間に同調させる最も強い因子が2500ルクス以上の高照度光である。高照度光は、概日リズムの位相を前進させることも後退させることも可能だが、その鍵を握るのが高照度光を浴びる時刻である。**図6**は、高照度光を浴

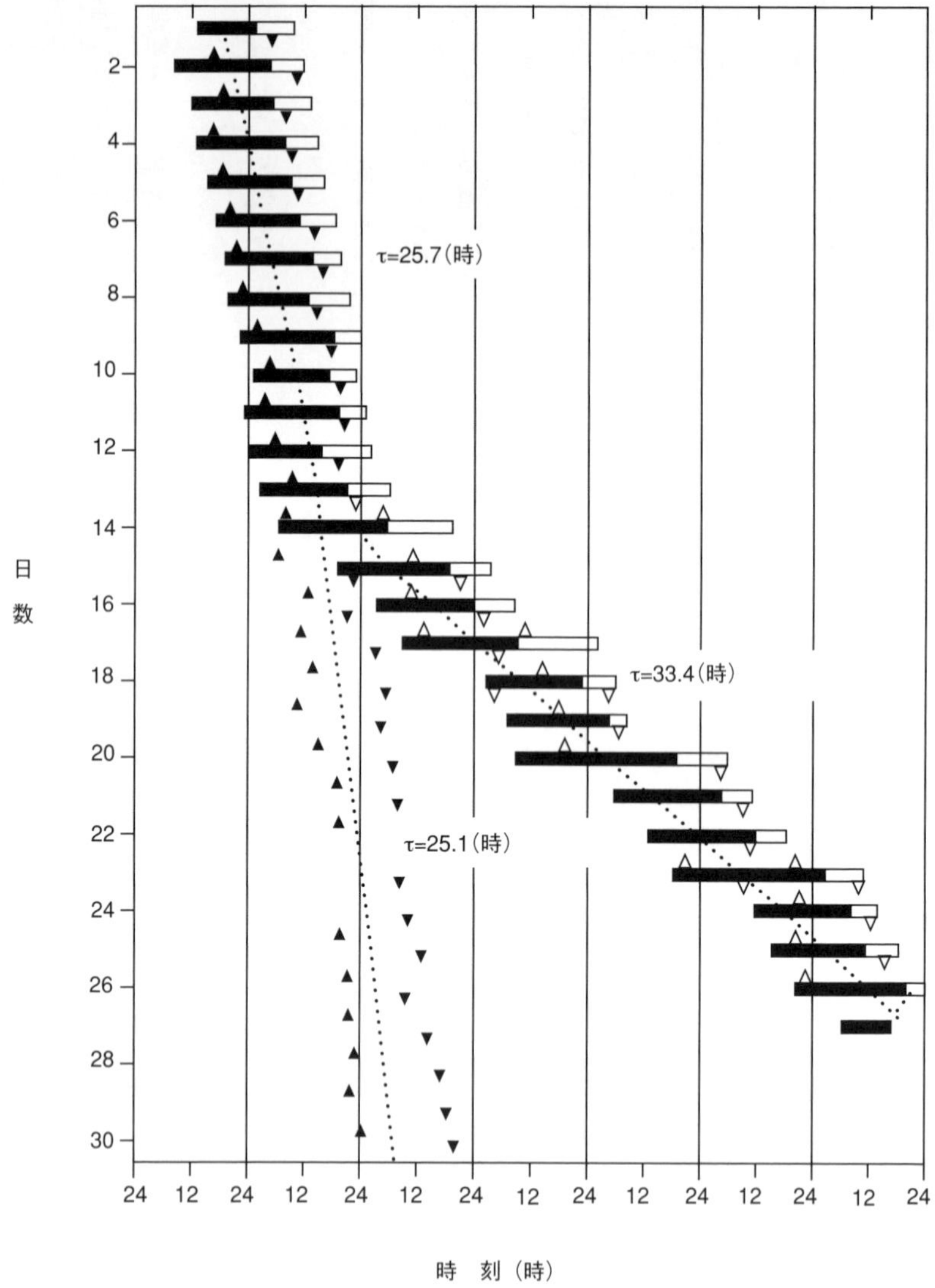

図５　時間の手がかりの無い隔離環境下における睡眠・覚醒リズムと体温リズム

縦軸が滞在日数、横軸が時刻を示し、体温の最高点と最低点を上向きと下向きの三角で、覚醒時間と睡眠時間を横棒の黒い部分と白い部分で示してある。τはリズムの周期を表す。（［Wever, 1979］から引用）

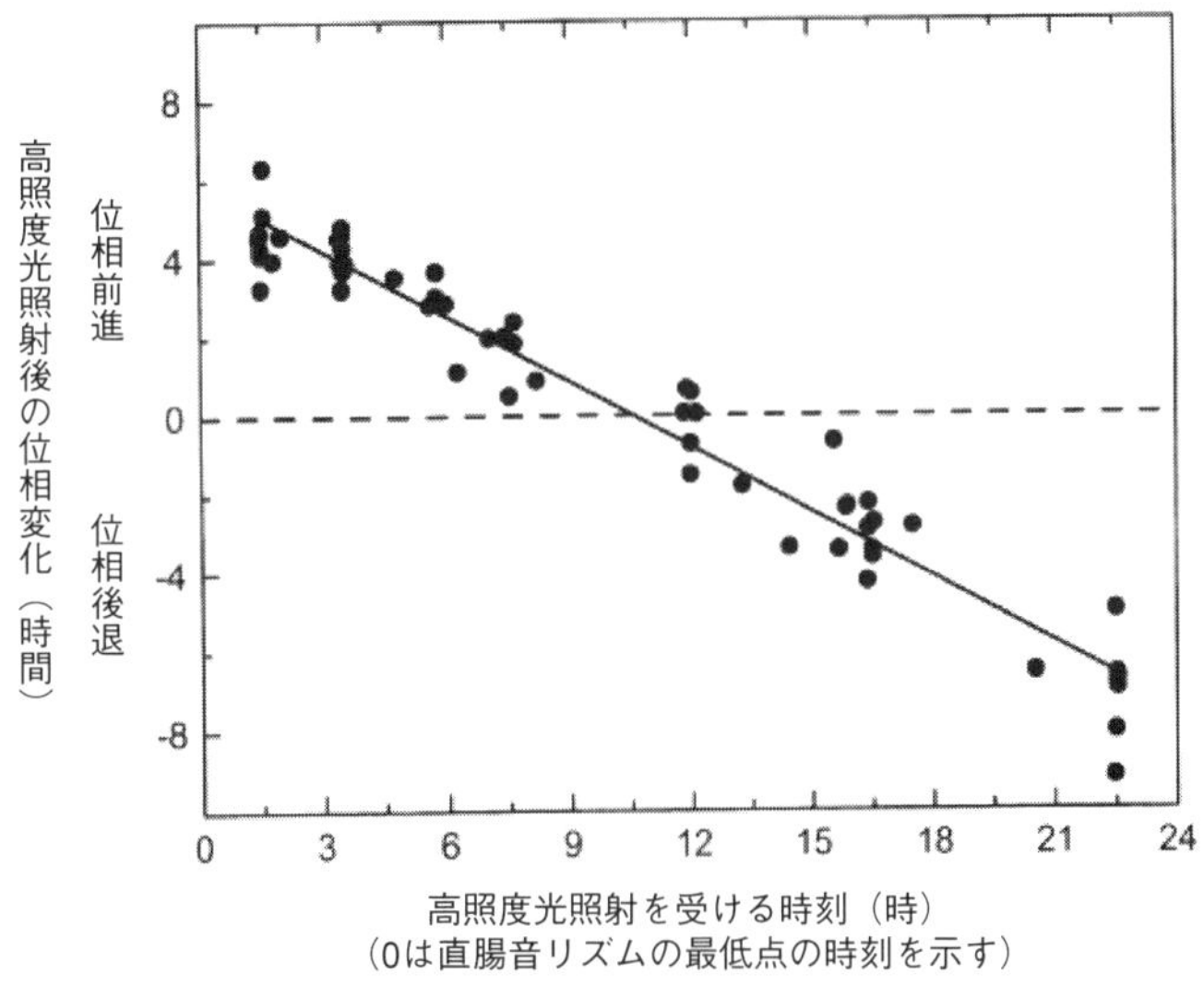

図6　高照度光照射に対する直腸温リズムの位相反応曲線（[Czeisler & Khalsa, 2000]から引用）

びる時刻と浴びた後に引き起こされる概日リズム位相の変化の関係を示した位相反応曲線と呼ばれる図である。前者を横軸に示し、直腸温リズムの最低点が現れる時刻（深夜～早朝）を0に、後者を縦軸に示し、直腸温リズム位相の前進を＋側、後退を－側にとってある。この図は、外光の入らない隔離実験室内で三日連続して特定の時間帯（一日一回連続五時間）に高照度光を照射し、その前後で直腸温リズム位相の変化を評価するという多大な労力を要する実験を何度も行い、その結果の蓄積から作成されている。横軸に対する各ポイントは、一回の光照射の中心時刻を表している。本来二五時間である人の概日リズム周期が二四時間に同調するためには、日々一時間の位相前進が必要だが、図中から一時間の位相前進に対応する光照射の中心時刻は、直腸温リズムの最低点から約八～九時間後にあたり、仮に最低点を午前四時とすると照射開始時刻は朝九時半～一〇時半が該当する。

すなわち、我々の概日リズムの主時計は起床後二～三時間以内に浴びる外光によってリズム調整されていることになる。また光を浴びる時刻がそれよりも早くなると位相前進の程度はより大きくなるが、照射の中心時刻が最低体温時刻よりも早い時間帯では（図中右側の一二～二四時間後）逆に位相が後退し、中心時刻が最低体温時刻に近い程、位相後退の程度が大きくなる。最大の位相後退が引き起こされる光照射の時間帯は最低体温時刻の四時間前～一時間後であり、すなわち夜間～早朝の高照度光照射は位相後退作用を有する。近年、コンビニエンスストアやガソリンスタンドなど夜間にも数千ルクスの照度のある場所が増えているが、子どもの夜間のコンビニエンスストア通いがメラトニンの分泌抑制と概日リズム位相の後退を招き、それが起床困難や不登校などの一因となる可能性も示唆されている［田中・白川、2004］。

高照度光に対する概日リズムの位相反応曲線は、時差のある海外旅行時や夜勤時など、概日リズム位相の前進ないしは後退が必要なとき、ないしは位相変化を食い止めたいときにおける過ごし方のヒントを与えてくれる。すなわち、最低体温は習慣的な睡眠時間の後半に現れるため、位相前進させたい場合にはその直後からの数時間、後退させたい場合にはその前の数時間にあたる時間帯に高照度光を浴びるようにすれば良い。また逆に自分の望まない位相変化が起こる時間帯には高照度光を浴びないようにする注意も必要である。この際重要なのは位相変化に要する日数であり、**図6**は三日間の連続照射後の結果であるが、一回の照射後に引き起こされる最大の変化だと位相前進で一～二時間、位相後退で三～四時間である［Czeisler & Khalsa, 2000］。この位相の同調機能は加齢とともに低下するため、高齢者では時差旅行時における現地への適応はより遅いものとなる。また身体運動の概日リズム位相への影響は高照度光ほど強くはないが、夕方の運動が位相前進、夜（習慣的な就寝時刻あたり）の運動が位相後退をもたらすことが報告されている［Buxton et al., 2003］。

(2)　睡眠中の内分泌リズム

睡眠・覚醒リズムと同調関係を示す重要なリズム現象として、内分泌リズムがある。**図7**は、通常の睡眠時、徹夜時、それに続く回復睡眠時における成長ホルモン*とコルチゾールの分泌動態を示したものである［Van Cauter & Spiegel, 1999］。成長ホルモンは通常の

成長ホルモン
骨や筋などの組織の修復・成長を促進するホルモン。

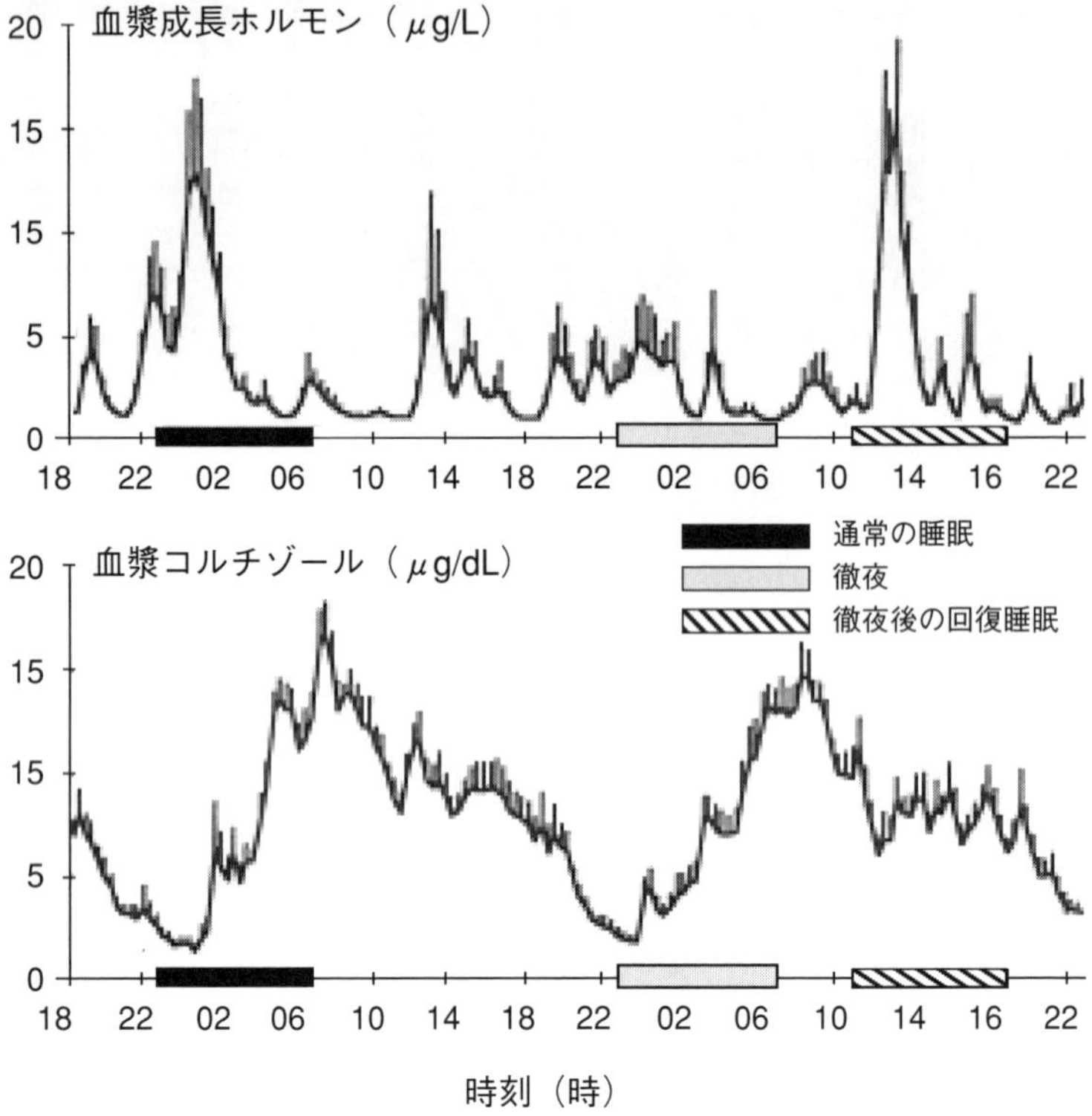

図 7　通常の睡眠時、徹夜時、それに続く回復睡眠時におけるコルチゾールと成長ホルモンの分泌動態（[Van Cauter & Spiegel, 1999] より引用）

睡眠時および徹夜後の回復睡眠時に多量に分泌され、徹夜中には分泌亢進が認められていない。すなわち、成長ホルモンは深いノンレム睡眠時に現れる脳波の高振幅徐波をきっかけに分泌が促進され、睡眠に依存して分泌亢進がもたらされるホルモンといえる。睡眠時無呼吸症を有する成人や小児では夜間の成長ホルモン分泌が少ないが、CPAP*や外科手術などの治療後には正常な成長ホルモン分泌の回復することが確認されている。コルチゾールは睡眠後半~起床後にかけて分泌が亢進する約一日周期のリズムを示し、徹夜や日中の回復睡眠と関係なくほぼ同時刻に同様な分泌亢進を示している。このように、睡眠・覚醒リズムと同調関係にある内分泌応答には、睡眠依存性と概日リズム依存性の両者があり、他のホルモンでは前者に該当するものとしてプロラクチン*、後者に該当するものとしてメラトニンがある。

(3) 四季と睡眠

睡眠に関連するインフラディアンリズムでは、上述した女性の性周期にともなう眠気・睡眠の周期的な変動があるが、この詳細は別項（女性の睡眠とその障害）に譲る。ここでは、睡眠に関するもう一つのインフラディアンリズムとして、睡眠の季節変動について解説する。北欧など高緯度地方における季節性感情障害の症状の一つに過眠のあることは上述したが、日本国内においても睡眠に季節の影響の及ぶことが確認されている［白川ほか、1993］。**図8**は札幌、秋田、東京圏、鳥取、および鹿児島で調査された成人男女一、二〇〇名の睡眠行動を季節別に示したものである。四季を通じて睡眠時間の短いのが夏、長い

CPAP
Continuous Positive Airway Pressure の略。睡眠中、装着したマスクに持続的に空気を流し、気道の閉塞を防ぐことによって無呼吸を予防する方法。

プロラクチン
脳下垂体から分泌されるホルモンで乳汁分泌促進、ストレス耐性の増強、身体修復などの作用を有する。

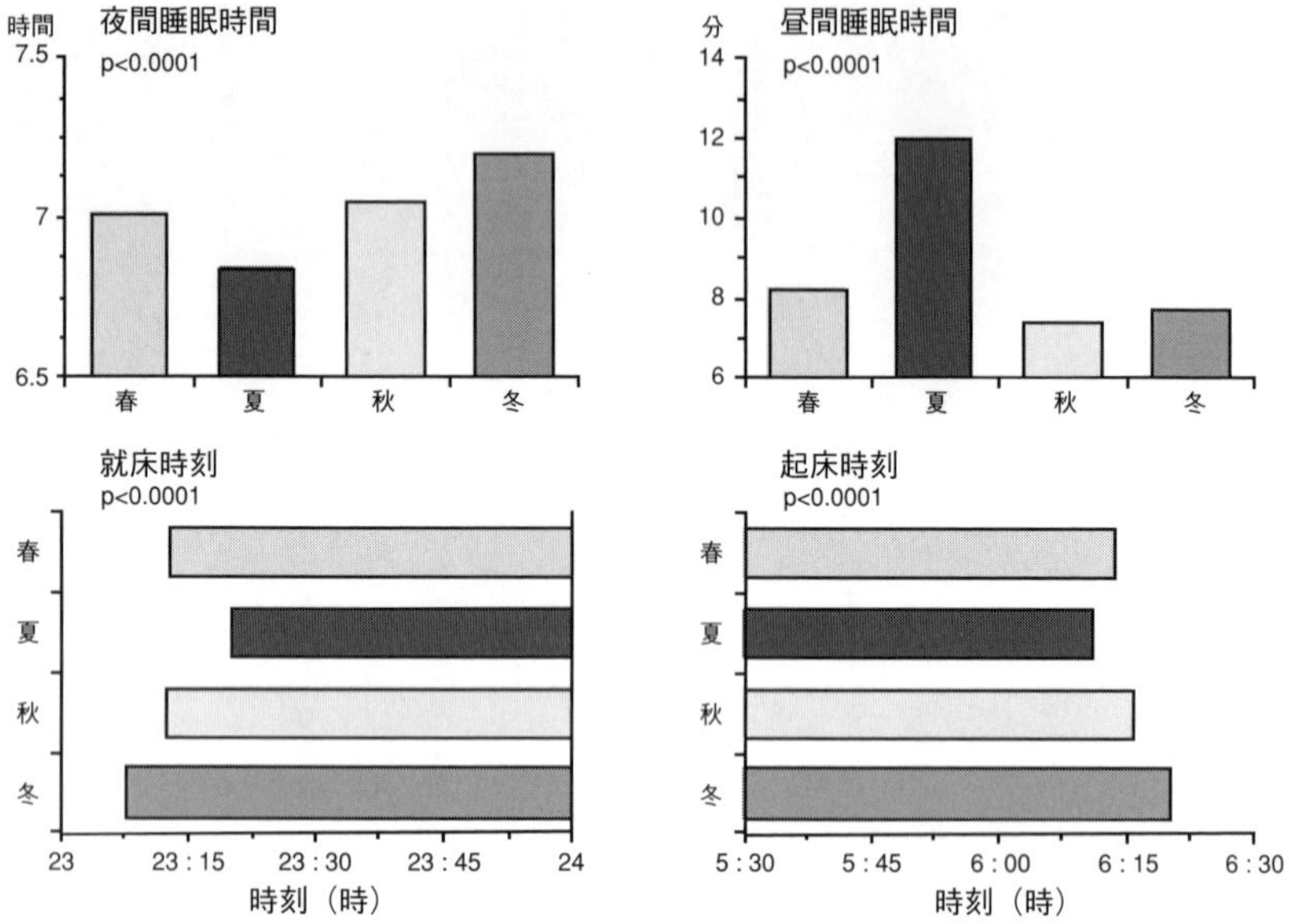

図 8　日本人の季節別睡眠行動の比較

札幌、秋田、東京圏、鳥取、および鹿児島の男女 1200 名（34～59 歳）の結果

（[白川、大川、内山ほか 1993］より引用）

のが冬、その中間が春と秋になり、この睡眠時間の長短は、就床時刻と起床時刻の両者の影響によることがわかる。また睡眠時間の短い夏には、それを補うように昼寝時間が最も長い。

このような睡眠の季節変動の主たる原因は、日照時間、日差しの照度、および気温であるが、日本は南北に長いため、北と南ではこれらの条件が相当に異なる。睡眠の季節変動や季節性感情障害に関連する症状の発現率は、日本国内でも東北、北海道の高緯度地方で高く、高照度光を浴びる光療法により軽快するという。従って、特に日照時間の少ない地域では冬季にはできるだけ日光を生活の中に取り入れる工夫が必要となる。春季から夏季には日光の紫外線が強く、過剰に浴びることは皮膚ガンや白内障リスクなどにおいて有害だが、冬季の高緯度地域における紫外線量は（スキー場などの雪による反射のある場所を除いて）少なく、健康上はほとんど問題にならない。また日光の利用が困難な場合には、市販の高照度光照射機器を利用して起床後二〜三時間の高照度光照射を行うことも有効である。夏季の睡眠時間短縮は、寝室への早朝からの日光の侵入や高温環境が原因となるため、遮光カーテンや空調装置の利用により、ある程度抑制することができる。また夏は他の季節に比して睡眠不足状態になるため、午後早い時刻の短時間仮眠を積極的に実行すると良い。

（水野　康）

Buxton, O. M., Lee, C. W.,L'Hermite-Baleriaux, M., Turek, F. W. & Van Cauter, E. 2003 Exercise elicits phase shifts and acute alterations of melatonin that vary with circadian phase. *Am J Physiol Regul Integr Comp Physiol,* 284, R 714-R724.

Czeisler, C. A. & Khalsa, S. B. S. 2000 The human circadian timing system and sleep-wake regulation. In Kryger, M., Roth, T. & Dement, W. C.(Eds.), ***Principles and practice of sleep medicine.*** (Third Edition) Philadelphia : W.B.Saunders company USA. 353-375.

Davidson, A. J., Poole, A. S., Yamazaki, S. & Menaker, M. 2003 Is the food-entrainable circadian oscillator in the digestive system? *Genes Brain Behav,* 2 (1),32-39.

堀　忠男　2000『快適睡眠のすすめ』岩波新書

McNair, D. M., Lorr, M. & Droppleman, L. F. 1971 *EITS manual for the profile of mood states.* San Diego : Educational and Industrial Testing Sevice.

Reilly, T.,Atkinson, G. & Waterhouse, J. 1997 *Biological rhythms and exercise.* Oxford : Oxford University Press.

白川修一郎・大川匡子・内山　真ほか　1993　「日本人の季節による気分および行動の変化」『精神保健研究』第39号　81-93p.

田中秀樹・白川修一郎　2004　「現代の子供の睡眠」『臨床神経科学』第22号　86-88p.

Uzumaki, T., Fujita, M., Nakatsu, T., Hayashi, F., Shibata, H., Itoh, N.. Kato, H. & Ishiura, M. 2004 Crystal structure of the C-terminal clock-oscillator domain of the cyanobacterial KaiA protein. *Nat Struct Mol Biol,* 11,623-631,

Van Cauter, E. & Spiegel, K. 1999 Circadian and sleep control of endocrine secretions. In

Turek, F. W. & Zee, P. C. (Eds.), *Neurobiology of sleep and circadian rhythms.* New York : Marcel Dekker.

Van Dongen, H. P, & Dinges, D. F. 2000 Circadian rhythms in fatigue, alertness, and performance. In Kryger, M., Roth, T. & Dement, W. C. (Eds.), *Principles and practice of sleep medicine.* (Third Edition) Philadelphia : W. B. Saunders company USA. 391-399.

Wever, R. 1979 *The circadian system of man.* Belrin : Springer-Verlag.

column

金縛り

入眠期や目覚める時に起こる金縛り体験は、昔から心霊現象などや宗教的啓示などと結び付けられて報告されている。金縛りは、自分では目覚めていると思っているにもかかわらず、手足や身体、頭を動かすことができない状態で、眼球だけを動かせるのが一般的である。また、金縛りの時期には息苦しさを感じることが多い。金縛りの時に多い体験は、誰かが寝室に入ってくる、ペットが胸の上に乗っていて息ができない、ふわふわ体が浮いているなどの視覚・触覚・聴覚的なものが多い。金縛りは普通一分から数分続いた後で目覚めるか、寝入ってしまう。初めて体験する年代は思春期が多く、40～50%の者が体験し、性差や人種差はない。

金縛りは、入眠期や睡眠から覚醒する時期にレム睡眠が混入するために起こる。普通の状態では、人間の睡眠はノンレム睡眠から始まり、脳の活動が十分に低下したところでレム睡眠が出現する。また、目覚める時もレム睡眠から浅い睡眠に移行して目覚める場合が多い。受験勉強や徹夜、海外旅行による時差や交代制勤務などにより睡眠・覚醒スケジュールが乱れた場合や心理的・身体的ストレスがレム睡眠の出現するタイミングや目覚めのタイミングを狂わせてしまった場合に、金縛りが引き起こされやすい。心理的ストレスが多く、生活が不規則になりやすい高校受験や、大学受験時に始めて経験する者が多い。レム睡眠の特徴として、明瞭な夢みや筋の緊張の抑制がある。金縛りは、脳が十分に眠っていない状態でレム睡眠が出現する場合、レム睡眠から急に目覚めかかった状態に移行した時に起きやすく、その時の状態は筋の緊張が抑制され、動こうとしても動けない状態が作られる。そこに夢体験が混入し、その状態が自覚できるので、不安や恐怖感がつのる。さらに、レム睡眠の特徴として、自律神経活動の乱れがあり、このような状態は不安時に体験しており、恐怖感が増すことになる。また、呼吸筋の活動も抑制されており、呼吸は横隔膜反射で行われ浅く不規則なものになり、息苦しく感じる。これが金縛りの正体である。

column

第4章　睡眠時の生理・心理現象

1　睡眠中の生理的変化

(1)　覚醒水準と脳波活動

活動している脳の電気変動を脳波計によって増幅記録したものが脳波（EEG：electro-encephalogram）である。正常成人では、リラックスした姿勢で閉眼安静状態にあると、周波数が8～13ヘルツ*（Hz）の律動的な波が頭頂部から後頭部に優勢に出現する（図1）。これをα波(alpha wave)と呼ぶ。α波は連続して出現することから、α律動(alpha rhythm)とも呼ばれる。α波は開眼によって減衰するが、閉眼中でも緊張が高い場合や、何かに注意を払ったり、暗算などの精神作業を遂行している最中にも減衰する。この現象は、α減衰（alpha attenuation）と呼ばれている。このように覚醒水準が高い場合には、律動的なα波とは変わって、周波数が14ヘルツ以上の不規則で低振幅な波形であるβ波（beta wave）が出現している。α波よりも周波数の高い波は速波（fast wave）とも呼ばれる。

一方、眠気を覚え、覚醒水準が低下した場合でもα波は減衰する。α波が消失する前後

ヘルツ（Hz）
国際単位系における周波数・振動数の単位。1ヘルツは、一秒間に一回の周波数・振動数。

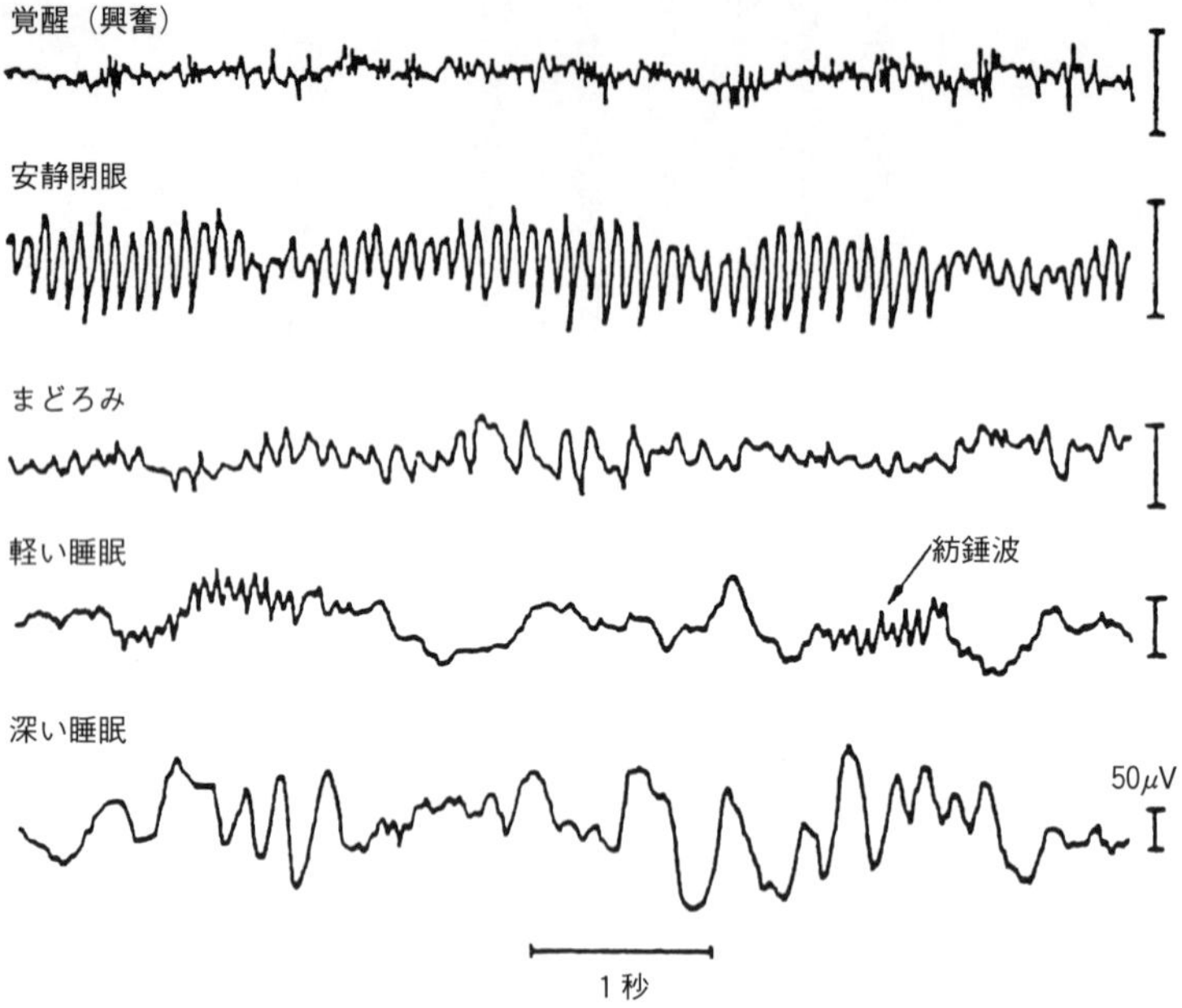

図 1　ヒトの覚醒水準と脈波［Penfield & Jasper, 1954］

目を閉じると10ヘルツ前後のα波が後頭部優勢に出現しているが、緊張が高い場合（興奮）や、目を開けると減衰する。覚醒水準が低下するとθ波が出現し（まどろみ）、睡眠紡錘波（軽い睡眠）や、さらに大きな徐波（深い睡眠）が発生する。

から眼球がゆっくりとした振子運動*を開始しており、すでに半覚半睡の状態にある。このようにα波は、覚醒水準が中程度のとき最もよく出現し、覚醒水準が高すぎても低すぎても出現率は低下するという逆U字型の出現様式を示す。やがて4～7ヘルツのθ波（theta wave）が出現し、さらに、頭頂部を中心に鋭波（vertex sharp wave）が頻発するようになる。さらに、3ヘルツ以下の高振幅のδ波が出現すると、被験者はすでに深い睡眠状態にあり、名前を呼んでもなかなか目覚めなくなっている。θ波とδ波は、α波よりも周波数が低いため、一般に徐波(slow wave)と呼ばれているが、次項に示す睡眠段階判定にはθ波は用いないため、睡眠脳波では、徐波と言えば通例、δ波をさす。

このように、一般に脳波は覚醒水準が上昇するほど周波数が上がるとともに低振幅化し、その逆に、覚醒水準が低下するほど周波数が下がり、高振幅化する。

(2) 睡眠段階

先述のように睡眠の深さとともに脳波が変化するという事実に基づいて、米国睡眠学会において一九六八年に睡眠段階の国際判定基準が策定された[Rechtschaffen & Kales, 1968]。この判定基準では、脳波、眼球運動、あごのオトガイ筋の筋電位の三つの指標を同時に測定することが必要とされ、これを睡眠ポリグラフ記録（ＰＳＧ：polysomnogram）と呼ぶ。睡眠ポリグラフ記録は、二〇秒ないし三〇秒区間ごとに判定される。判定区間のうち、α波の出現率が50％以上であれば覚醒、50％未満の場合は睡眠段階1と判定される。θ波の出現は、睡眠段階の判定には用いられない。その代わり、紡錘波（spindle）とK複合波*

ゆっくりとした振子運動

緩徐眼球運動（ＳＥＭ：slow eye movement）といい、覚醒から睡眠へと移行する時期に、眼球が不随意的に左右に振子運動をする。覚醒水準の低下にともない、上位中枢の抑制が解除され、脳幹に固有のリズムが表れた自発性運動と考えられている［広重・宮田、1990］。

紡錘波とK複合波

睡眠紡錘波は、12ヘルツ以上16ヘルツ未満の周波数で、振幅10マイクロボルト以上の脳波が、連続して六波あるいは〇・五秒以上持続して出現するものをさす。形は、通常、紡錘波形をしているが、この基準を満たせば、必ずしも紡錘波形でなくても構わない［日本睡眠学会、1999］。K複合波は、高振幅の陰性電位の鋭波に始まり、直後に陽性成分が続く。持続時間は〇・五秒以上、振幅は、陰性成分と陽性成分の頂点間で200マイクロボルト以上であり、背景脳波から際立って明瞭に観察することができる［日本睡眠学会、1999］。

（K-complex）が出現する区間を睡眠段階２と判定する。周波数が0.5～２ヘルツ、振幅が75マイクロボルト*（μV）以上のδ波が判定区間の20％以上を占めると睡眠段階３、50％以上を占めると睡眠段階４と判定される。δ波（徐波）の量によって判定される睡眠段階３と４は、両方を合わせて徐波睡眠（slow wave sleep）とも呼ばれている。

睡眠段階１は、後述するように、眠ったという睡眠感が乏しいこと、外部刺激に対して応答可能であることなどから、睡眠に含めないという論議もあるが［Johnson, 1973］、一般に、睡眠段階１と２が浅睡眠、睡眠段階３と４は深睡眠と考えることができる。

一方、入眠から約一時間経過した頃、脳波は睡眠段階１の状態であるが、骨格筋の緊張が著しく低下し、オトガイ筋の筋電位は一晩のうちの最低水準にまで低下する。さらに速い眼球運動（REM：Rapid eye movement）が散発して認められるようになる。この区間がレム（REM）睡眠である。レム睡眠中は、急速眼球運動がほとんど見られない時期（tonic期）と、頻発する時期（phasic期）が存在するが、特にphasic期に起こすと夢を見ていたという報告率が高くなり、夢内容の明晰度も高くなる［大熊, 1968］。このレム睡眠に対して、睡眠段階１から４は、レム睡眠でない睡眠という意味で、ノンレム［NREM：Non-REM］睡眠と呼ばれている。ノンレム睡眠とレム睡眠は交代して出現し、一回のノンレム睡眠とレム睡眠を合わせると、その長さは、約九〇分になる。これを睡眠周期（sleep cycle）と呼び、一晩のうち、四～五回出現する［阿住, 1994］。

一方、徐波睡眠（睡眠段階３と４）は、睡眠の前半に集中して出現し、その出現率は、最初の三時間（第２睡眠周期まで）で一晩のうちの80～90％に達する（**図２**）。これに対

マイクロボルト（μV）
電圧の単位。マイクロボルトは１ボルト（電流×抵抗の値）の百万分の一。

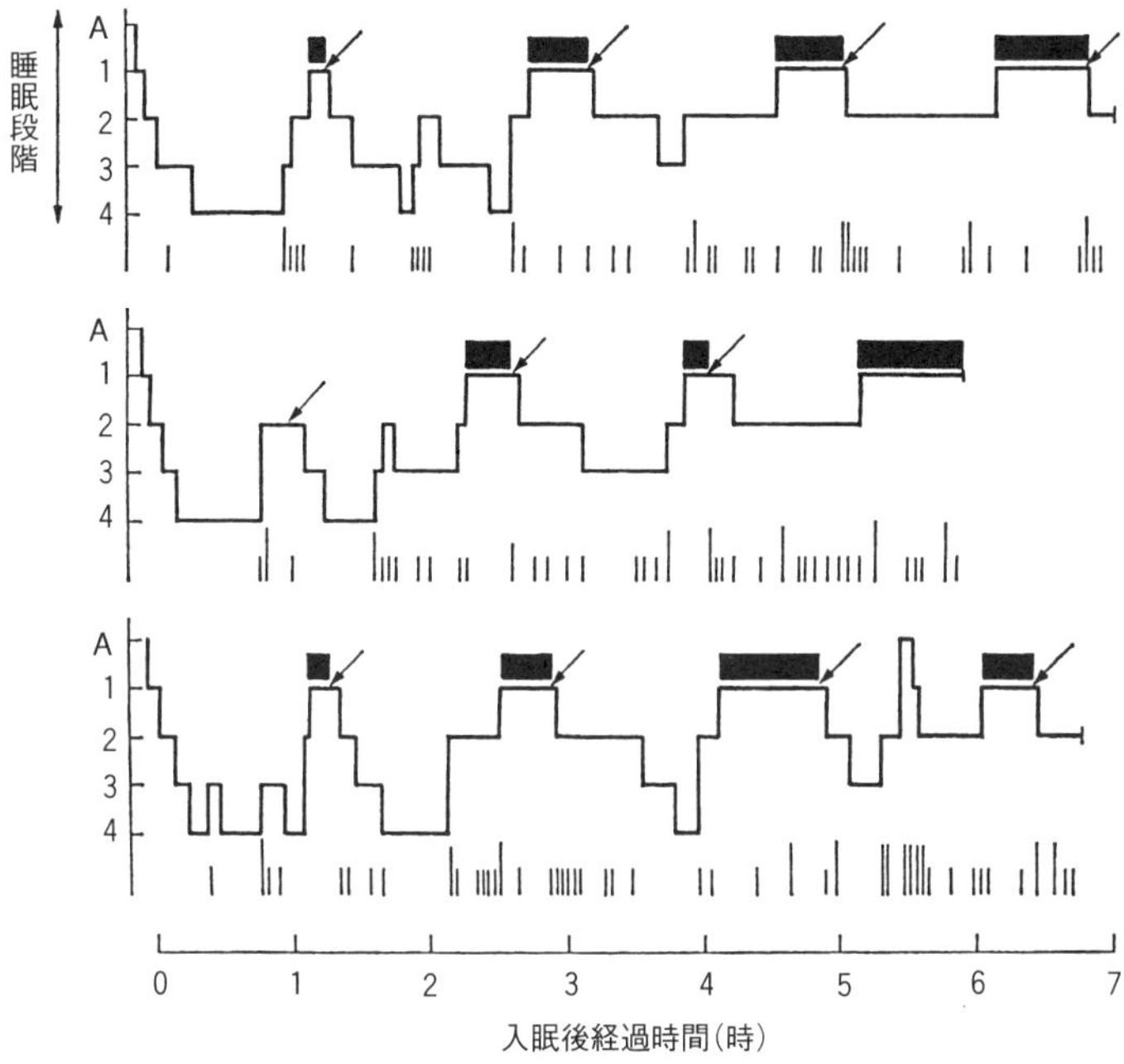

図 2　3 例の睡眠経過図［Dement & Kleitman, 1957］

黒い四角は、レム睡眠、矢印は、レム睡眠が終了した時点を示している。矢印同士の間隔が睡眠周期を表わし、その長さは、およそ90〜100分となっている。睡眠経過の下に描かれている縦の細線は、体動のあった区間を示し、長い棒は大きな体動、短い棒は、体の一部の小さな動きを示している。

して、睡眠の後半では、主として睡眠段階2とレム睡眠が多く出現するようになる。レム睡眠の出現量は、後述するように体温の概日リズムと関係しており、早朝の最低体温付近ではレム睡眠の出現量は最大になる［Czeisler et al., 1980］。一晩のうち、それぞれの睡眠段階が占める割合は、年齢によっても多少異なるが、成人ではおおよそ睡眠段階1が5％、睡眠段階2が50％、徐波睡眠（睡眠段階3＋4）が20％、レム睡眠が25％程度である［阿住、1994／Moses et al., 1972／Williams et al., 1974］。

(3) 体温と睡眠

① 体温

体温は、二四時間周期の概日リズムを示し、午前五時ごろ最低、午後九時頃に最高となる［Krauchi & Wirz-Justice, 1994］。この体温リズムは、睡眠の発現と強く関連している。午後七〜九時の最高体温時は、眠ろうとしても眠りにくい睡眠禁止時間（forbidden zone）［Lavie, 1986］となっている。夜勤に備えて、午後七〜九時頃までに仮眠をとる看護師が多いが、これは眠れない時間帯に無理矢理に眠ることになり、その結果、勤務後に疲労感が高くなることも報告されている［斉藤・佐々木、1998］。

午後九時以降、体温は徐々に低下するが、睡眠の開始とともに、急速に低下していく［Murphy & Campbell, 1997］。後述するように、徐波睡眠中には、温熱性の発汗が高まり［Hori et al., 1970］、その結果、さらに体温が低下することになる［Gillberg & Akerstedt, 1982］。体温は、夜間睡眠の中間付近で最低となり、その後、徐々に上昇していく。最低体温時からおよそ二～三時間経過すると、我々が普段、起床している時刻になる［Gillberg & Akerstedt, 1982］。

一方、レム睡眠の長さも、体温の概日リズムと関連しており、体温が高いとレム睡眠の出現時間は短くなり、体温が低いと長くなる［Czeisller et al., 1980］。

② 皮膚温

乳幼児が眠くなると手が暖かくなる現象はよく知られている。手の皮膚温は、入眠期に約1.5℃上昇する［松本ほか、1975］。入眠期には、手足の皮膚の血管が拡張することにより放熱が盛んになり、その結果、一時的に皮膚温は上昇する。しかし、このような放熱作用は、先述のように発汗を高めることと同様、体温を低下させるのに有効な方略であると言える。

③ 自律神経系活動

自律神経系活動*は、覚醒中、睡眠中を問わず、生体の内部環境を調節する系として大きな役割を果たしている。睡眠中には、副交感神経が優位となるため、特にノンレム睡眠では、心臓血管系は落ち着き、体温や代謝も低下する。しかし、レム睡眠中は一転し、心拍数や呼吸数が激しく動揺するため、「自律神経系の嵐」とも呼ばれている。

自律神経系活動
末梢神経のうち、心臓や平滑筋（不随意筋）、腺の機能を調節する神経系は、ふつう、われわれの意思とは無関係に自律的に働いており、これを自律神経系と呼ぶ。自律神経系は、交感神経系と副交感神経系に分かれ、両者は拮抗的に作用する。不安や恐怖、怒りや驚き、過度の緊張など、強い情動が起こると、交感神経系の活動が亢進し、心拍の速化、末梢血管の収縮、瞳孔拡大などが起こる。これらの反応は、副交感神経系により抑制される。

④ 心拍（脈拍）

心拍数は、入眠とともに減少していく。第2～3睡眠周期のノンレム睡眠中に最低となり、それ以降は、上昇していく（**図3**）。このような変化は、体温や心拍数の概日リズムを反映していると考えられる。しかし、同じ睡眠周期内で見ると、レム睡眠では、逆に心拍数は増加する。その前後のノンレム睡眠よりも約一〇拍高く、一分間当たりの拍動数が不規則になる［Synder, 1964］。

⑤ 血圧

血圧も入眠とともに低下、睡眠の後半で上昇、朝方に最も高くなるという日内リズムを示す（**図3**）。また、レム睡眠中にも収縮期血圧が4～5ミリハーゲ（mmHg）上昇し、そのばらつきも大きくなるが、このようなばらつきは、睡眠後半のレム睡眠で著しく高くなる［Synder, 1964］。

⑥ 呼吸

睡眠中の呼吸数は、一分間あたり、およそ一〇～二〇回であり、心拍数の変動に比べると比較的安定している。呼吸数は、入眠期に動揺し、周期的に増大・減少を繰り返す。これは、入眠期における意識水準の動揺と、呼吸中枢における換気と炭酸ガス濃度感受性の動揺による［奥平、1994］。一方、呼吸運動は、覚醒中には腹部優勢であるが、入眠とともに胸部が優勢となり、やがて睡眠段階2以降のノンレム睡眠中に規則的になる［Ogilvie

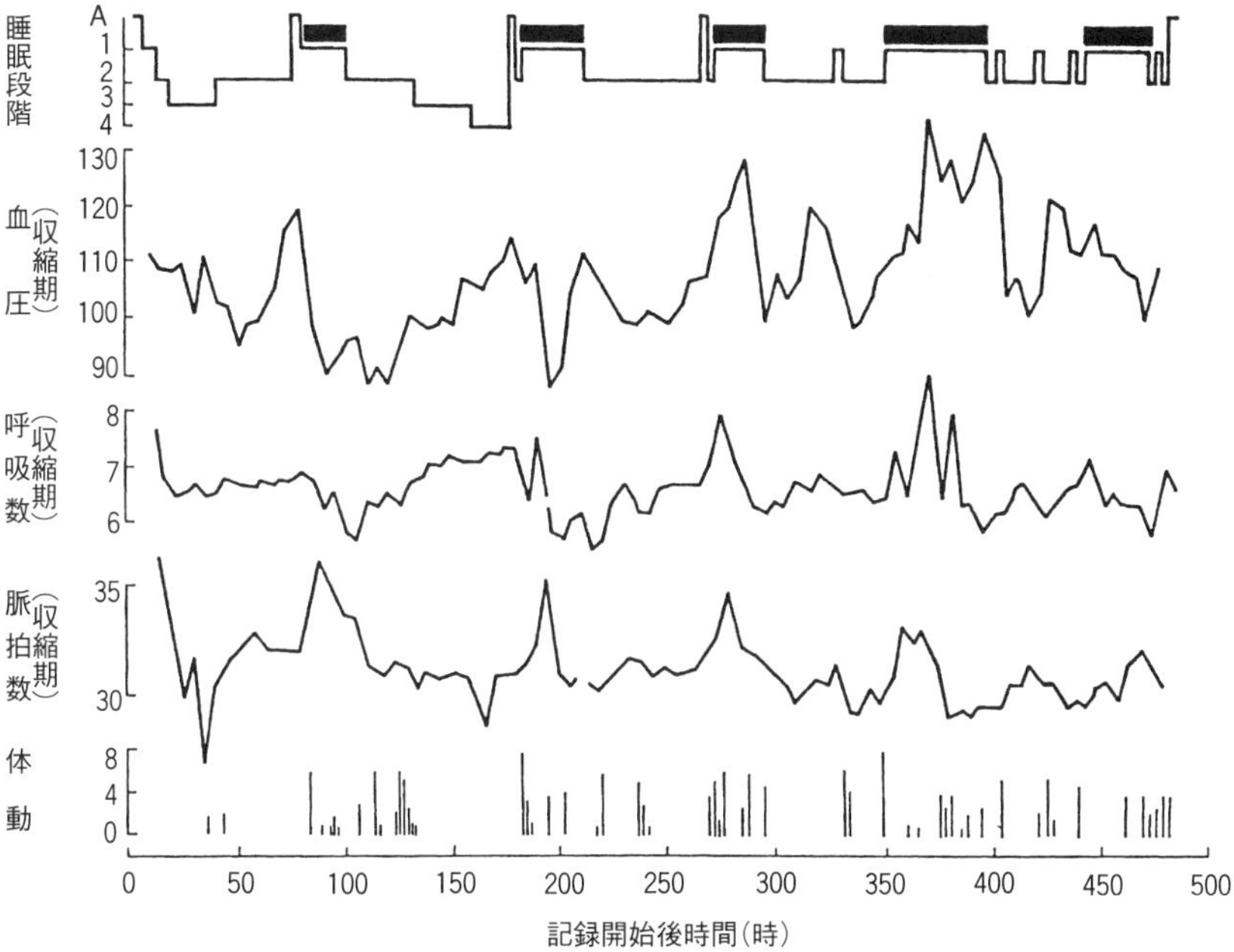

図3　夜間睡眠中の収縮期血圧、呼吸数、脈拍数［Synder et al., 1964］

19歳の男性の記録。血圧、呼吸、脈拍数は、5分間ごとに平均したもの。睡眠段階中の黒い太線はレム睡眠。最下段の棒グラフは、粗大な体動を8段階で評価したもの。血圧、呼吸、脈拍ともに、レム睡眠中に変動が激しくなり、その値も高くなっている。

et al., 1984]。しかし、レム睡眠中には、心拍や血圧の変動と同様、変動が大きくなり不規則になる。レム睡眠中の呼吸数は、ノンレム睡眠よりも10～20％増加する[Synder, 1964]。

⑦ **陰茎勃起**

男性では、平均してレム睡眠の開始二・五分前から陰茎が勃起し、レム睡眠終了の四〇秒前から萎縮し始める［Fisher et al., 1965］。この現象は、乳幼児や高齢者でも認められ、夢の内容とは無関係に起こる。神経系や血管系の器質的障害がある場合には、勃起は起こらない。機能性のインポテンツの場合には、レム睡眠中に陰茎勃起が起こるため、これを利用することによって器質性インポテンツと機能性インポテンツを鑑別することができる。女性でも、類似の現象があり、レム睡眠中に陰核が膨大し、膣収縮が起こる[Jovanovi, 1972]。

⑧ **発汗、皮膚電気活動**

発汗は、緊張時や情動興奮時に手掌と足底で起こる精神性発汗と、暑さにともなって手掌と足底を除く全身の皮膚で起こる温熱性発汗に分けられる。精神性発汗は、覚醒中に起こり、睡眠中には起こらない。温熱性発汗は、覚醒中だけでなく、睡眠中にも発生し、入眠後、手背や胸部で活発化する。睡眠中の温熱性発汗は、大脳皮質からの抑制解除により発生するため、徐波睡眠中にもっとも活発化する。逆に、レム睡眠中には、著しく減少する［Hori et al., 1970］。

(4) 内分泌機能

内分泌機能の分析には、血中ホルモン濃度を測定する方法が用いられる。ホルモンは、生体の恒常性維持機構の中で、重要な役割を果たしている。

ホルモン分泌には、成長ホルモンやプロラクチンのように、睡眠に依存して増加・減少するものと、メラトニンやコルチゾルのように、概日リズムをもつものがある。しかし、成長ホルモンとプロラクチンにも若干の概日リズム性があり、また、コルチゾルにも若干の睡眠依存性があることが明らかにされている［高橋，1994］。

① 成長ホルモン

脳下垂体前葉から分泌される成長ホルモンは、成長作用と、タンパク質合成を促進する同化作用があり、体の成長や修復、疲労回復に重要な役割を果たしていると考えられている。血中の成長ホルモン濃度は、一日の中で一〜三時間ごとにスパイク状に増加するが、睡眠初期、すなわち第1睡眠周期の徐波睡眠期に最大の分泌量を示す（図4）。徐波睡眠の特徴である高振幅徐波が出現して数分後に、血中の成長ホルモン濃度が上昇することから、最初の徐波睡眠の出現が、成長ホルモン分泌の契機となっていると考えられている［高橋・高橋，1978］。

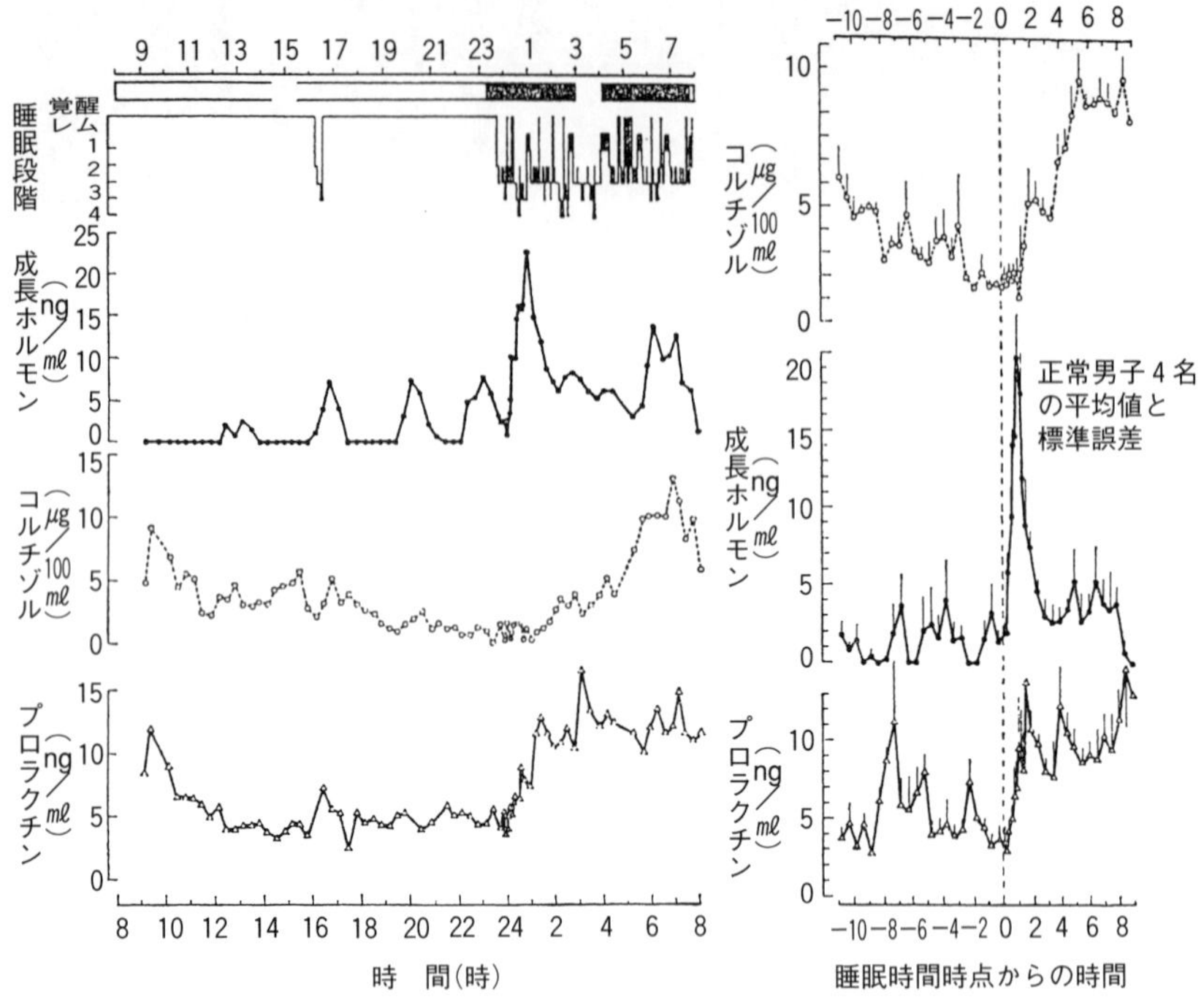

図４　成長ホルモン、コルチゾル、プロラクチンの血漿濃度の変化［高橋、1994］

左図は、22歳男性の睡眠段階、成長ホルモン、コルチゾル、プロラクチンの24時間変動を示している。右図は、夜間の入眠時点でそろえた20歳代男性４名の平均値を示している。

② プロラクチンと黄体形成ホルモン

プロラクチン（黄体刺激ホルモン）は、性腺刺激ホルモンのひとつであり、下垂体前葉から分泌される。成長ホルモンの分泌と同様、睡眠開始直後から分泌が開始されるが、成長ホルモンとは異なり、睡眠の後半に向かって上昇し、翌朝の覚醒後に急速に低下する［Sassin et al., 1972］（図4）。プロラクチンは、成長ホルモンと同様、睡眠依存性が高く、夜間覚醒によって分泌量は低下し、昼寝でも分泌量が上昇する［Sassin et al., 1973］。

一方、黄体形成ホルモンも下垂体前葉から分泌される。黄体形成ホルモンは、女性では、排卵と黄体の形成を促進し、男性では、男性ホルモンであるテストステロンの分泌を促進する。このホルモンは、第二次性徴期に限り、夜間睡眠中に分泌量が増大するが、成人すると睡眠中でも覚醒中でも、分泌量は変わらなくなる［Cauter, 2005］。

③ コルチゾル

副腎皮質から分泌されるコルチゾルは、血糖値の維持に重要な役割を果たしており、肝臓において糖新生を促進するほか、抗炎症などの作用を有する。ストレス事態では、脳下垂体前葉から分泌される副腎皮質刺激ホルモン（ACTH）が迅速に合成されるが、ACTHの影響により、コルチゾルも分泌が増大するため、コルチゾルはしばしば、ストレス指標として測定・評価されている［山田、1998］。

コルチゾルは、睡眠の初期に最低値、睡眠の後半に向かって分泌量が増大し、朝の起床前後で最大となる概日リズムを示す［高橋・高橋、1978］（図4）。しかし、第1周期の徐波睡眠期には、コルチゾルの分泌は抑制されるため、若干の睡眠依存性も存在すると考えられる。

一方、ＡＣＴＨも、コルチゾルと同様の変動を示すが、就床前に起床時刻を予告されると、予定起床時刻の六〇分前からＡＣＴＨの分泌量が急激に増加する［Born et al., 1999］。この結果から、目覚まし時計などのアラームを用いなくても、あらかじめ決められた時刻に自己覚醒*を試みた場合には、起床の六〇分前から予期的に覚醒への準備が促進され、睡眠から覚醒へと容易に移行できると考えられる。

④　甲状腺刺激ホルモン

下垂体前葉から分泌される甲状腺刺激ホルモンの血中濃度は、夜間睡眠が始まる二～三時間前から上昇し始め、入眠直前に最高値を示し、睡眠開始とともに低下していく日内変動を示す［Parker et al., 1976］。しかし、断眠すると、夜間中、血中濃度は上昇を続け、早朝に最大値を示した後、低下していく［Parker et al., 1987］。これらの結果は、甲状腺刺激ホルモンは、概日リズムと睡眠依存性の両方の影響を受けていることを示している。

⑤　メラトニン

松果体から分泌されるメラトニンには、催眠作用と、概日リズムを調整する作用があると考えられている［Scheer et al., 2005］。メラトニンは、明瞭な概日リズムを示し、日中には抑制され、夜間に増加する。血中のメラトニン分泌は、習慣的な入眠時刻の一～二時

自己覚醒（Self-awakening）
目覚まし時計など、外的なアラームに頼ることなく、就床前に意図した時刻に、自分自身で覚醒することをいう［松浦ほか，2002］。

間前から上昇し始め、最低体温の約一時間前に最大値に達し、その後減少する［橋本・本間、1999］。メラトニンが分泌される夜間でも、100ルクス程度の室内照明があると、メラトニン分泌が抑制されることが報告されている［Zeitzer et al., 2000］。断眠中でも夜間にはメラトニンが分泌されること、昼寝中にはメラトニンが分泌されないことから、睡眠依存性はないと考えられている［Weitzman et al., 1978］。

2　入眠期の心理的体験

レム睡眠中の夢に関しては、第5章で詳しく論じられているので、この章では割愛する。ここでは、入眠期に特有の心理現象について述べる。

(1)　入眠時心像

①　入眠時心像の内容

覚醒から睡眠への移行期である入眠期は、覚醒と睡眠のいずれにも含めることが困難であることから、これらのいずれにも属さない意識状態が存在すると考えることができる。この入眠期に特異的な意識状態に、入眠時心像（hypnagogic imagery）がある。入眠時心像は、入眠時幻覚（hypnagogic hallucination）とも呼ばれ、物理的対象が存在しないにもかかわらず、入眠期に体験される感覚刺激の知覚をさす［Aldrich, 1993］。

入眠時心像は、その大半が視覚心像であり［Hori et al., 1994］、色彩や幾何学模様、人物や静的物体、風景や複雑な場面が出現することが報告されている［Schacter, 1976／広重、1995／Vogel, 1991］。少数ながら聴覚心像や身体感覚心像も存在し、音や声が聞こえたり、自分の体が浮き上がったり沈んだりするのが感じられることもある［Schacter, 1976／Vogel, 1991］。このような心像体験は、ストーリー性がある場合もあれば、瞬時に出現し、消失するものもある［Vogel, 1991］。堀ら［Hori et al.,1994］の報告では、入眠時心像の85.5％は、視覚心像であり、聴覚心像が7.6％、身体感覚心像が6.4％であった。広重［1995］によれば、入眠期における視覚心像は、人物（46％）と風景・物体（46％）が最も多く、次いで色彩（8％）が出現したという。視覚心像の多くは静止映像（76％）であり、場面展開がある動的映像は24％であった。

このように入眠時心像は、しばしば夢のような内容を含んでおり、レム睡眠時の夢と類似している［Vogel, 1991］。レム睡眠と比較して入眠期は短時間で終了するため、入眠時心像の方がレム睡眠時の夢よりも報告の長さが短くなる傾向にあるが、報告の長さを統制した場合には、体験内容の質的な差はほとんど見られないという報告もある［Foulkes & Schmidt, 1983］。レム睡眠時の夢と異なる点は、主として感情が平坦で現実感が強いことである［Cicogna et al., 1998］。このことから、入眠時心像の内容は、レム睡眠時の夢のような夢様（dream like）体験というよりもむしろ、生活様（life like）体験であると考えられている。

② 入眠時心像の発生率

しかし、入眠期の意識状態がすべて入眠時心像というわけではない。林ら［1998］は、被験者を繰り返して起こし、覚醒から睡眠段階2に至るまでの入眠期の心理的体験を五九二回、聴取した。これを①通常の思考、②入眠時心像、③無体験、④不明瞭・忘却、⑤無回答の五種類に分類した。「通常の思考」とは、今日一日の出来事の回想や明日の予定など、日常生活での積極的な精神活動とした。これに対して、自分の意志とは無関係に考えが浮かんでくる受動的な精神活動や記憶の再生を「入眠時心像」とした。また、何も考えていないし何の体験もないが、意識はハッキリとしている場合を「無体験」とし、何らかの体験があったようだが思い出せない、よくわからない、という報告は、「不明瞭・忘却」とした。その結果、入眠期の心理的体験のうち、入眠時心像が31.4％、通常の思考が29.6％を占め、不明瞭・忘却が23.0％、無体験、無回答は、それぞれ8.4％、7.6％であった。

一方、入眠期の脳波は多彩な変化を示すことが知られている。この変化に注目した堀ら［Hori et al., 1994］は、音刺激を繰り返して提示して被験者を起こし、覚醒直前の五秒間の脳波を九段階に分類してこれを脳波段階とした。各脳波段階における入眠時心像の発生率を示したのが**表1**である。入眠時心像は、まだα波が出現している時期（睡眠段階の判定では、覚醒と判定される）から出現し始め（23.3％）、睡眠段階1の中でもθ波が連続的に出現する時期に最も多く発生し（45.7％）、睡眠段階2で減少する（31.9％）、という逆U字傾向が認められた。また、入眠期全体では、入眠時心像の発生率は、34.6％であった。

表1　入眠期における脳波の変化と入眠期心像［Hori et al., 1994］表中の数値は出現率（%）

脳波段階	脳波の特徴	入眠時心像	入眠時心像の感覚様式 視覚	聴覚	身体感覚	複合
1	α波が連続している	23.3	73.6	12.5	12.7	1.2
2	α波が不連続だが区間の50%以上を占める	25.8	75.3	14.5	8.3	1.9
3	α波が不連続で区間の50%未満	33.5	77.2	14.5	7.3	1.0
4	低振幅で不規則な波	37.7	82.4	12.6	5.0	0.0
5	θ波が連続する	45.7	91.4	5.0	3.6	0.0
6	頭頂部鋭波が1個出現	39.8	95.2	2.4	2.4	0.0
7	頭頂部鋭波が複数個出現	38.7	93.1	3.1	3.0	0.8
8	頭頂部鋭波とともに、未成熟な紡錘波が出現	34.6	90.5	2.1	7.4	0.0
9	睡眠紡錘波が出現	31.9	91.0	1.4	7.6	0.0
平均		34.6	85.5	7.6	6.4	0.5

＊1．脳波段階は、5秒間の脳波を判定したもの.

＊2．睡眠段階の国際判定基準［Rechtschaffen & Kales, 1968］では、上記の脳波段階1・2が覚醒、3～8が睡眠段階1、9が睡眠段階2と判定される。

③　入眠時心像と注意機構

ところで、道田ら［1987］は、頭頂部鋭波が出現する段階（堀ら［Hori et al., 1994］の脳波段階6と7）で音刺激を呈示し、音刺激に対する事象関連電位*を測定した。入眠時心像が出現した場合と、出現しなかった場合で、事象関連電位にどのような違いが見られるかを検討したところ、入眠時心像が出現した場合には、音刺激提示後四〇〇～七五〇ミリ秒で発生するN3成分の振幅が低下していた。このことは、入眠時心像が出現すると注意が入眠時心像に振り向けられ、外界の刺激（ここでは音刺激）に対して向けられるべき注意配分が減少したことを示している。つまり、入眠時心像の発生により、注意を外界の刺激から逸らすことができ、その結果、入眠が促進されると考えることができる。また、先述したように、入眠時心像が情動性に乏しく、感情が平坦であることから考えると、入眠期に生々しい夢様体験を経験しても、情動が喚起したり覚醒水準が上昇したりすることがない。このことも入眠時心像における入眠促進作用の一つであると考えることができる。

事象関連電位（ERP：Event related potential）
特定可能な事象に関連して出現する脳電位変化のことをいう。0.1～数十マイクロボルト程度の微小な電位変化であり、一連の陽性波と陰性波で構成される。刺激提示後一〇〇ミリ秒以内のERP成分は、刺激の物理的特性の影響を受けて、その振幅や潜時が変化するが、刺激提示後一〇〇～二〇〇ミリ秒以降の成分は、刺激特性そのものよりも被験者の注意や記憶などの認知活動の影響を受ける。このように、ERP成分は、刺激特性に鋭敏な初期成分と、心理過程をおもに反映する後期成分に大別することができる［沖田・諸冨、1998］。

(2)　金縛り体験

①　睡眠麻痺

睡眠障害国際分類［ASDA, 1990］によれば、睡眠時に起こる「金縛り体験」は、レム睡眠に関連する睡眠時随伴症の一つである睡眠麻痺（sleep paralysis）として分類される。その主な特徴は、①動けない、②しゃべれない、③不安感あるいは恐怖感をともなう、④胸の上に何かが乗っている感じ、⑤誰かがいるような気配、⑥その他の幻覚症状である

［Fukuda et al. 1987］。自覚的には覚醒しているが、動けず危機感が生じるため急性の不安が起こること、さらに恐怖感をともなう入眠時幻覚の体験が不快感をさらに強めることから、しばしば一種の心霊現象として解釈されることがある。

②　金縛り体験の発生率

福田ら［Fukuda et al.,1987］の調査によれば、大学生六三五名中、金縛り体験経験を有する者は、男性で37.7％、女性で51.4％であり、全体では43.0％を占めていた。初発年齢のピークは、男性で一七歳、女性で一五歳であり、いずれも思春期から青年期にかけて多発していた。さらに金縛り体験が起こった直前の状態を調べると、疲れや心理的ストレスと、不規則な生活パターンや睡眠不足に要約された。坂田・林［1999］の調査でも、男子大学生のうち32.6％、女子大学生のうち43.1％、全体で38.3％の大学生が金縛り体験を有しており、福田ら［Fukuda et al.,1987］の報告とほぼ同様の結果が得られている。

③　金縛り体験の発生原因

一方、「覚醒水準と脳波活動」の項で述べたように、睡眠は通常、ノンレム睡眠から開始する。しかし、過剰な眠気による睡眠発作や、全身や身体の一部が突然脱力を起こす情動性脱力発作を伴うナルコレプシー患者においては、睡眠はレム睡眠から開始する（第13章参照）。これを入眠時レム睡眠（ＳＯＲＥＭＰ: sleep onset REM period）とよぶ。ナルコレプシー患者の入眠時レム睡眠では、恐怖体験をともなう入眠時幻覚と、先述の睡眠麻痺がしばしば発生する。竹内ら［Takeuchi et al., 1992］は、健常者でも睡眠覚醒リズムに乱れが生じた結果、睡眠中断が起こり、再入眠した時に入眠時レム睡眠が発生することが金縛りの発生原因ではないかと考えた。そこで、宮下ら［Miyasita et al., 1989］が71.9％の高確率で入眠時レム睡眠を誘発することに成功した睡眠中断法を用いて、金縛り経験を有する大学生に対して入眠時レム睡眠を誘発させた。その結果、全実験夜のうち、9.4％に金縛り体験が見られ、金縛りの最中の睡眠ポリグラフの記録に成功した（図5）。金縛り体験があったときの入眠時レム睡眠では、体験がなかった場合と比較して、α波の出現量が非常に多く、覚醒にきわめて近い状態であった。この結果から、金縛り体験時には覚醒水準が非常に高いため、自覚的には、覚醒状態にあると理解できる。しかしながら、レム睡眠中であるから、骨格筋の緊張が著しく低下しており、体を動かすことができない。さらにレム睡眠特有の鮮明で情動的な夢も出現しやすいことから、恐怖感をともなう金縛りを体験することになると考えられる。

また、身体的、精神的ストレスや、睡眠・覚醒リズムの乱れは、睡眠を妨害する因子として作用する。これらの要因は、睡眠を中断させ、入眠時レム睡眠を誘発することになる。このことは、第二次性徴にともなう身体的変化や受験などの精神的ストレスを多く受ける思春期から青年期が、金縛り体験の初発時期と一致することと符合する。

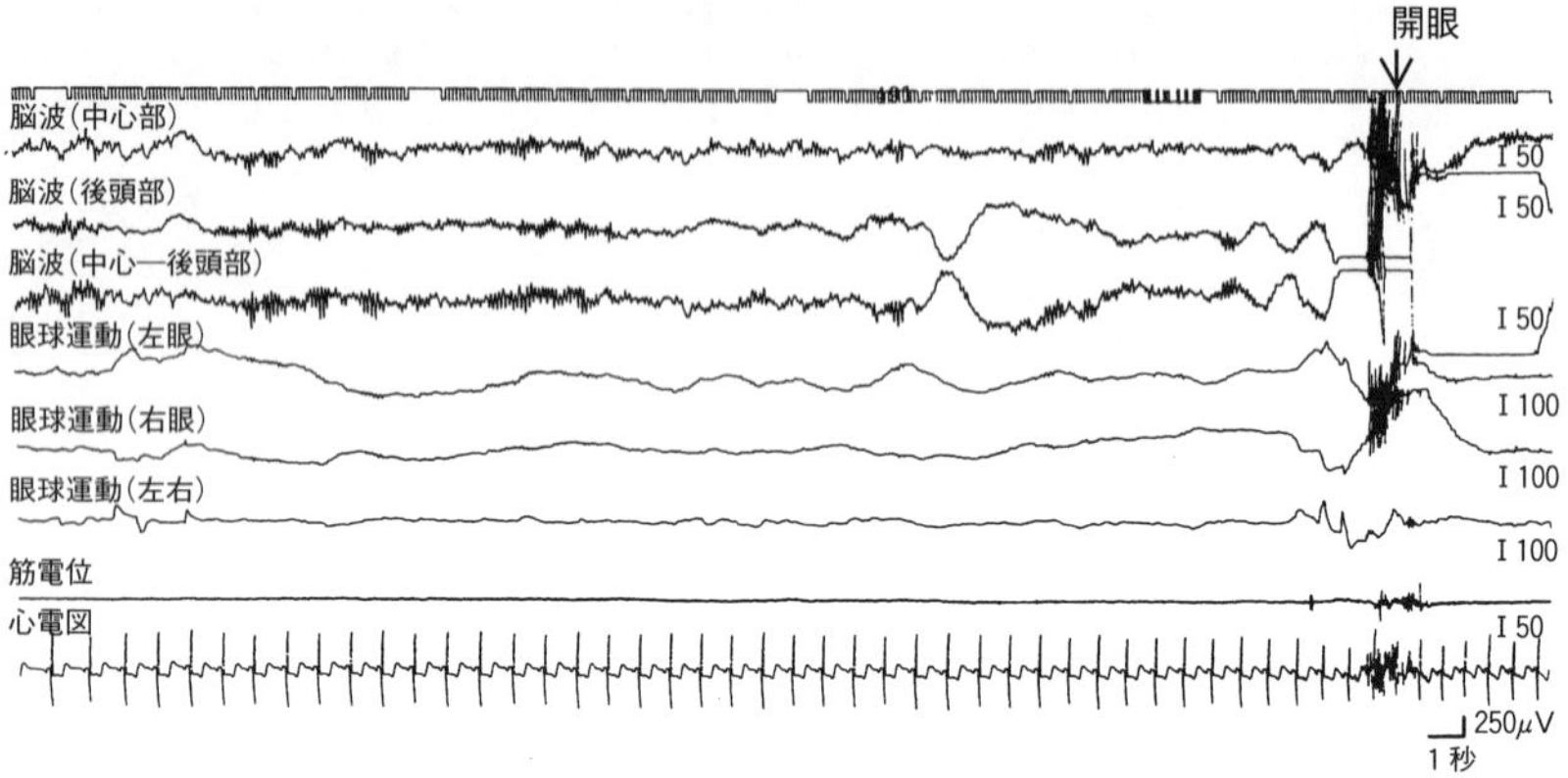

図５　金縛りの最中の睡眠ポリグラム［Takeuchi et al., 1992］

脳波上に多量のα波が混入している。この女性は、雷神が上がっていく夢を見ていた後、足からしびれて金縛りになったと報告している。実験者を呼ぼうとしたが声が出ず、横に目をつぶった男の人の顔が見えたという。金縛りを解こうとして足を動かしたら、金縛りが解け、再び金縛りにならないよう足を立てていた。睡眠ポリグラム上で「開眼」したとき、足を立てていたことに相当する筋電位が混入していた。

(3) 睡眠感と入眠感

① 睡眠感

眠ったという感覚を睡眠感と呼ぶ。ウェッブ［Webb, 1980］は、二日間連続して夜間の睡眠ポリグラフ記録を行い、被験者を種々の睡眠段階で起こし、「眠っていた」か「目覚めていた」、あるいは「わからない、忘れた」のいずれかを答えさせた。**表2**はその結果を示したものである。睡眠段階1で睡眠感が生じたのは約半数の42～44％に過ぎず、睡眠段階2では、67～85％に達していた。

一方、堀ら［Hori et al, 1994］は、入眠期における睡眠感を調べた。**表3**にその結果を示した。入眠の過程が進行するにつれて「目覚めていた」という反応は減少し、頭頂部鋭波が出現した以降は、その割合は50％以下になった。睡眠紡錘波（睡眠段階2）が出現すると、その割合は26.2％まで減少した。これに対して、「眠っていた」という睡眠感については、α波が消失してから頭頂部鋭波が出現するまでの睡眠段階1の間は30％以下であり、睡眠紡錘波が出現しても、出現後五秒以内では、睡眠感の出現は50％に達することはなく、43.7％であった。また、「わからない、忘れた」という反応は、入眠過程の進行とともに増加し、睡眠段階1では14.8～26.9％、睡眠段階2では30.1％であった。

神谷［Kamiya, 1961］によれば、入眠後、最初に睡眠紡錘波が出現した直後では、「眠っていた」という反応は、25.5％であった。これらの結果から、睡眠感の発生には、初発の睡眠紡錘波が出現したあと、一定時間が経過することが必要であることが示唆される。

表2　睡眠段階と睡眠感［Webb, 1980］

評価		睡眠段階			
		覚醒（%）	1（%）	2（%）	3～4（%）
	第1夜				
眠っていた		0.0	44.4	66.7	73.4
目覚めていた		100.0	55.6	33.3	13.3
わからない		0.0	0.0	0.0	13.3
	第2夜				
眠っていた		0.0	41.7	85.0	88.2
目覚めていた		100.0	58.3	10.0	5.9
わからない		0.0	0.0	5.0	5.9

表3　入眠期における睡眠感［Hori et al., 1994］表中の数値は％

脳波段階	脳波の特徴	目覚めていた	眠っていた	不明、忘れた
1	α波が連続している	82.5	7.2	10.3
2	α波が不連続だが区間の50％以上を占める	82.2	7.6	10.2
3	α波が不連続で区間の50％未満	77.1	8.1	14.8
4	低振幅で不規則な波	64.5	19.7	15.8
5	θ波が連続する	51.2	24.0	24.8
6	頭頂部鋭波が１個出現	50.0	28.3	21.7
7	頭頂部鋭波が複数個出現	45.5	28.6	25.9
8	頭頂部鋭波とともに、未成熟な紡錘波が出現	41.8	31.3	26.9
9	睡眠紡錘波が出現	26.2	43.7	30.1

＊１．脳波段階は、５秒間の脳波を判定したもの.

＊２．睡眠段階の国際判定基準［Rechtschaffen & Kales, 1968］では、上記の脳波段階１・２が覚醒、３～８が睡眠段階１、９が睡眠段階２と判定される。

ところで、健常者と比較して、不眠症患者では、睡眠潜時を長く見積もる傾向にある。健常者と不眠症患者の主観的な入眠潜時を調べたハウリとオルムステッド［Hauri & Olmstead, 1983］によれば、健常者の主観的な入眠潜時は、消灯から睡眠段階2の開始時点までの時間とほぼ一致していた。しかし、不眠症患者では、主観的な入眠潜時は、消灯から、睡眠段階2が開始して一五分間経過した時点までの時間とほぼ一致していた。このことから、不眠症患者において睡眠感が生じるためには、睡眠段階2が安定して一〇分以上出現することが必要であると考えられる。

② 入眠感

山本ら［2003］は、寝つきに対する心理的評価を入眠感と呼んだ。彼女らは、寝つきの良し悪しに影響すると思われる要因を分析した結果、入眠感は、眠りにつくときの心配事や不安など、就眠時の精神的・身体的状態に関する要因と、眠りにつくときの臭いや音、明るさなど、就眠環境に関する要因が直接的に関与していることを明らかにした（第7章参照）。

（林　光緒）

引用・参考文献

Aldrich, M. 1993 Hypnagogic hallucinations. In M. A. Carskadon (Ed.), *Encyclopedia of sleep and dreaming*. New York : Macmillan Publishing, 288-289.

阿住一雄　1982　「成人の正常睡眠とその随伴現象」上田英雄・島薗安雄・竹内重五郎・豊倉康夫（編）『睡眠障害』南江堂　1-41p.

阿住一雄　1994　「成人の睡眠」日本睡眠学会（編）『睡眠学ハンドブック』朝倉書店　28-34p.

Born, J., Hansen, K., Marshall, L., Mölle, M. & Fehm, H. L. 1999 Timing the end of nocturnal sleep. *Nature,* 397,29-30.

Cauter, E. V. 2005 Endocrine physiology. In M. H. Kryger, T. Roth & W. C. Dement (Eds.), *Principles and Practice of Sleep Medicine,* 4 th ed., Elsevier, 266-282.

Cicogna, P., Natale, V., Occhionero, M. & Bosinelli, M. 1998 A comparison of mental activity during sleep onset and morning awaking. *Sleep,* 21,462-470.

Czeisler A. C., Zimmerman, J. C., Ronda, J. M., Moore-Ede, M. C. & Weitzman, E. D. 1980 Timing of REM sleep is coupled to the circadian rhythm of body temperature in man. *Sleep,* 2, 329-346.

Dement, W. C. & Kleitman, N. 1957 Cyclic variations in EEG during sleep and their relation to eye movements, body motility and dreaming. *Electroencephalography and Clinical Neurophysiology,* 9, 673-690.

Diagnostic classification steering committee, Thorpy, M. J., Chairman. 1990 *International classification of sleep disorders : Diagnostic and coding manual.* Rochester, Minnesota : American Sleep Disorders Association.

Fisher C., Gross, J. & Zuch, J.　1965　Cycle of penile erection synchronous with dreaming（REM） sleep. ***Archives of General Psychiatry,*** 12, 29-45.

Foulkes, D. & Schmidt, M.　1983　Temporal sequence and unit composition in dream reports from different stages of sleep. ***Sleep,*** 6, 265-280.

Fukuda, K., Miyasita, A., Inugami, M. & Ishihara, K.　1987　High prevalence of isolated sleep paralysis : ***Kanashibari*** phenomenon in Japan. ***Sleep,*** 10, 279-286.

Gillberg, M., & Åkerstedt, T.　1982　Body temperature and sleep at different times of day. ***Sleep,*** 5, 378-388.

橋本聡子・本間研一　1999　「生物リズム」鳥居鎮夫（編）『睡眠環境学』朝倉書店　23-36p.

Hauri, P. & Olmstead, E. 1983 What is the moment of sleep onset for insomniacs. ***Sleep,*** 6, 10-15.

林　光緒・加藤孝一・堀　忠雄　1998「脳波段階と入眠時心像の変化」『広島大学総合科学部紀要Ⅳ理系編』第24巻　59-73p.

広重佳治　1995　「入眠期の主観的体験」『生理心理学と精神生理学』第13巻　66-76p.

広重佳治・宮田　洋　1990「昼間睡眠時の緩徐眼球運動と睡眠段階の移行期間」『心理学研究』第60巻 378-385p.

堀　忠雄　1999「睡眠の生理心理」鳥居鎮夫（編）『睡眠環境学』朝倉書店　7-22 p.

Hori, T., Hayashi, M. & Morikawa, T.　1994　The topographical changes of EEG and the hypnagogic experience. In R. D. Ogilvie, J. R. Harsh（Eds.）, ***Sleep onset : Normal and abnormal processes.*** Washington, D.C. : American Psychological Association, 237-253.

Hori, T., Miyasita, A. & Niimi, Y.　1970　Skin potential activities and their regional differences during normal sleep in humans. ***Japanese Journal of Physiology,*** 20, 657-671.

Johnson, L. C.　1973　Are stages of sleep related to waking behavior? ***American Scientist,*** 61, 326-338.

Jovanović, U. J. 1972 *Sexuelle Reaktionen und Schlafperiodik bei Menscher.* Ferdinand Enke, Stuttgart.

Krauchi, K. & Wirz-Justice, A. 1994 Circadian rhythm of heat production, heat rate, and skin and core temperature under unmasking conditions in men. *American Journal of Physiology,* 267, R 819-R 829.

Lavie, P. 1986 Ultrashort sleep-waking schedule. III. 'Gates' and 'Forbidden zones' for sleep. *Electroencephalography and Clinical Neurophysiology,* 63, 414-425.

松本淳治・森田雄介・木内妙子　1975「乳児と成人における睡眠と皮膚温の関係」『臨床脳波』第17巻　301-307p.

松浦倫子・林　光緒・堀　忠雄　2002「習慣的自己覚醒が終夜睡眠の経過と主観的評価に及ぼす影響」『生理心理学と精神生理学』第20巻　61-69p.

道田奈々江・林　光緒・堀　忠雄　1997　「入眠時心像の体験が事象関連電位に及ぼす影響」『脳波と筋電図』第25巻　269-275p.

Miyasita, A., Fukuda, K. & Inugami, M. 1989 Effects of sleep interruption on REM-NREM cycle in nocturnal human sleep. *Electroencephalography and Clinical Neurophysiology,* 73, 107-116.

Moses, J., Lubin, A., Naitoh, P. & Johnson, L. C. 1972 Reliability of sleep measures. *Psychophysiology,* 9, 78-82.

Murphy, P. J. & Campbell, S. S. 1997 Nighttime drop in body temperature : a physical trigger for sleep onset? *Sleep,* 20, 505-511.

日本睡眠学会コンピュータ委員会（編）　1999　『学習用ＰＳＧチャート：睡眠ポリグラフ記録の判読法と解説』日本睡眠学会

沖田庸嵩・諸冨　隆　1998「事象関連電位」『新生理心理学、生理心理学の基礎』北大路書房　104-123p.

奥平進之　1994　「睡眠と自律神経機能」日本睡眠学会（編）『睡眠学ハンドブック』朝倉書店　42-

52p.
大熊輝雄　1968　「夢の精神生理—最近の夢研究の方法論をめぐって—」『綜合臨牀』第17巻　2467-2472p.
大熊輝雄　1999　『臨床脳波学』医学書院
Parker, D. C., Pekary, A. E. & Hershman, J. M. 1976 Effect of normal and reversed sleep-wake cycles upon nyctoemeral rhythmicity of plasma thyrotropin : evidence suggestive of an inhibitory influence in sleep. *The Journal of Clinical Endocrinology & Metabolism,* 43, 318-329.
Parker, D. C., Rossman, L. G., Pekary, A. E. & Hershman, J. M. 1987 Effect of 64-hour sleep deprivation on the circadian waveform of thyrotropin (TSH) : further evidence of sleep-related inhibition of TSH release. *The Journal of Clinical Endocrinology & Metabolism,* 64, 157-161.
Rechtschaffen, A. & Kales, A. 1968 *A manual of standardized terminology, techniques and scoring system for sleep stages of human subjects.* Washington D.C.: Public Health Service, U.S. Government Printing Office.
Renfield, W. & Jasper, H. H. 1954 *Epilepsy and the functional anatomy of the human brain.* Little Brawn.
斉藤良夫・佐々木 司　1998　「病院看護婦が日勤—深夜勤の連続勤務時にとる仮眠の実態とその効果」『産業衛生学雑誌』第40巻　67-74p.
坂田桐子・林 光緒　1999　「科学的教育が金縛り現象に関する超常的信念の変容に及ぼす効果」『広島大学総合科学部紀要Ⅳ理系編』第25巻　151-160p.
Sassin, J. F., Frantz, A. G., Kapen, S. & Weitzman, E. D. 1973 Nocturnal rise of human prolactin is dependent on sleep. *The Journal of Clinical Endocrinology & Metabolism,* 37, 436-440.
Sassin, J. F., Frantz, A. G., Weitzman, E. D. & Kapen S. 1972 Human prolactin : 24-hour pattern

with increased release during sleep. *Science,* 177, 1205-1207.

Schacter, D. L. 1976 The hypnagogic state : A critical review of the literature. *Psychological Bulletin,* 83, 452-481.

Scheer, F. A., Cajochen, C., Turek, F. W. & Czeisler, C. A. 2005 Melatonin in the regulation of sleep and circadian rhythms. In M. H. Kryger, T. Roth, & W. C. Dement (Eds.), *Principles and practice of sleep medicine,* 4 th ed., Elsevier, 395-404.

Synder, F., Hobson, J. A., Morrison, D. F. & Goldfrank, F. 1964 Changes in respiration, heart rate, and systolic blood pressure in human sleep. *Journal of Applied Physiology,* 19, 417-422.

高橋康郎 1994 「睡眠と内分泌機能」日本睡眠学会(編)『睡眠学ハンドブック』朝倉書店 53-60p.

高橋康郎・高橋清久 1978 「睡眠覚醒サイクルと内分泌機能」伊藤正男・入沢 宏・小幡邦彦・鳥居鎮夫・松尾 裕(編)『脳の統御機能、生体リズム』医歯薬出版 117-144p.

Takeuchi, T., Miyasita, A., Sasaki, Y., Inugami, M. & Fukuda, K. 1992 Isolated sleep paralysis elicited by sleep interruption. *Sleep,* 15, 217-225.

Vogel, G. W. 1991 Sleep-onset mentation. In A.M. Arkin, J. S. Antrobus & S. J. Ellman (Eds.), *The mind in sleep : Psychology and psychophysiology*, 2 nd ed. New Jersey : Lawrence Erlbaum Associates, 125-142.

Webb, W. B. 1980 The natural onset of sleep. In L. Popoviciu, B. Acgian & G. Badiu (Eds.), *Sleep 1978. Forth european congress on sleep research.,* Tîrgu Murec. Basel : S. Karger, 19-23.

Weitzman, E. D., Weinberg, U., D' Eletto, R., Lynch, H., Wurman, R. J. Czeisler, C. & Erlich, S. 1978 Studies of the 24 hour rhythm of melatonin in man. *Journal of Neural Transmission-Supplement,* 13, 325-337.

Williams, R. L., Karacan, I. & Hursch, C. 1974 *Electroencephalography (EEG) of human sleep : Clinical*

applications. New York : John Wiley & Sons.
山田冨美雄　1998　「免疫系・内分泌系指標」『新生理心理学、生理心理学の基礎』北大路書房　280-289p.
山本由華吏・田中秀樹・山崎勝男・白川修一郎　2003　「入眠感調査票の開発と入眠影響要因の解析」『心理学研究』第74巻　140-147p.
Zeitzer, J. M., Dijk, D. J., Kronauer, R. E., Brown, E. N. & Czeisler, C. A.　2000　Sensitivity of the human circadian pacemaker to nocturnal light : melatonin phase resetting and suppression. *Journal of Physiology - London,* 526, 695-702.

第5章　睡眠と夢、記憶、認知

1　はじめに

かつて眠りは生と死の間の状態にあって、霊魂が抜け出た身体は死んでいるも同然という考えがあった。従って夢も抜け出た霊魂がさまざまな場所へさまよい出る状態ということであった。ベスビオ火山の爆発を見に行って死んだ古代ローマの博物学者プリニウスの博物誌は奇想が多く信憑性にかけるが、澁澤［1993］によると「クラゾメナイのヘルモティモスの魂は肉体を離れて遠くへさまよい出す習性があり、そこにいなければ知りえないような情報をたくさん持って帰ってくるのだった。魂が抜け出ているあいだ、肉体は麻痺状態におちいっている。ところが、ある日、カタリダイと呼ばれる敵の一族が、彼の肉体を焼いてしまった。そこで帰ってきた魂は、いわば鞘のごとき肉体の中にもぐりこむことができなくなってしまった」と記述している。

このように霊魂は身体から抜け出し、身体に戻れば目が覚めるし、戻らなければそのまま死んでしまうと考えられた時代もあったのである。近代になって「精神は脳に宿る」と考えられるようになったが、それは一八世紀以来戦争でこうむった脳損傷患者の知覚麻痺、運動麻痺や精神活動の低下などの数多くの観察から体得されたものであり、その実証のための動物での数多くの脳の破壊や摘出実験によって、正常な思考や行動が脳によってコントロールされることが確かめられたからである。そして意識について研究されるようになり、覚醒・睡眠・夢についての知識が近年になって増加してきた。とくに夢という不思議な現象についての研究はこの五〇年で飛躍的な進歩が見られた。以下に、夢をみている間の脳のはたらきについて説明してみることにする。睡眠や夢の発生機序については他の章を参照されたい。

2 レム睡眠と夢

眠りにつくと、図1のように、人間の場合ほぼ九〇分の間隔で夢をみる状態にはいる。つまり、睡眠時間を七時間とすると、一晩にほぼ四回夢をみることになる。だいたい七〇分ほどのふつうの眠りにつづいて二〇分ほどの夢をみる状態が繰り返される。夢をみる状態では、脳の活動水準があがる、眼球が急速に動く、からだの筋肉がゆるむ、性器の勃起が見られる、などの特徴が認められる。深く眠っているのに脳が活動している不思議な状態、という意味でヨーロッパでは逆説睡眠とよばれているが、眼球が急速に動く特徴から、この状態の睡眠を英語の頭文字をとってレム（REM: Rapid Eye Movement）睡眠とよぶことが多い。以下、レム睡眠と夢とを文脈によって使い分けるが同じ現象である［Jouvet, 1997／北浜、2000／2005］。

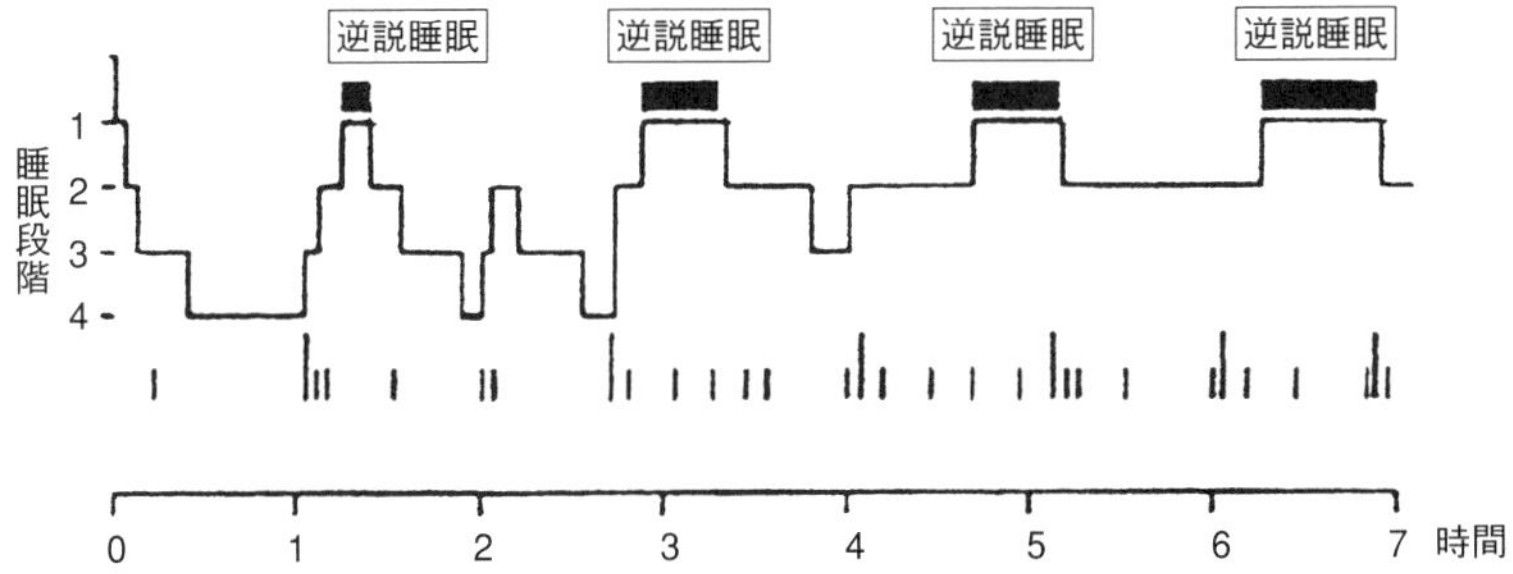

図1　睡眠経過図［Dement & Kleitman, 1957］

正常な成人の一晩の睡眠経過図。約90分ごとにレム睡眠があらわれる。入眠してからすぐに深い睡眠に移行し、第一回目のレム睡眠は短く、次第に長くなる。ふつう夢として回想されるのは、四回目の長いレム睡眠でみた夢で、このあと目が覚める。

この現象ははじめは人間で発見された。一九五三年にアメリカの研究室で睡眠の研究中、眠っている人のまぶたの下で眼球が急速に動くのが認められ、この状態でゆすって目を覚まさせるとほとんどの場合、夢をみているという報告がなされてから、以来夢の研究が自然科学の分野でなされるようになった。しかし、なぜ、脳が目覚めたような状態になったり、眼球が速く動いたりするのかは長い間わからなかった。レム睡眠が発見されてから一〇年ほどたって、フランスのグループがネコで同じような現象を確認し、脳幹の一部を破壊すると、レム睡眠が消失してしまうことが手掛かりとなって、さらに研究がすすんだ[Aserinsky & Kleitman, 1953／Dement & Kleitman, 1957／Jouvet, 1962]。以下に簡単に述べてみよう。

3　なぜ夢ではものが見えるのか

夢の第一の特徴は「夢ではものが見える」ことで、夢は目をつぶった状態かつ眠っている場合にみられるものである。これは不思議なことである。眠っていてかつ目を閉じていてものが見えることは理解しがたいことである。目覚めているときには、外界からはいった映像は網膜から視神経を通して視床に伝えられ、視覚野に達し（**図2a**）、そこからいろいろな複雑な高次の視覚情報処理の過程を経て、つまり「なにか」については腹側部で、「どこに」については背側部で、情報が処理される。例えば「リンゴがリンゴである」と認知される（**図2b**）。見えた情報だけではなく、食べられるものであること、かじると

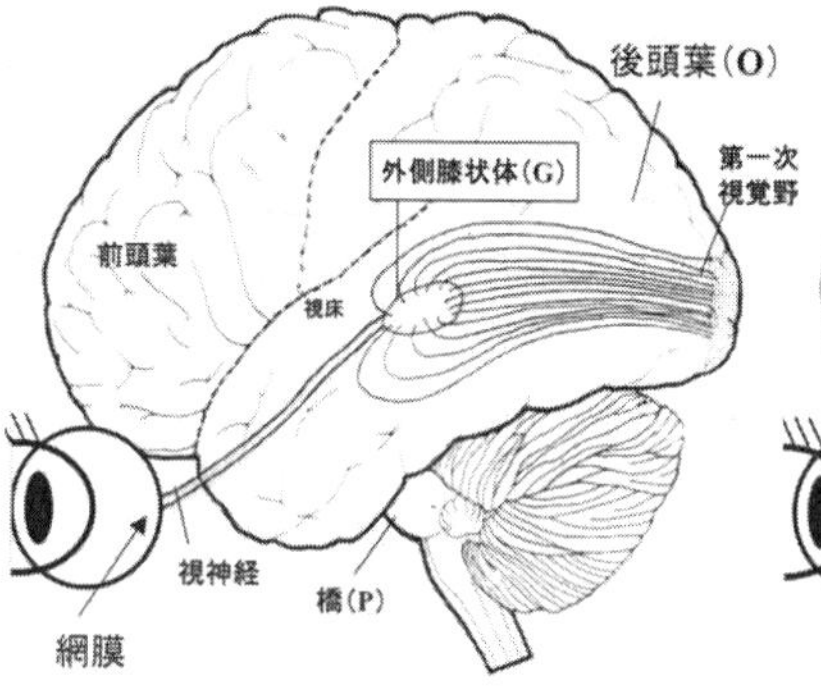

図２a

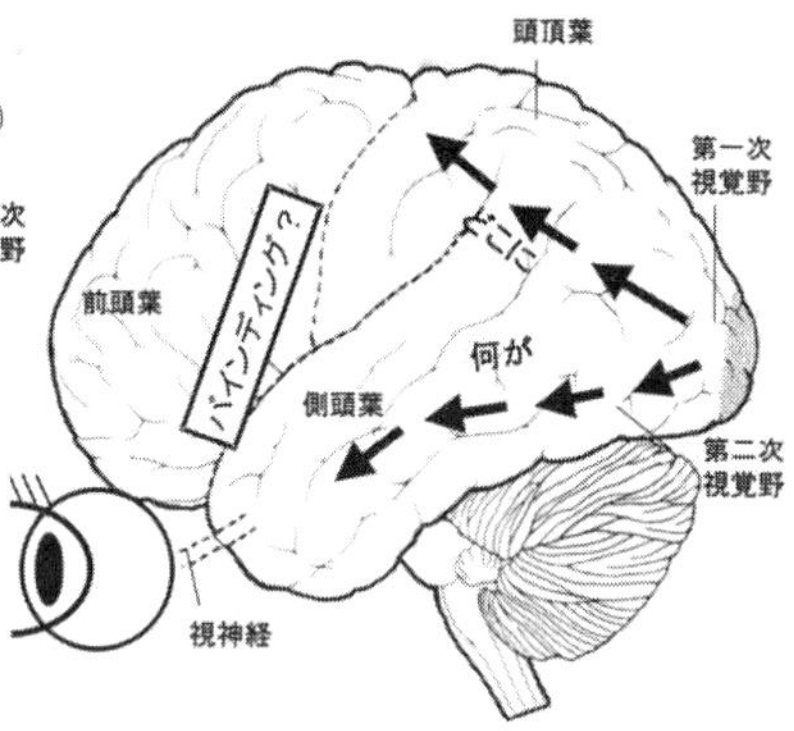

図２b

a 外界の光情報は網膜、視神経、視床の外側膝状体をへて、第一次視覚野に流入する。

b さらに、分解されて、高次視覚野、側頭葉を経由して物体認知される。頭頂葉にむかう情報は物体の運動視について情報処理される。その後、過去の記憶と比較されて、統合（バインディング）されて「見える」という知覚が成立する。

シャキッとすること、甘かったり酸っぱかたりすることなどとの過去の感覚経験とまぜあわせられて認知されるのである。これは外界からの情報を下から上に伝えて認知している[苧阪、2000]。

今度は目をつぶってリンゴを意志的に想像してみよう。これは脳内情報を上から下に伝えて思い浮かべるのである。そのときに高次の視覚的情報処理過程だけではなく他の感覚情報処理過程も総動員される。しかし、この場合、たしかに何らかの映像は浮かぶが、はっきりしないし、注意をそらすと消えてしまう。これは脳がこのような映像がでることを強く抑制しているからである。

今度は眠っている状態を考えてみよう。眠りばなに、明るい太陽や人の声といった幻覚がでてくることがある。これを入眠時幻覚とよんでいる。最近の研究で、このとき左側の視床や小脳などの活動がやや低下していることがわかった。つまり、大脳皮質をコントロールする視床のはたらきがやや低下して、大脳皮質に勝手に映像がでてくることになる[Kjaer et al., 2002]。しかしその内容は断片的であることが多く、マイクロ・ドリームという例外はあるが、ストーリー性をあまり持たない。また、考えが混乱することを体験することがある。これらは、思考を支配している前頭葉の機能も同時に低下しはじめたからで、意志的な運動もできない状態にはいっていく。

脳内血流量を測定するなど最新技術を駆使した研究によって、眠りが深くなってくるにつれて脳の機能はさらに低下していくことがわかってきた[Kajimura et al., 1999]。しかし、寝返りをうつことができることでわかるように、機能が完全になくなったわけではない。そして、この状態で起こしてみると、ぼんやりと考えていたなどと報告する場合が多く、なんらかの精神活動が見られるのであるが、脳全体の機能低下によって記憶としてほとんど残らないから、言語報告に頼る方法では証明がむずかしい。子どもが夜中に突然泣き叫ぶ「夜驚」もこのかたちの睡眠時でひきおこされる。なんらかの映像を見てパニック状態になるのだが、記憶回路の機能低下で子どもはなにも覚えていない。また、かつて「夢遊病」とよばれた「睡眠時遊行症（sleep walking）」は徐波睡眠から覚醒への移行がうまくいかないために、覚醒障害と分類されているが、この現象も普通の睡眠状態でおこる。「歩行」に必要な神経メカニズムが機能している。しかし、目覚めてみると何も覚えていないのが特徴である。

4　夢は大脳皮質の不完全な活動の反映

さて、夢をみているときには、内容は鮮烈で、はっきり見えたり、聞こえたりする。すなわち、レム睡眠にはいると脳幹から発生する信号は視床などを刺激する。そして視床は目覚めているときと同じように大脳皮質を刺激するから、意識は覚醒時とほぼ同じような状態になる（**図3**）。例えば、視覚を担当する部分、おもに高次視覚野が刺激されると記憶部位からの情報をもとにして視覚的なイメージがつくられるし、高次聴覚野が刺激されるとやはり記憶をもとにして聴覚的なイメージができあがる、と考えられている。なぜならば、てんかんの患者が目覚めているとき、発作がおきると夢をみているように感じるこ

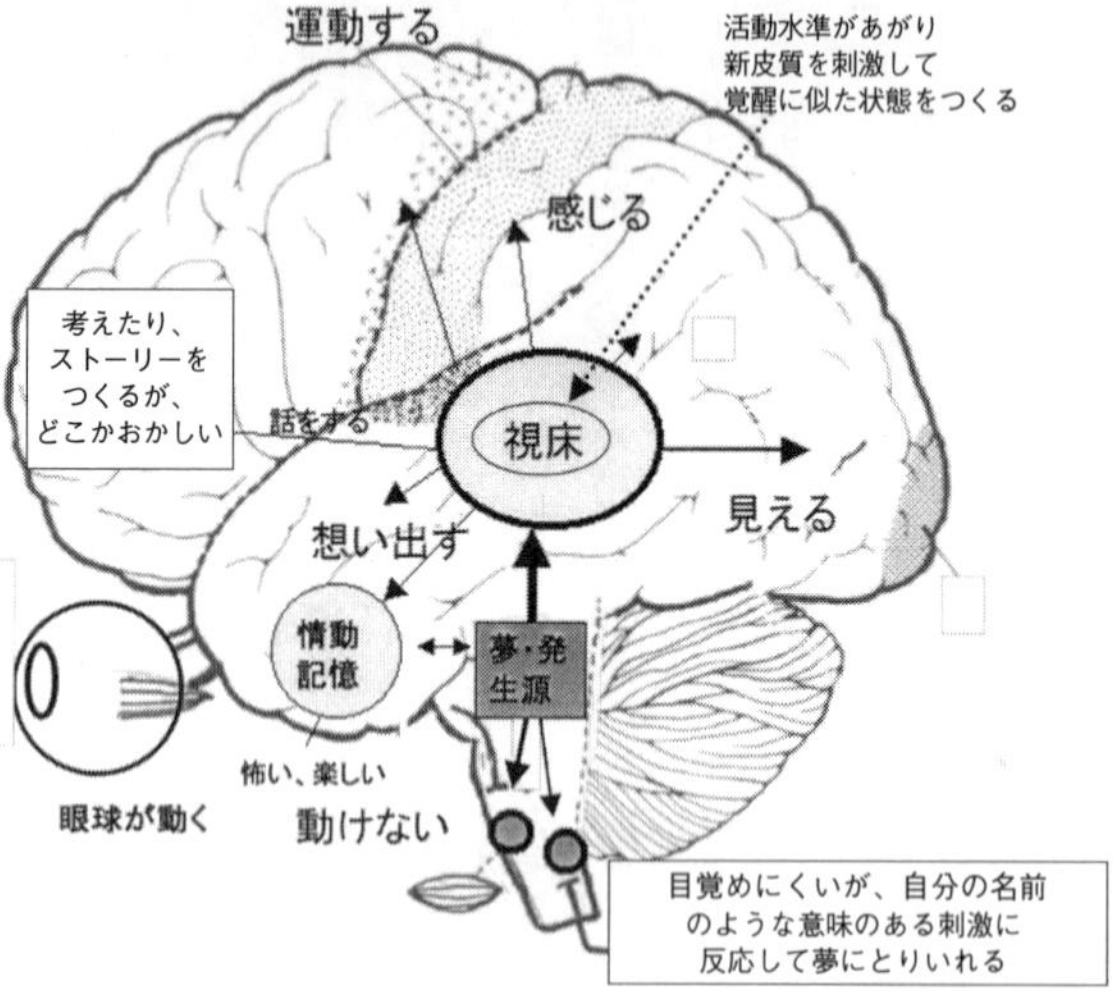

図3　夢をみているときのこころの働き［北浜、2000］

脳幹に存在する「夢の発生源」が活動を始めると視床ー新皮質ー視床回路が不完全ながら賦活化されて夢が始まる。感覚野が刺激されると感覚が引き起こされる。記憶領域が刺激されると記憶がでてくる。前頭葉は不完全にしか機能できないために、状況把握ができず、あいまいな判断をくだすことしかできない。ワーキング・メモリーは記憶化されない。情動昂奮がある。外界の刺激は特別な有意味情報しか流入せず、筋肉も弛緩して動けない状態になっている。（詳細は本文参照）

とがすでにギリシャ時代にヒポクラテスによって報告されていたし、重篤な脳疾患を治療するためにさまざまな大脳皮質の部位を刺激しながら患部を探し出すときに得られる言語報告が、短いストーリーを持つ視聴覚的感覚をともなった過去の経験であったりしたからである［Penfield, 1975］。このとき、患者は、自分本来の意識と、刺激されて引き起こされる意識の二つを識別している。

ところが、レム睡眠のあいだは大脳皮質は目覚めているときの約半分ほどしか活動していないし、脳幹からの刺激は不規則でかつその強さや種類は目覚めているときとは異なっているから、大脳皮質も部分的、不規則かつ不均等にしか活性化されず、相互の連携した活動ができないから、顔の判別がつかなかったり、死んだ人がでてきたり、空を飛んだり、ありえないことが夢にあらわれてくる。また、ストーリー性があってもつじつまがあわなくて内容が変わりやすい。

人間はその活動をほとんど視覚に頼っていて、昼に活動する生物である。従って、夢にあらわれる主な感覚は視覚である。しかし、夢にあらわれる映像は過去の記憶から出てくる映像であるから、先天性の失明者では夢にも映像はあらわれないで、聴覚が主となる。ものを見た経験のある失明者は夢の中でだけものを見ることができる。これは前述のように脳内にたくわえられた映像記憶が高次視覚野で再現されるからである。反対に高次視覚野に病変があった場合、他の部位での視覚系が健常であっても、目覚めているときにイメージを作ることはできないし、もちろん夢の状態にはいっても視覚的な夢をみることができなくなる。

しかし、見たことのないものや知らない人があらわれてくることがある。記憶から引き出してきたとは思われないような映像である。この説明はむずかしいが、いくつか考えてみよう。どこかで一度経験したのだが、意識にあらわれなかった可能性があること、いろいろな記憶が混ぜ合わされて新しいイメージがつくられること、また、既視感のようにはじめて見たものでもかつて見たことがあるという誤記憶とは反対に、見たことがあっても初めてのような気がすること、などの理由である。

つぎに聴覚をともなう夢を考えてみよう。人間にとって聴覚は視覚に次ぐ重要な感覚である。夢をみているときには聴覚に関与する神経回路が刺激されて何かが聞こえてくると考えられる。映像にともなって音あるいは音楽が聞こえることが多いが、それに倍して他の人の映像にともなった言語的イメージが多い。言語は次に述べるように自分と他人との識別が必要とされる機能である。

目覚めているときには、自分内部のまとまっていないあいまいな非言語的な考え、あるいはまとまっていて言語化された考えは、自分の内部から発せられ、他人の話し声は外から聞こえてくる。もちろん夢の中でも他人の話し声が聞こえてくるが、実際は自己の内部で作り出されるもので、これは外から聞こえてくるように感じる。目覚めているときには、他人の声のイメージを思い浮かべることができるから、夢の中でも外から聞こえてくるのは不思議ではない。しかし、夢の中ではさらにリアルで鮮烈なイメージとして認識され、かつ自分の内部からのイメージではなく、まさしく他人が話しているように感じられる。統合失調症でよく見られる、他人や悪魔がささやいてくるような幻聴とおなじような現象である。また音楽幻聴といって目覚めているときに音楽が聞こえてくる症状があるが、夢をみているときにも、これらの幻聴の場合と同じ脳の部位が活動を高めているか、抑制されているか、内外を認識したりする部位が変調をきたしているとも考えられる［Silbersweig et al., 1995／Griffiths, 2000］。

5　ストーリー性と明晰夢

目覚めているときには前頭葉は外界から入ってきたいろいろな情報を処理し、記憶と照らし合わせて最終判断をくだす。すなわち、外界からの情報は記憶と比較して処理判断され、次々に入ってくる新しい情報によってつねに修正されていく。ところが、夢をみているときには記憶情報しかなく、さらに外界からの情報のフィードバックや修正がなされないから、処理は一方向的に進んでいく。また前頭葉の活動が低下しているから正確な判断ができない。従って、夢のストーリーには論理性や一貫性が欠ける。それでも、ある程度は持続したストーリーは維持される。大脳皮質の電気刺激の場合とおなじように、場面やストーリーの転換は脳幹からの信号による大脳皮質の刺激部位が変化したことによるものと考えられる。

このように、ストーリーの転換や状況の異常さに前頭葉による批判や修正はともなわないから、不思議に感じられずに夢が進行していく。例えば、死んだ人が出てきても不思議に思わない。しかし、この非論理性が認識されることがあり、不思議と感じられるときがある。死んだ人が出てきた場合、死んだという記憶と比較されて、前頭葉は不思議だと感じるが、それ以上は批判はできず、夢であることに気がつかないでいる。

ところが、ひとによってはこういった内容が夢と気づくときがある。著者の例では、地下鉄のトンネルをジェット機でくぐり抜けるときに、すでに次の展開がわかっていて、上空で電線にひっかかりそうになるか、橋の下をくぐるかである。これは夢だとわかっているのだが、コントロールがきかなくて、同じストーリーをたどる。しかし、空を独力で自由に飛んでいるときに、以前に同じ内容の夢をみたことがあると認識でき、軽く蹴ればさらに上空にあがることを知っていて、ついには地球が丸く見えるまで、昇っていける。高度は自由に調節できる。このような夢を明晰夢というが、明晰夢をみる人は数多い。夢の研究者で名高いエルベ・サン・ドニ侯爵がそうであった。[北浜，2000／2005]。。

おそらく、夢をみているあいだの覚醒度があがっていて、脳刺激実験と同じように、前頭葉がほぼ正常に機能していて、夢を夢と判断でき、さらに意志を表現できるようになるものと考えられる。反対に意志が実行できなくてパニックにおちいる場合がある。その前に、レム睡眠期に特徴的な筋肉の弛緩について説明しておこう。

6 筋肉の弛緩

夢をみているときの特徴は筋肉の力が抜けることである。とくに骨格筋が弛緩するので姿勢が保てなくなるし、運動ができなくなる。これは、脳からの運動命令が脊髄の運動細胞に伝えられないようになっているからで、そのスイッチにあたる中枢は脳幹にある。もともと、骨格筋の緊張や胃腸や肝臓などの内臓から発生する熱で体温が保たれている。この骨格筋の緊張がなくなることで夢をみているあいだは体温が下がり、省エネルギーになっているのだが、結果的には、夢をみているときの脳の命令が運動として実行されないメリットがある。

目覚めているときには、脳は反射的に、あるいは思考したあと、運動命令をすぐに実行したり、やめたり、将来にのばしたり（計画）する。しかし、夢を見ているときには、この判断ができない。悪魔やおばけから逃げたりするが、そのときに現実に走りだせば、危険な状態になる。あらかじめ運動神経への連絡が絶たれていれば、このようなことにはならないわけである［Jouvet, 1997］。

7　金縛り体験

さて、眠りについてからほどなく、自分がベッドに横たわっているのが認識され周囲の状況はよくわかっていているのに、身体が動かなくなり、胸の上に重いものがのっかっていたり、知らない人がドアからはいってきて、逃げようとしても逃げられず、助けを呼ぼうとしても声もでない、自分の意志どおりにならずにパニックに襲われることがあるが、これが「金縛り」とよばれる現象である［Fukuda et al., 1987］。このような体験から心霊現象や幽霊や悪魔の存在を信じたりする人が多いが、そのような考えにとらわれる必要はない。これは眠りはじめに脳の覚醒水準が高くなっているままで、目覚めていると思っているのだが、実は夢の中で、覚醒時のようにうまく状況に対処できない恐怖がでてくるからである。実験的には、寝入りばなに何度もむりやり起こしてやると突然「入眠時レム睡眠」にはいるから「金縛り」が体験される。もし、夢だと思えるようになれば、じっと待っているか、神仏にすがるか、おまじないをとなえるかしていれば、恐怖が減り、この状況からそのうちに逃げ出すことができる。食事のあとの昼寝や不安のある生活、不規則な生活、時差のある海外旅行などで、覚醒と睡眠のバランスがくずれたときに起きやすい。青年期までよく見られるが、その時期をすぎると自然に解消していく。「夢は覚醒してから思い出し言語化されたもの」と定義する哲学者もいるが、悪夢を体験した人ならこのようなことは言えないだろう。

8　悪夢

眠ってからかなり時間が経過した通常の夢で悪夢にうなされることがある。夢をみているときには、大脳皮質が刺激されるだけでなく感情を支配する部分が興奮するからである。扁桃核とよばれる情動支配部位は、動物では攻撃したり、逃げたりするときに興奮する神経回路であるが、基本的な働きは人間でも同じであって、これらの行動に派生する感情、不安や恐怖、怒りが引き起こされる。ストレスなどでこの部分が興奮すると不安が引き起こされて不眠の原因になることがあるが、悪夢もみやすくなってくる。たとえばこの部位を薬物などで活動を変調させると「周囲に死人が集まってよびかけてくる」というような悪夢がみられる。最近の抗不安薬はこの部分に作用して、興奮をしずめて、不安を抑え、睡眠を導いているが、長期使用していて突然、勝手に服薬をやめると、抑えられていた不安がはねかえって出てきて悪夢が現れることがあるから、医師と相談して上手に使うことが必要である。悪夢をみる場合、まず目が覚めたらそのまま眠らずに一度起きて、本を読むなりして他の興味のあることに没頭すれば、他の脳内回路が興奮して悪夢の続きをみなくてすむことがある。日頃悪夢が続く人は日常生活に不安があったり、うつ病の可能性があるので心理カウンセラーや精神科医をたずねてみる必要があるだろう。

9　夢の内容は、ほとんどが日常のできごとの反映である

寝入りばなや目覚める前の夢では発見がある。たとえばベンゼン核を発見したケクレの夢では、「原子たちがさまざまなダンスを踊り、長い列になって蛇のようになり、自分の尾をくわえた」という有名な逸話がのこっている。ほかにレヴィー、メンデレーエフ、などが夢からヒントを得て重要な発見をしている。めざめているときには、ある枠にはまった、先入観にとらわれた常識的な考えにもとづいて論理をすすめていく。ところが夢をみているときには、脳全体が覚醒時のようにうまく機能しないから、奇妙な組み合わせがあらわれてくる。とくに日中考え詰めていることが夢にでやすいので、夢にあらわれたイメージがヒントとなる。

発明発見にかぎらず、日中に体験したこと、考えたことが夢にでる確率がたかい。不安があればそれが夢の内容にも反映されて悪夢や心配な夢をみるようになる［石原、1991］。最近の神経画像処理（Neuroimaging）の研究結果によれば、覚醒時、なんらかの学習をしているときに活動した脳部位はレム睡眠状態でふたたび活動することが報告されている。また、レム睡眠時には外界からの刺激が入りにくいと報告されていたが、たしかに目覚めさせにくい。しかし名前をよぶなど、非常に特殊な意味のある情報には反応していることも明らかにされた［Maquet et al. 2000／Louie and Wilson, 2001／Portas et al., 2000］。

10　フロイトの夢の解釈と精神分析

その意味で、夢のなかでも大脳皮質は日中の出来事や睡眠中の刺激に対してなんらかのかたちで情報処理をしているわけだから、夢の意味を分析することは、意味があるかもしれない。さらに夢分析は精神的な問題をかかえているクライエントが、なんらかの手段で自己分析をするてがかりになること、またセラピストがクライエントと夢の内容を通じて、ラポール（交流）を保ち、支えてあげられること、こういったことには治療的意味がある、と著者は考える。*

一九世紀の後半になって、「夢は無意識の表現である」、あるいは「欲求充足のために存在する」とフロイトによって提唱され、一時は精神医学の主流となった。しかし、夢の解釈には、主観的で無理な部分が多く、かつ科学的な裏付けはなかった。そして現代の科学

＊フロイトの説で明らかに誤っている説を信奉しているセラピストもいる。セラピストが夢を解釈すると、患者を誘導して暗示をかけることになる。言葉だけでセラピーができると思ってはいけない。接し方とかうなずき方など言語以外の要素も重要である。ほかに良い治療法がある場合、そちらの心理カンセラーにまかせるべきである。また、社会的・医学的環境の改善をはからないと、悩みは解決しない。

技術、とくに生物学研究の発展によって、脳のはたらきが次第に明らかにされてきたが、それにともなって睡眠や夢の発生メカニズム、それらの機能などについても研究が進んできて、フロイトの考え方が否定あるいは修正されざるをえなくなってきた。ホブソンら［Hobson et al., 1977］は、大脳皮質の不規則的な興奮である夢の内容には意味がないと断定している。

このようにフロイトは夢を当時合理的かつ生物学的な観点でとらえた最大の功労者であったのに今日評価が下がってきている。しかし、日中の体験や精神活動の内容が夢にはいりこむこと、その情報処理がなされること、などを考慮すると、彼の主張した「意識にのぼらない考え・無意識」はやはり人間の行動を考える上で重要な概念であって、彼の学説に最新の科学知識で修正がほどこされ名誉が回復されることを望みたい［Reiser, 2001］。また、夢占いについてはその当否について科学的根拠があるわけではないから、この章では話題にしないが、娯楽や趣味としてはおおいに価値があるのではないだろうか。

11 夢は忘れられる

悪夢をみれば目覚めてからある程度思い出すことができる。また印象に残るような夢も思い出しやすい。しかし、みた夢のほとんどは思い出せないし、なかには「一度も夢をみたことがない」と言う人もいる。ところが、実験室へきてもらってレム睡眠の途中で揺り起こしてたずねてみると、ほとんどの人がなんらかの夢をみていた、と報告する。しかし、揺り起こしてから時間がたてば、内容を思い出すことができなくなる。これは夢のなかでは記憶回路が機能していないからである。

日常生活でわれわれは、いろいろな物を見たり聞いたりしているが、そのほとんどを忘れてしまう。重要でない情報は記憶する必要がないからである。三桁の足し算を五回したとしても、計算の途中は憶えていないし、その答も意味がなければ時とともに忘れてしまう。暗算をしているときの脳の状態をワーキング・メモリーが働いている状態と言う。この機能をつかさどる前頭葉はレム睡眠時には普通の睡眠時よりも活動をあげているが、それでも覚醒時ほどうまく機能していないし、まだ証明されてはいないが、記憶回路へ情報を転送しないことが考えられる。しかし、夢の断片や一部は思い出すことができる。ただし、ノートにでも付けておかない限り、五分ほどで忘れられてしまう。これは以下のようにワーキング・メモリーが長期記憶に変換されないことによる。

12　夢と記憶

一般に、なにか覚えなくてはならないことや、興味があることや、恐怖がともなったりするような印象深いかつ重要なことは覚えることができる。これは、一時的な記憶が長期的な記憶に変換されたことを意味している。言いかえれば、脳の中に仮の記憶回路ができて、恒久的な記憶回路にかわっていくからである。ところがこの変換には時間がかかる。どんなに頭のよい人でも、学習してから電気ショックをかけられたりすると、覚えたことをみんな忘れてしまう。しかし、昔のことは忘れてはいない。恒久的な記憶回路は丈夫だからである。

仮の記憶回路は非常に壊れやすいから、恒久的な神経回路がつくられなければならない。恒久的な神経回路に情報が流れてはじめて思い出すことができるのである。これが記憶回路である。学習した内容は、情報として脳内の神経回路をぐるぐるまわるのだが、この回路のつなぎ目にあたるシナプス連絡が物質的な実体に変化してはじめて記憶として成立する。そしてこのしっかりした回路にふたたび情報がながれると、昔のことを思い出すことができる。この回路ができないと、記憶はつくられない。つまり、短期記憶が長期記憶になるのには、シナプス接合部にタンパク質がつくられて、恒久的な回路がつくられなければならない。それには時間がかかる。従って、学習させてから、すぐに電気ショックを与えたり、睡眠薬を飲ませたりすると記憶が成立しない。睡眠薬の場合、不安を取り除く作用があるのは、前述の扁桃核の興奮を抑えるからだが、一緒に海馬という記憶回路の機能も抑えてしまうからである。*

このように学習したあとに神経回路が作られたり修正されたりしているわけだが、このときに他の学習をすると、記憶回路作成が干渉妨害されて効率が悪くなる。眠っている間にはこの妨害がないから記憶形成には有利であるということが昔から知られていた[Jenkins & Dallenbach, 1924]。さらに、レム睡眠中には外界からの刺激があまり入ってこないので記憶回路の形成がより効率的になる。また発明や発見ほどではないが、日中解決できなかった問題が、翌朝目が覚めたときに解決していることを経験した人も多いだろう。

＊海馬は記憶回路の一部で、短期記憶を長期記憶に変換するのに重要な役割を演じている。皮質から入力された情報は、一度海馬で処理されて、ふたたび皮質に戻される。その処理機能に障害が引き起こされると、記憶が成立しない。例えば、海馬を切除された患者では切除前の記憶はたもたれており、また、その場その場の反応はできるが、その記憶は残らない。しかし、海馬に依存しない感覚運動学習は成立する。

日頃使用していない神経回路が機能するからと考えられる。

動物では学習をさせた後レム睡眠の量が増えるし、学習後レム睡眠を抑えると、記憶形成が低下することが証明されている［Kitahama et al., 1976, 1981／Hennevin et al., 1995／Smith, 2001］。それは人間でも同じ結果がでている。また、なにか学習をしたあとにレム睡眠時の眼球運動が増えるという報告もある。［Smith, 2001／Maquet, 2001／Stickgold et al., 2001］

とくにレム睡眠と関係が深いと考えられているのが、感覚運動学習あるいは手続き学習とよばれている視覚や触覚、平衡感覚と結びついた学習、例えば、自転車やローラースケート、自動車の運転などの練習である。これらの学習は一度体得すると意識しないで遂行できるようになる。一番よい例が、世界が逆さに見える逆転めがねで、このめがねをすると右のものが左、下のものが上に見えるから、なにをしてもうまくいかない状態になり、めまいがしたり、吐き気がする。しかし、少しずつ慣れてきて普通の生活ができるようになってくる。その慣れるまでの間レム睡眠量が増え、慣れるにつれて次第に減ってくる。すなわち新しい習慣になれるには神経回路の修正が必要なわけで、そのときの修正活動の結果としてレム睡眠として表現されるわけである。［De Koninck et al., 1996／Walker et al., 2005］

13 発達と夢

図4のように、レム睡眠量は胎児、乳児、幼児期に多く、成長するに従って減少していき、老年期にはいるとかなり少なくなる。つまり、脳神経系の可塑性と関連しているわけである。可塑性とは神経回路のやわらかさであり構築や作りかえが簡単にできることである。まさしく、年をとると頭が固くなってきて、物覚えがわるくなり、融通がきかなくなってくる。これは脳の可塑性がなくなった、つまり新しい回路が作りにくくなった、あるいは修正がききにくくなった、ということになる。しかし、脳は環境からの刺激をうけることで死ぬまで発達しうるものだから、趣味やスポーツや人間関係などを大切にして生きていけば、ぼけるどころか、若返ることもありうることを強調しておきたい。

では乳児や胎児の睡眠ではどうなのだろうか。まだ大脳皮質が発達していないから、脳波を調べることによる睡眠型の分類は困難であるが、行動的にはレムが非常に多いことと、レム睡眠に特徴的な陰茎の勃起がそれにともなって認められるから、彼らの覚醒睡眠パターンはレム睡眠が主であると考えられる［Koyanagi et al., 1991］。

胎児の場合、出来上がる順序はまず、基本的な神経回路から作られていく。心臓や消化器官のような自動能のあるものも次第に自律神経の支配をうけるようになる。ピクピクと不規則に動いていた筋肉も脳の運動神経系が成熟していくにつれてスムーズに動くようになる。胎児は胎盤内で姿勢を変えることができ、羊水や自分の排泄物をのみながら育って

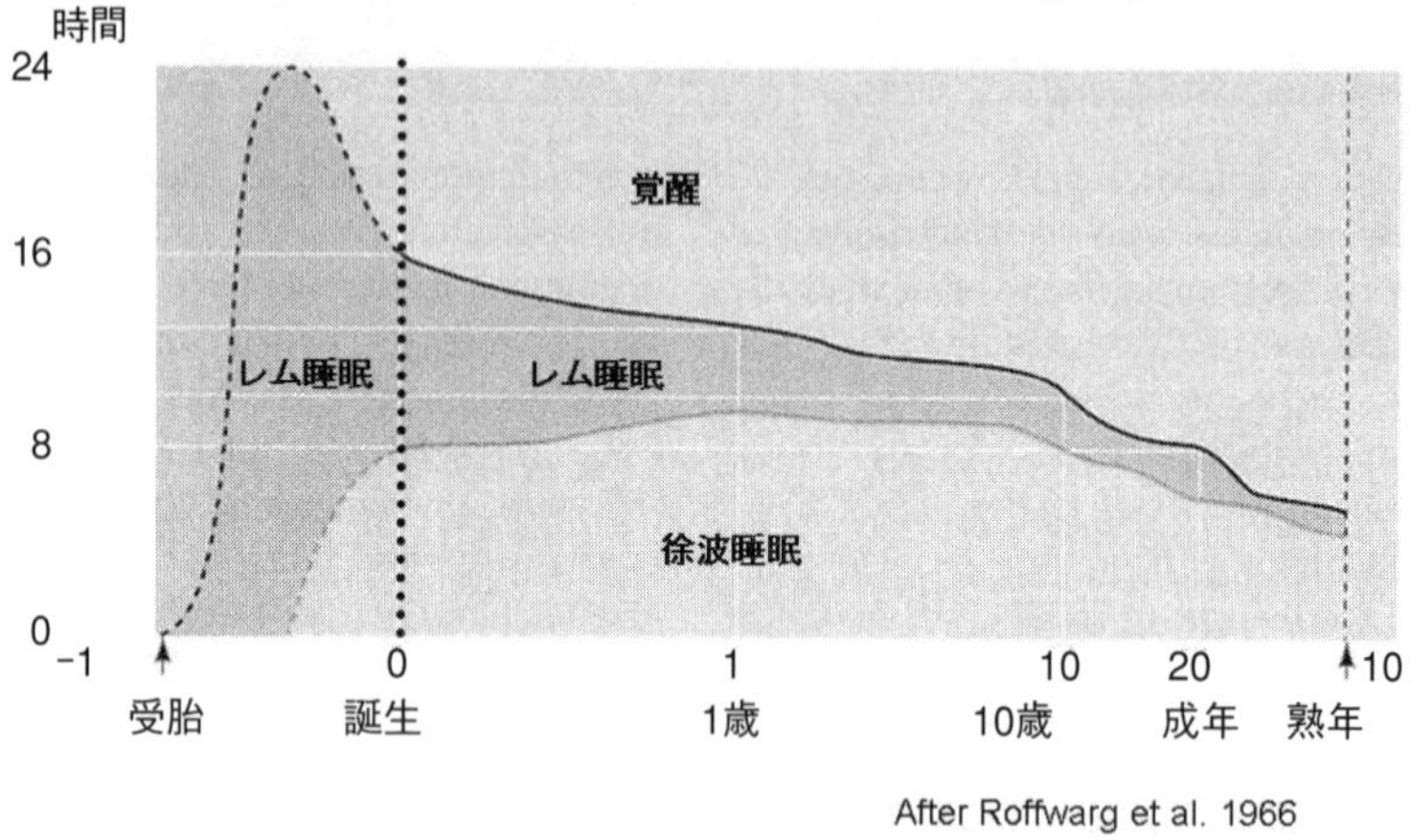

図 4　覚醒・徐波睡眠・レム睡眠の発達経過図［After Roffwarg et al., 1966］
胎児・乳児ではレム睡眠が主となる。レム睡眠は徐々に覚醒と徐波睡眠におきかわっていく。

いく。指を吸ったり、陰茎の勃起をともなって速い眼球運動があらわれてくるし、聴覚などの感覚器官とその神経支配が発達して、母親の心音や声などを認識できるようになるが、この発達は原始的覚醒つまりレム睡眠の状態で行われる。そして出産によって外界に生まれ出るときのために、呼吸が自発的にできる準備がなされる［Koyanagi et al., 1991］。

乳児には学習によらない色々な反射行動が見られるが、その中でも微笑（ほほえみ）はレム睡眠時に引き起こされることがわかっている。この微笑のような表情筋の運動は意志のない機械的な反射なのだが、ここから人間として他人との社会的接触が解発されると言えるだろう。時間経過とともに反射的な微笑は減り、意志的な微笑に変化していく。こんな時期にはまだものを考えたりすることはできないはずだ。何回もくりかえして述べているように、まだ脳が、というよりも脳内神経回路がうまく出来上がっていないからである。

生まれてからは「目でものを見る」ことになるが、視覚システムが未熟なために母親を視覚的に認識することはできず、胎内で聞いていた母親の声を手懸かりにして母親を認識することになる。ものが見える、ということは、神経系だけがあっても駄目で、外界からの刺激をうけいれてはじめて視覚系が完成していく。反射的に人間の顔を追跡することからはじめて、声と顔と愛情の関係を次第に認識していく。「歩く」ということは、目で見たり、バランスをとったり、上半身の重さを下半身で支えたり、といった、感覚・知覚と運動が協調して「歩く」のであって、この協調がなければ「歩けない」。乳児が歩けるようになるのは、遺伝子によって計画された行動の発現である。そのためには、この協調に必要な神経回路が遺伝子によって作り出されなければならない。この時期の乳児の意識状態はレム睡眠、あるいは原始的な覚醒である。未熟な脳が、あるいは神経組織が、脳幹からの内部刺激によって活性化されるときに、遺伝子の設計図にそって、神経回路が作られていくのだが、そこに日中経験した事象が組み込まれることによって、修正されていく、と考えられている。

動物のすべての感覚神経を断ち切って外界からの刺激が入ってこないようにしても、レム睡眠はひきおこされる。しかし、日内リズムが崩れてくるし、非常に刺激にとぼしい環境で動物を飼育するとレム睡眠の量は減ってくる。また、動物では生後すぐにレム睡眠を長期に抑えると成熟してから興奮しやすい個体になることが知られている。レム睡眠は環境との交互作用をとおして脳の発達に重要な機能を果たしている［Mirmiran, 1986］。

前述のように発達期の視覚系は適切な視覚経験を受けることで正常な視覚機能を獲得するが、それは限られた臨界期間にのみ成立することが知られている。視覚神経回路は覚醒時には視覚情報処理をするが、睡眠に入ると同じ視覚回路に自発的に組織立った神経活動のリズム（脳波など）が引き起こされる。米国のグループは若いネコのレム睡眠を奪うことにより視覚野可塑性が阻害されることを報告したが［Shafferey et al, 2002］、宮本とヘンシュ［Miyamoto & Hensch, 2003］は視覚経験を操作したときに睡眠に変化が現れることを報告している。

このように、乳児期や幼児期には脳が順調に発達するためには正常な睡眠と夢と適正な覚醒が必要とされる。この条件が満たされてはじめて脳の発達、ひいては精神発達が健全なものになる、と言えよう。

（北浜邦夫）

引用・参考文献

Aserinsky, E. & Kleitman, N. 1953 Regularly occurring periods of ocular motility and concomitant phenomena during sleep. *Science,* 118,361-375.

De Koninck, K. J. & Prevost, F. 1991 Paradoxical sleep and information processing : exploration by inversion of the visual field, *Can. J Psychol,* 45,125-139.

Dement, D. & Kleitman, N. 1957 The relation of eye movements during sleep to dream activity and objective method for the study of dreaming. *J.Exp.Psychol,* 53,339-346.

Fukuda, K., Miyashita, A., Inugami, M. & Ishihara, K. 1987 High prevalence of isolated sleep paralysis : kanashibari phenomenon in Japan. *Sleep,* 10, 279-286.

Griffiths, T. D. 2000 Musical hallucinosis in aquired deafness. Phenomenology and brain substrate. ***Brain,*** 123,2065-2076.

Hennevin, E., Hars, B. et al., 1995 Processing of learned information in paradoxical sleep : relevance for memory, *Behav. Brain Res,* 69,125-135.

Hobson, J. A. & McCarley, R. W. 1977 The brain as a dream state generator : an activation-synthesis hypothesis of the dream process, *Am. J Psychiatry,* 134,1335-1348

石原 務 1991 『睡眠と夢』朱鷺書房

Jenkins, J. G. & Dallenbach, K. M. 1924 Obliviscence during sleep and waking. Amer *J Psychol,* 35,605-612.

Jouvet, M. 1962 Recherche sur les structures nerveuses et les mécanismes responsables des différentes phases du sommeil physiologique. *Arch Ital.Biol,* 100,125-206.

Jouvet, M. 1992 Le sommeil et le rêve. Odile Jacob.（北浜邦夫（訳）1997『睡眠と夢』紀伊國屋書店）

Kajimura, N. et al. 1999 Activity of midbrain reticular formation and neocortex during the progression of human non-rapid eye movement sleep. *J Neurosci,* 19,10065-10073.

北浜邦夫 2000 『ヒトはなぜ、夢を見るのか』文藝春秋

北浜邦夫 2005 『夢、うつつ、まぼろし』インターメディカル

Kitahama, K. et al. 1976 Y-maze learning in two strains of mice. Effects of instrumental and pharmacologic sleep deprivation. ***Brain Res***, 108,75-86.

Kitahama, K. et al. 1981 Paradoxical sleep deprivation and performance of an active avoidance task : impairment of c 57 BR mice and no effect in c 57 BL/6 mice. ***Physiol Behav.,*** 27,41-50.

Kjaer, T. W., Law, I., Wiltschiotz, G., Paulson, O. B. & Madsen, P. L. 2002 Regional cerebral blood flow during light sleep――a $H_2{}^{15}O$-PET study, *J. Sleep Res,* 11, 201-207.

Koyanagi, T., Horimoto, N. & Nakano, H. 1991 REM sleep determined using in uteropenile tumescence in the human fetus at term, *Biol Neonate,* 60 Suppl 1, 30-35.

Louie, K. & Wilson, M. A. 2001 Temporally structured replay of awake hippocampal ensemble activity during rapid eye movement sleep. *Neuron,* 29,145-156.

Maquet, P. 2001 The role of sleep in leraning and memory. *Science,* 294,1048-1052.

Maquet, P. et al. 2000 Experience-dependent changes in cerebral activation during human REM sleep, Nat.Neurosci, 3, 831-836.

Mirmiran, M. 1986 The importance of fetal/neonatal REM sleep. Eur *J. Obstet.Gynecol.Reprod. Biol.,* 21, 283-291.

Miyamoto, H. & Hensch, T. K. 2003 Reciprocal interaction of sleep and synaptic plasticity. *Mol*

Interv., 3, 404-17.

Penfield, W. 1975 *The mistery of the mind : A critical study of conscious and the human brain.*（塚田裕三・山河 宏（訳）1977『脳と心の正体』文化放送）

Portas, C. M. et al. 2000 Auditory processing across the sleep-wake cycle : Simultaneous EEG and fMRI monitoring in humans. *Neuron,* 28,991-999.

Reiser, M. F. 2001 The dream in contemporary psychiatry, Am. *J Psychiatry,* 158,351-359.

Shafferey, J. P. et al. 2002 Rapid eye movement sleep deprivation modifies expression of long-term potentiation in visual cortex of immature rats, *Neuroscience,* 110, 431-443.

澁澤龍彦 1993 『私のプリニウス』青土社

Silbersweig, D. A. et al. 1995 A functional neuroanatomy of hallucinations in schizophrenia, *Nature,* 378, 176-179.

Smith, C. 2001 Sleep states and memory processes in humans : procedural versus declarative memory systems, *Sleep Med.* Rev,5,491-506.

Stickgold, R., Hobson, A. et al. 2001 Sleep, learning, and dreamsn : Off-line memory processing. *Science,* 294, 1052-1057.

苧阪直行 2000 『意識の認知科学』 共立出版

Walker, M. P., Brakefield, T. et al. 2002 Practice with sleep makes perfect : sleep-dependent motor skill learning, *Neuron,* 35, 205-211.

爽やかに目覚めるには

睡眠が不足して、寝床から這い出すのに苦労される人も多い。朝爽やかに目覚めるには、本来は、十分な時間と質の良い睡眠、規則正しく張り合いのある生活、健康な身体が必要である。では、十分な睡眠時間は、どのようにして決めるのであろうか。五時間以下の睡眠で、正常な生活を長く健康に送ることのできる短時間睡眠者（short sleeper）は、人口の1％未満と推定されている。一方、正常な生活を送るのに一〇時間以上の睡眠が必要な長時間睡眠者（long sleeper）は、小児では大部分、成人でも1％程度存在する。健康に被害のない睡眠時間は、六時間以上八時間未満とされているが、この範囲内でも、必要とする睡眠時間は人さまざまである。正常な日常生活を、強い眠気や体の違和感なしに送ることができる長さが、適正な睡眠時間である。日々睡眠時間が不足すると、睡眠負債が蓄積し日中の眠気が強くなる。このような状態では、休日など、起床時刻の規制が無い場合、睡眠時間が延長し、睡眠負債を返済しようとする。また、休日の日中に昼寝やうたた寝が混入する場合もある。

二四時間の睡眠日誌を毎日記録し、平日と休日との睡眠時間の差を求めれば、睡眠負債の量を概算できる。日々の睡眠時間を調整し、日中に強い眠気が無く、平日と休日との睡眠時間の差が無くなれば、それが適正な睡眠時間である。さらに、規則正しい睡眠スケジュールを維持することで、規則的な生体リズムの維持が可能となり、生体リズムと睡眠との関係が正常化される。このような睡眠をとれれば、朝の爽やかな目覚めは保証される。一般に、不規則で不足がちの睡眠では、朝に深い徐波睡眠が出現しやすく、徐波睡眠から目覚めた場合、脳の機能は低下しており、強い眠気を感じ、身体の疲労感も強い。また、レム睡眠が不足している場合には、出現しようとする圧力が朝方に特に強く、そのような場合には不快な夢を見やすいことも知られている。最も眠気を感じにくい睡眠状態は、浅いノンレム睡眠がしばらく続いた後に目覚める場合である。目覚める一〇〜二〇分前からカーテンを開け外光を枕元に取り入れると、徐波睡眠は出現せず、レム睡眠も出現しにくく、浅いノンレム睡眠が続くことが知られている。また、眠気と強く関係するホルモンであるメラトニン分泌も、光があると抑制される。十分な睡眠時間と規則的な就寝・起床スケジュールと朝の光が爽やかな目覚めをもたらす。

第6章　睡眠と環境

睡眠に影響を及ぼす環境要因はさまざまであるが、物理的環境条件の中では温湿度、音、光が三大環境要因としてあげられる。これらの要因は、睡眠時間や睡眠の質に影響を及ぼす重要な因子となる。その中でも底冷えのする冬や、高温多湿な夏に睡眠が妨げられることを日常的に経験するように、温湿度が及ぼす影響はもっとも大きい。環境要因が劣悪であれば、健康で睡眠障害のない人でも睡眠を妨げられる。睡眠に影響を及ぼすさまざまな環境要因を考慮し、身近な睡眠環境を整えることは、健康に生活する上で欠かすことはできない。

1 温熱環境と睡眠

(1) 睡眠と体温調節

温熱環境が睡眠に及ぼす影響には、睡眠中の体温調節が大きく関与する。正常な睡眠中の体温の変化を**図1**に示した。通常、快適な環境温度で就寝した場合、就寝する約一時間前から皮膚温、特に足背、手背などの末梢の皮膚温が顕著に上昇し、放熱が促進される。

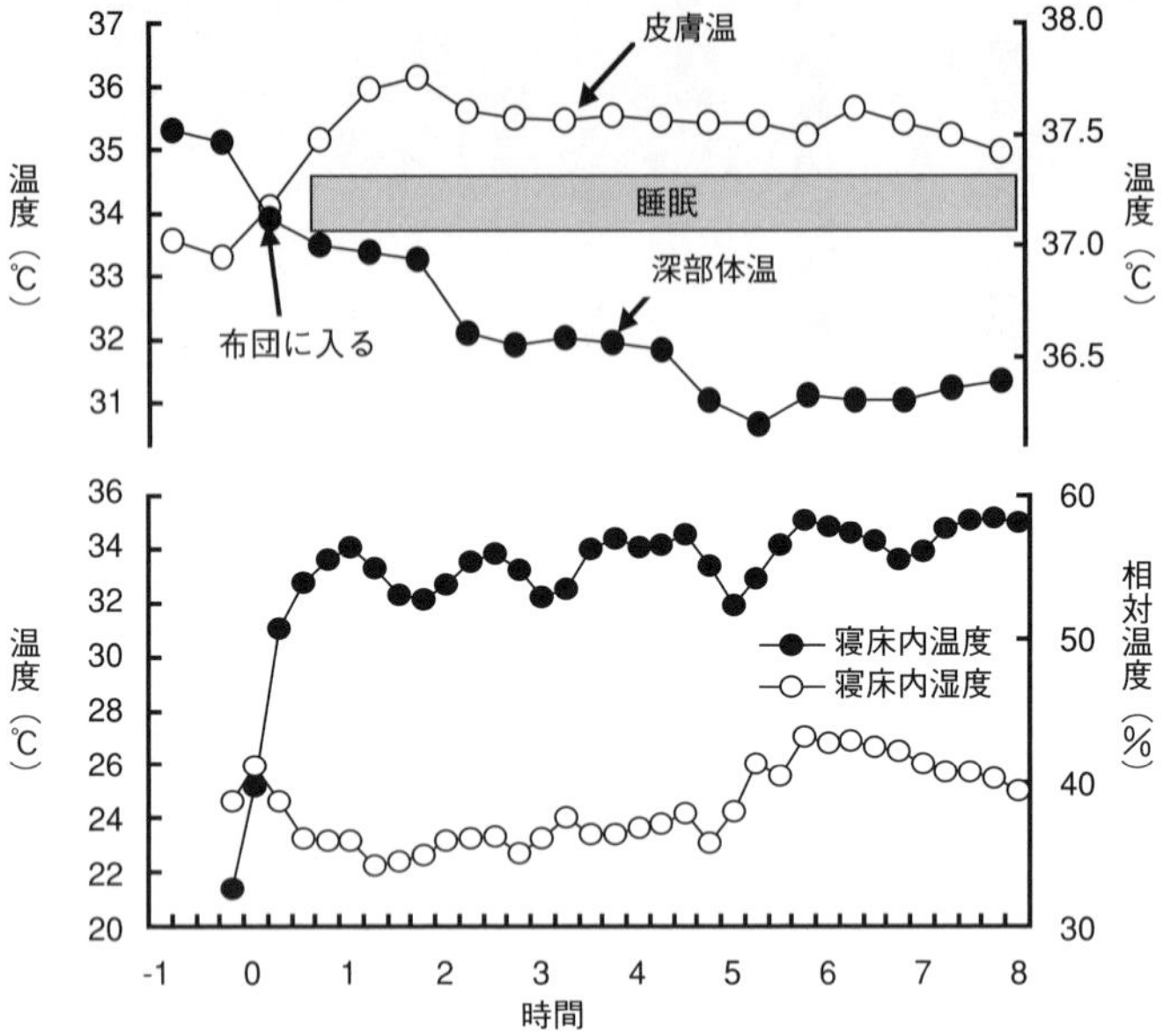

図１　睡眠中の体温と寝床内気候の変化

代表緒的な被験者１名のデータを示す。深部体温は直腸温、皮膚温は平均皮膚温を示している。また、寝床内温度と湿度は胸部で測定した。

このため、身体の核心の温度を示す深部体温は低下する。その後就寝し入眠すると、更に体温は低下した後、起床に向けて上昇する。睡眠中の深部体温は、睡眠とサーカディアンリズムの両方の影響を受けている。サーカディアンリズムの影響で、覚醒していても深部体温は通常眠る時間帯の前から低下するが、入眠することで更に低下する［Barret et al., 1993］。このように、入眠前と入眠後に体温が円滑に低下することが、睡眠には重要であることがわかっている［Gilebert et al., 2005］。また、体温の変化に対して、寝床内気候*も変化する。人が就寝すると寝床内温度は上昇し、逆に湿度は急上昇した後低下し、その後は安定した温湿度が保たれる。湿度は人体と寝具の接している面には留まらず、掛け寝具の上方向、敷き寝具の下方向へ速やかに移動する。このため、快適な寝床内気候は、温度32～34℃、相対湿度50±10％と、温暖で乾燥した状態となる［梁瀬、1984］。

寝床内気候
就寝したときに、人と寝具の間にできる空間の温度と湿度。

（2）環境温度と睡眠

環境温度が睡眠に及ぼす影響を**図2**に示した。環境温度が中性温度*に保たれている場合、睡眠は最も安定している。しかし、環境温度が中性温度よりも上昇、あるいは低下するにつれて睡眠に及ぼす影響は増大する［Haskell et al., 1981］。四季により温湿度が顕著に変化する日本では、夏期の高温多湿と冬期の低温低湿が問題となる。日本では年間を通して寝室の空調調節が少ないため、空調調節とあわせて寝具の選択も重要となってくる。

中性温度
暑くも寒くも感じない温度。裸体の場合は29℃。

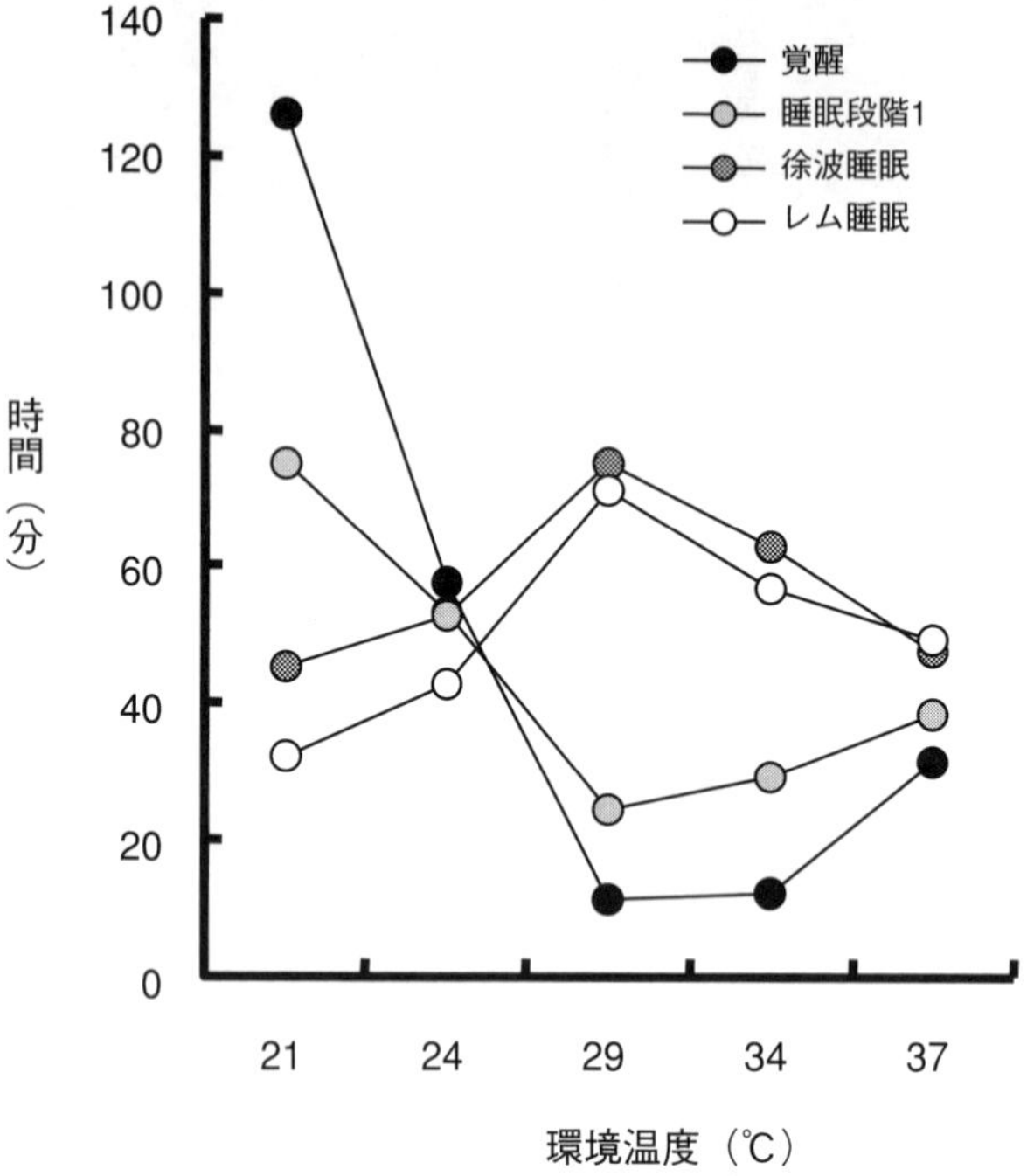

図２　環境温度が睡眠に及ぼす影響（［Haskell et al., 1981］の結果からの作図）

(3) 高温環境の影響

高温環境では、入眠してからの中途覚醒が増加し、レム睡眠と徐波睡眠が減少する。また、これらの影響は睡眠後半よりも前半に顕著に見られる。体温調節では皮膚温は高く保たれ、深部体温の低下が抑制される。全身発汗量も増加するため、寝床内湿度も高くなる。環境温度が高いために、皮膚温が上昇しても放熱が行われず、発汗が増加する。体温調節反応は、覚醒よりも睡眠時で低下する。睡眠段階の中でもレム睡眠は、高温、低温どちらの影響も受けることから、最も環境温度の影響を受けやすい。これは、体温調節機能が他の睡眠段階よりも低下しているためと言われている。高温環境では、レム睡眠時の皮膚温の上昇や［Candas et al., 1982］、発汗の開始は遅れる［Amoros et al., 1986］。体温調節機能を保つために、レム睡眠や徐波睡眠が減少し、最も体温調節反応の良好な覚醒が増加すると考えられている。

高温環境では、温度以外の環境要因の影響も考慮しなくてはならない。特に湿度は、暑熱負荷の影響を最も左右する。高温多湿環境が睡眠に及ぼす影響を、寝具を用いない裸体の状態で比較した結果を**図3**に示す。高温多湿の35℃相対湿度75％の環境では、高温低湿の35℃50％、中性温度で高湿の29℃75％、中性温度で低湿の29℃50％にくらべ、徐波睡眠とレム睡眠が減少し、覚醒が増加していた［Okamoto－Mizuno et al., 1999］。また、深部体温を示す直腸温も35℃75％では他条件にくらべて低下が抑制されていた（**図4**）。興味深いのは、同じ35℃であっても湿度が高い方がより暑く、より不快に感じていたこ

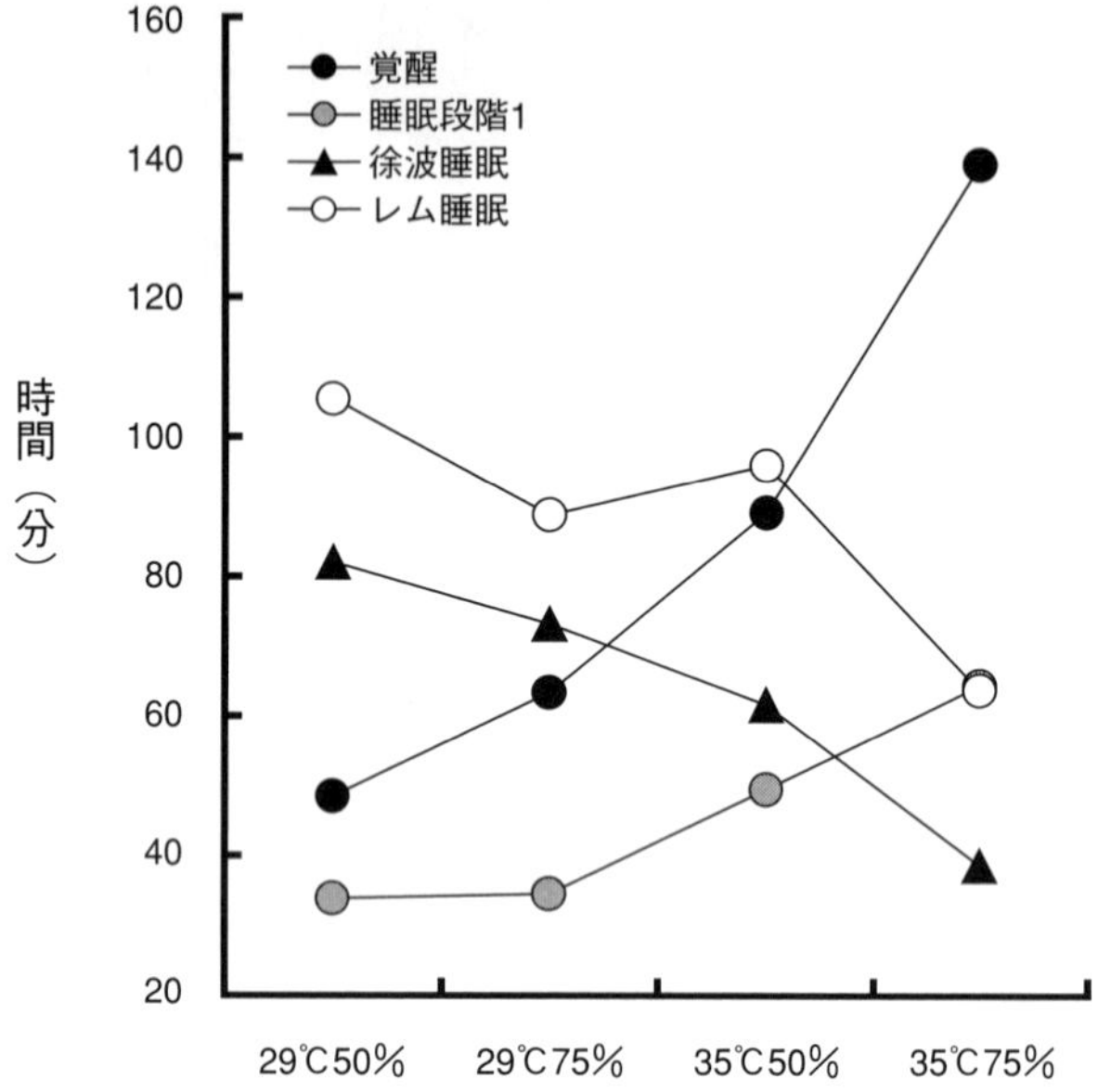

図 3　高温多湿環境が睡眠に及ぼす影響［Okamoto-Mizuno et al., 1999］の結果から作図）

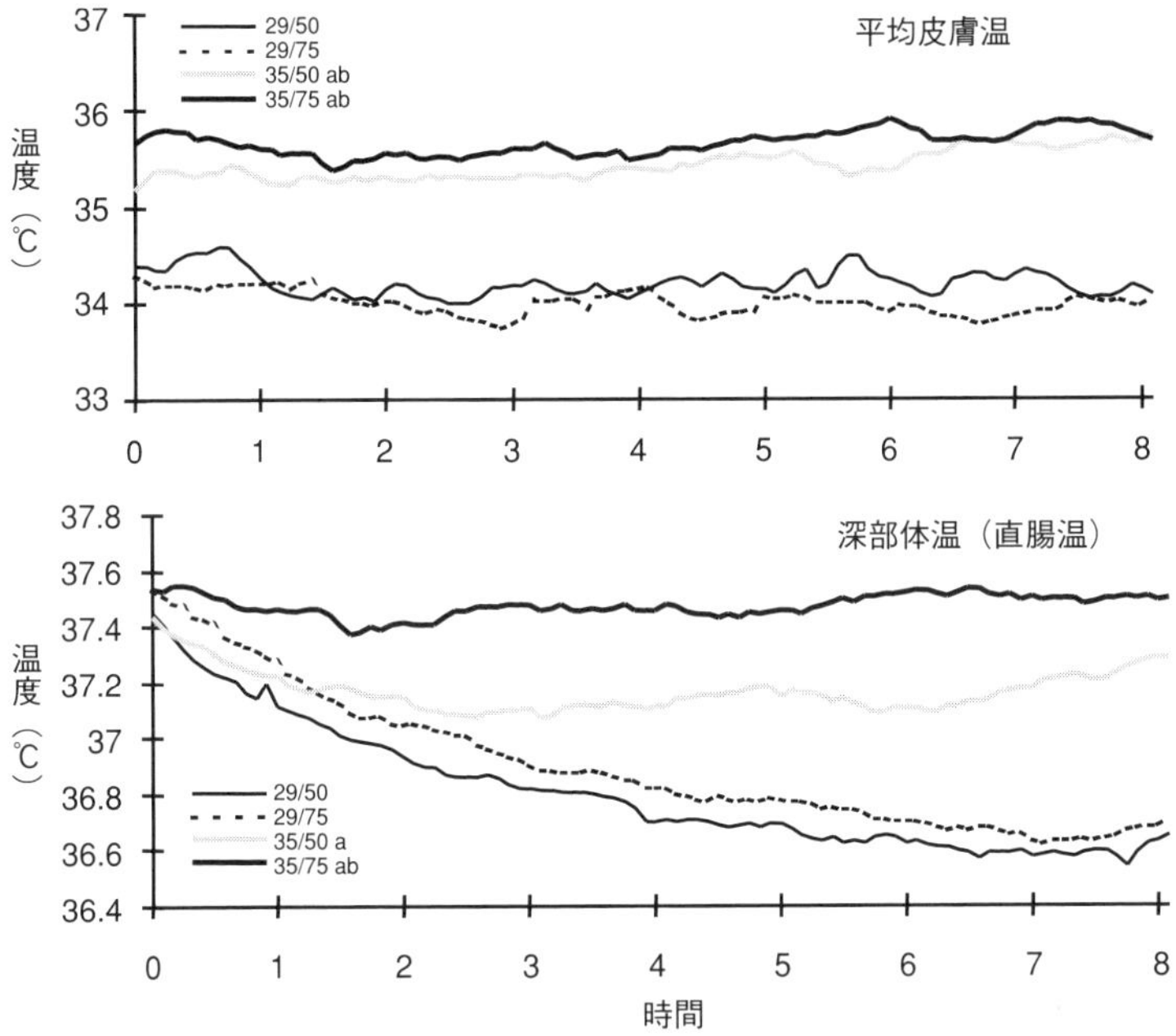

図 4　高温多湿度が体温に及ぼす影響［Okamoto-Mizuno et al., 1999］より引用）

とである。このことは、湿度を下げることが睡眠の質を保ち、体温調節への影響も軽減するだけでなく、暑熱感や不快感を減らす効果もあることを示している。中性温度の場合、たとえ相対湿度は高くとも、絶対湿度は低いため、汗が蒸発し体熱の放散は有効に行われる。しかし、高温多湿になると絶対湿度が高くなり、汗が蒸発せず放熱が妨げられ、暑熱ストレスが増加することが原因である。寝具や寝衣を使用した場合、湿度を下げることにより快適な寝床内気候や睡眠充足感が得られる寝室の温度の上限は28℃前後であると言われる［梁瀬、1998］。

これらの影響は、性別、年齢などにより影響が異なる。特に高齢者では、若年者よりも体温調節能力が低下し、睡眠中の深部体温の低下は若年者よりも抑制される。睡眠も中途覚醒が増加し、徐波睡眠が減少する。**図5**に高温環境が高齢者の睡眠に及ぼす影響を示した［Okamoto－Mizuno et al., 2004］。高温環境では覚醒が増加し、レム睡眠が減少している。このとき、直腸温の低下も抑制されており、若年者よりも空調調節の配慮が重要となってくる。高齢者の空調調節で留意しなくてはならないのは、夏期でも若年者より多くの下着（二～五枚）を着用して就寝していることである［岡本、1993］。しかし、施設に入所している高齢者では、下着の枚数は日常生活動能力*（ＡＤＬ）が高い方が多く、低い方が介護者により着衣が選択されるために少ない［Okamoto－Mizuno et al., 2000］。

(4) 低温環境の影響

低温環境では、裸体の場合、環境温度が29℃よりも減少するにつれて覚醒が増加し、

日常生活活動能力
食事、排泄、着衣、移動、入浴など、一人の人間が独立して生活を営むための動作。Activities of Daily Living.

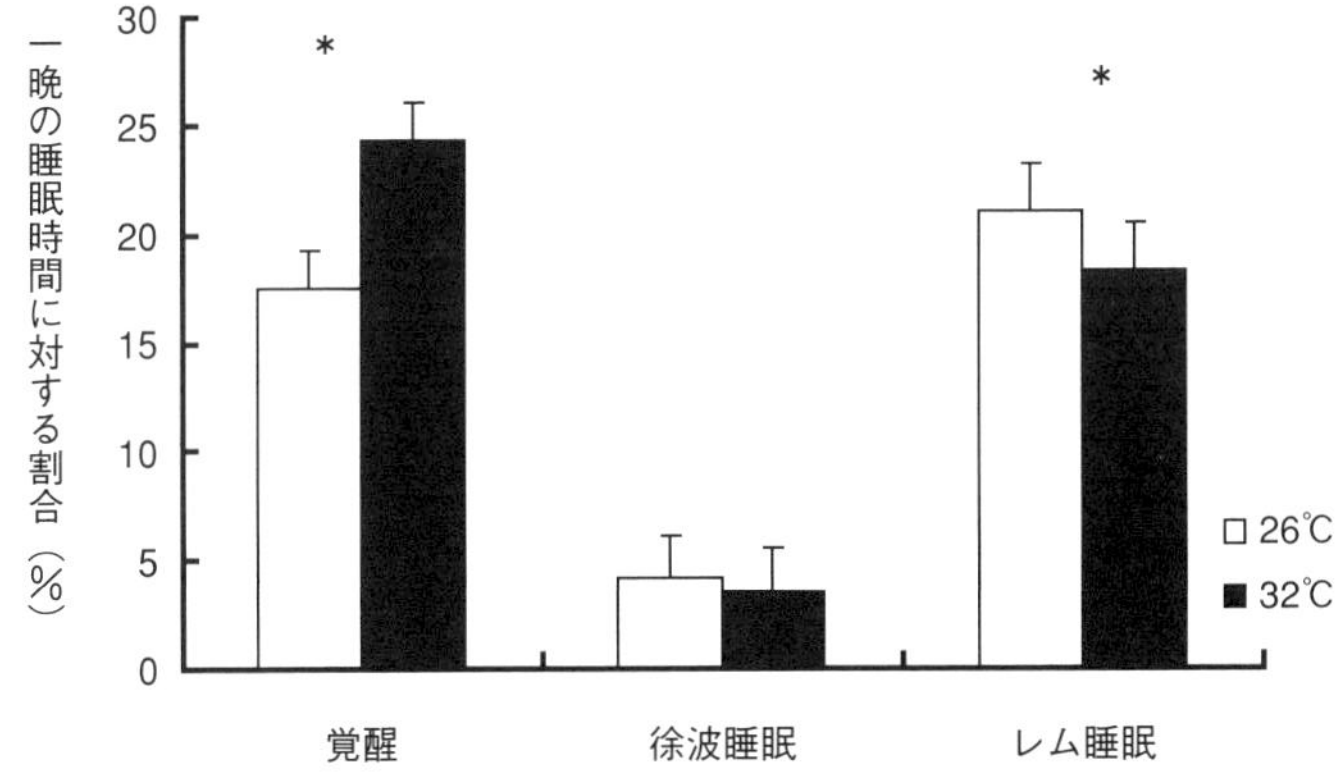

図 5　高温環境が高齢者の睡眠に及ぼす影響（[Okamoto-Mizuno et al., 2004]の結果から作図）

レム睡眠が減少する［Haskell, 1981］。体温調節では、直腸温の低下が大きくなる。レム睡眠の減少と覚醒の増加は、低温環境で高温環境よりも顕著であることから、低温が及ぼす影響の方が高温よりも大きいと考えられている。また、徐波睡眠に影響が見られないことから、睡眠後半への影響が大きい。しかし、低温環境下で寝具を使用せず就寝することは、日常的にはあまりない。寝具を使用した場合の睡眠に及ぼす影響を、裸体の場合をあわせて**図6**に示す。13～25℃の間では睡眠に差は見られず、被験者の睡眠感が最も良好なのは16～19℃であった［Muzet et al., 1979／Muzet et al., 1984］。これは、室温の差に対し、寝床内温度の条件による差は僅かであることに起因しており、寝床内温度を快適に保つことの重要性を示している。また、17℃、10℃、3℃で就寝した場合も睡眠に差は見られず、睡眠効率も95％を越えていた。一方、深部体温は3℃で、17℃10℃よりも有意に低下が大きく、足の寝床内温度が3℃で、17℃10℃よりも低く、特に睡眠後半で低下が大きかった［Tsuzuki et al, 2002］。睡眠に差は見られなくとも、体温や寝床内気候は10℃未満になると影響が現れることがわかる。興味深いのは、少なくとも睡眠に関しては、裸体では27℃をきると影響が見られるが、寝具を使用した場合は3℃まで影響が見られないことであり、低温環境での寝具の重要性を示している。

低温環境に対する対処方法は、空調よりも寝具による調節が多い。低温環境での寝具の選択は眠る前の感覚で選ばれることが多く、選び方も寝室の温度条件や年齢により異なる。特に若年者と高齢者では顕著な差が見られる。若年者では、まず寝る前に寝室全体を暖め、掛け寝具を増し周囲から対処するのに対し、高齢者では掛け寝具や下着の枚数を増やし、

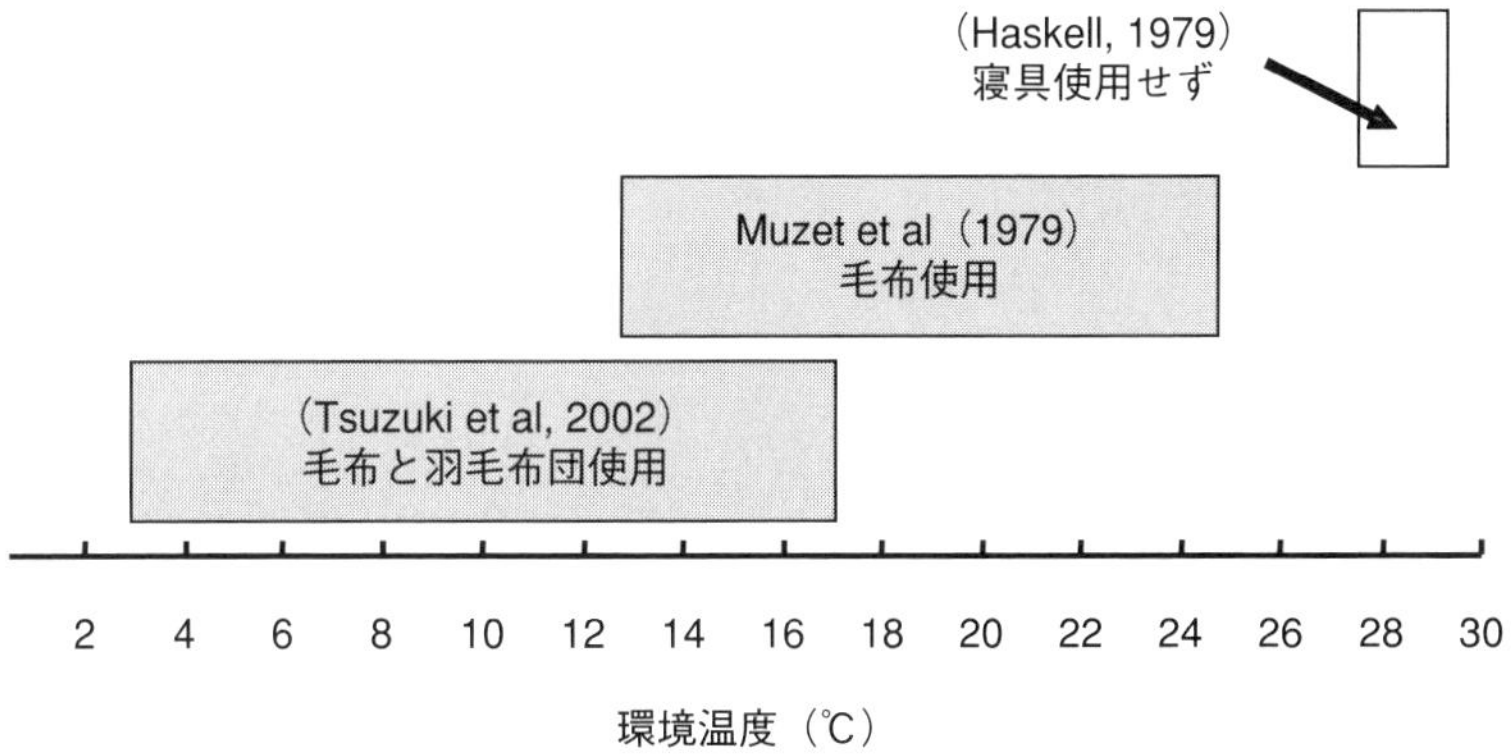

図 6　低温環境が睡眠に及ぼす影響

低温環境が睡眠に影響を及ぼさない温度範囲を示している。寝具を使用しない場合は最低が28℃前後と温度幅が狭い。寝具を使用することにより 3℃までは睡眠には差は見られず、温度幅は非常に広くなる。

電気敷毛布などの寝床内加温器具を使用し、自分の身体周りから暖める。高齢者では全体に掛け寝具や下着の枚数が多く個人差も大きい。掛け寝具は室温14℃以下で三枚以上が50％を占め、五枚という者も出現する。また、下着の枚数は若年者では一～二枚であるが、高齢者では一～六枚まで出現し、40％が三枚以上着用している［岡本ほか、1993］。高齢者の多くが夜間トイレにより覚醒する。寝室で暖房を使わず多くの枚数の寝具をかけることは、夜間のトイレ覚醒や起床時に、体温で暖められている寝具内から急激に低温へ暴露されることが問題点として指摘されている。また、低温環境での睡眠を補助する寝具として、近年特に高齢者で使用率の高い電気毛布などの寝床内加温器具は、過剰に加温した場合、環境温度は高くなくとも高温環境と同様の影響が見られる［Karacan et al., 1978］。使用するにあたり、電気敷毛布などで寝具を暖めておき、入床してから切るなどの工夫が必要である。

低温環境で環境温湿度を調節する場合、寝具、使う人の条件（年齢や健康状態など）を考慮することがきわめて重要である。しかし、冬期の寝室温度の設定幅は10℃以上異なり、寝具の組み合わせもそれに応じて五〇種類以上も出現し、この個人差は高齢になるほど広がる［岡本ほか、1993］。病院や施設など、数名が寝室をともにする場では室温をこまめに調節することは難しい。寝具による調節の援助や、本人がそのときの状態にあわせて選択できる数種の寝具を用意するなどの工夫も、快適な温熱環境を提供する一助になる。

2　光と睡眠

光環境が睡眠に及ぼす影響を図7に示す。照度条件が0、0.3、5、30、50、120ルクスで比較した場合、0.3ルクスで睡眠深度、自覚的な睡眠感がともに良好である。30ルクス以上になると睡眠深度が顕著に低下し、睡眠段階3、4やレム睡眠の減少が見られ、特に睡眠後半で影響が大きい。また、照度が上昇すると睡眠中に光から顔を避けようとして布団をかぶる、腕で顔を覆うなどの光を避ける行動が起こる。50ルクス以上になるとこの行動はより顕著になり、睡眠深度の低下にもつながる。また逆に、0ルクスの暗闇では睡眠深度は低下しており、心理的な不安感が関与していると考えられている［岡田ほか、1981］。睡眠中の光環境としては、照明器具の光源が直接目に入らないようにし、物の色と形がいくらかわかる程度の明るさが安全のためにも必要である。しかし、高齢者の場合は夜間トイレに行くため、廊下の照明に対する配慮も必要となってくる。廊下の照明は、視認性を保ち安心して安全に歩けることと、明るすぎることで覚醒度をあげ再入眠を妨げないことが大切である。若年者では、廊下の照明は5ルクス以上で視認性は読みやすく、安心感も安心という評価になるが、50ルクスになるとまぶしくなることから、廊下の床面には10ルクス程度までの照明が薦められている［小山、1999］。また、施設に入所している高齢者の睡眠を、アクチグラフを用いて調査すると、四分以上の長い覚醒の10％は夜間介護中の照明が原因であるといわれている［Cruise et al., 1998］。照明に起因する覚醒は、介護

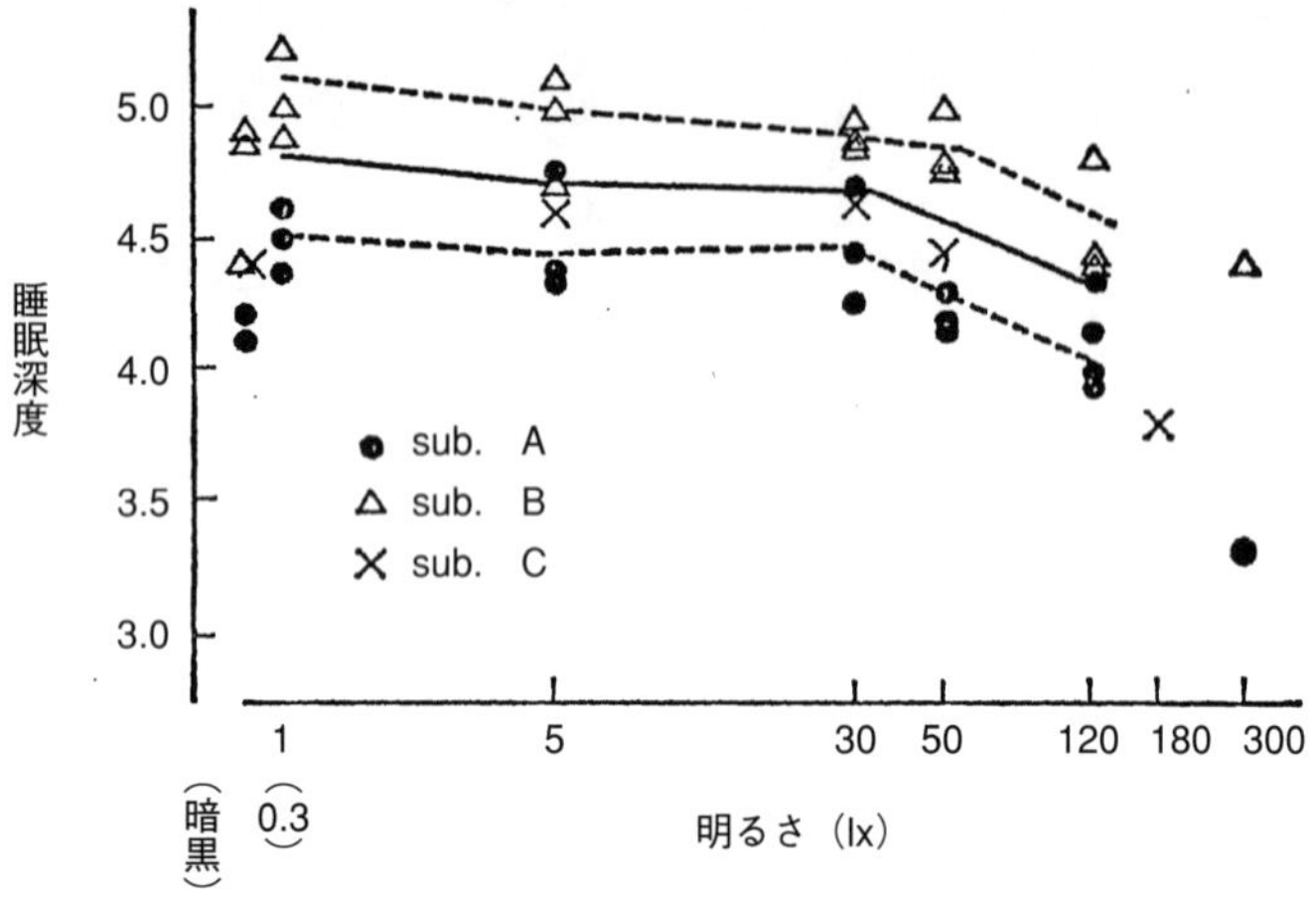

図７　環境照度が睡眠に及ぼす影響（[岡田ほか、1981］より引用）

者が配慮することにより改善でき［Schnelle et al, 1999］、夜間介護中の照明を配慮する重要性を示唆している。

睡眠中は睡眠深度を低下させる要因となる光も、起床前後に使用する場合はむしろ覚醒を促し、目覚めをよくする利点もある。自然の光が入るようにして就寝すると、日出時刻と、起床時刻に相関が見られ、光を取り入れることで自然に目が覚めるようになる。しかし、カーテンなどで遮光してしまうと、日出時刻に関係なく起床するようになる［梁瀬ほか、1968］。遮光した状態から起床前に自然の光が入る状態を想定した報告もある。起床三〇分前から光を漸増すると、光のない音のみの覚醒に比べて、睡眠感が良好であり、起床時の眠気や疲労度の低下も示されている［白川ほか、1997］。光による体温の上昇と、自律神経の交感神経系活動の優位性が、目覚めを良好にしている要因としてあげられている。

3 音と睡眠

音は40デシベル（dB）を超えると睡眠に影響が見られる。しかし、日常生活には音が多く、例えば電気のスイッチを入れる音で既に48デシベル、消す場合は56デシベルである。40デシベルを越えたときに見られる影響は、入眠潜時の延長、覚醒と睡眠段階1の増加、睡眠段階の変化の著しい増加である［中川、1994］。また、睡眠感も満足感や目覚めの爽快感もこれにともない低下する。覚醒と睡眠段階1の増加は、徐波睡眠やレム睡眠の減少につながる場合もあるが、79〜86デシベルでは睡眠段階の移行回数の増加しか見られないという報告もある［Libert et al., 1991］。

同じ音のレベルでも、間隔をおいて起こる間欠騒音か、一定に起こる連続騒音かで影響は異なる。**図8**に間欠騒音と連続騒音の睡眠時間との関係を示した。間欠騒音の方が連続騒音よりも影響が大きく、連続騒音であれば55フォン（Phon）、間欠騒音であれば50フォンで睡眠深度が低下する。睡眠時間と音には相関が見られ、これには音にともなう体動が大きく関わっている［梁瀬、1994］。

音の影響で配慮しなくてはならないことは、適応が見られるということである。実際に騒音環境下で生活している人を対象としたフィールド調査では、影響がないという報告もある。これは、常に騒音のある環境にいる場合、音に対する適応があるためと考えられており、連続的に音に暴露されていると睡眠に及ぼす影響は少なくなるといわれている。しかし、交替制勤務者を対象としてはいるが、睡眠中の自律神経活動に影響を及ぼすことが報告されている［Carter et al., 2002］。血圧は間欠騒音、心拍数は音のレベルに対応して上昇する。睡眠が適応したとしても、自律神経活動には影響を及ぼしている可能性が考えられ、適応に関しては慎重を要する。

音が及ぼす影響は、年齢により異なる。高齢者では、若年者よりも聴力は低下するが、中途覚醒が増加し、睡眠段階3、4の深い睡眠が減少するために、若年者では浅い睡眠に移行する音でも高齢者では覚醒してしまう［Zepelin et al., 1984］。また、夜間の音は施設や病院でも大きな問題となっている。在宅高齢者にくらべ施設に入所している高齢者では

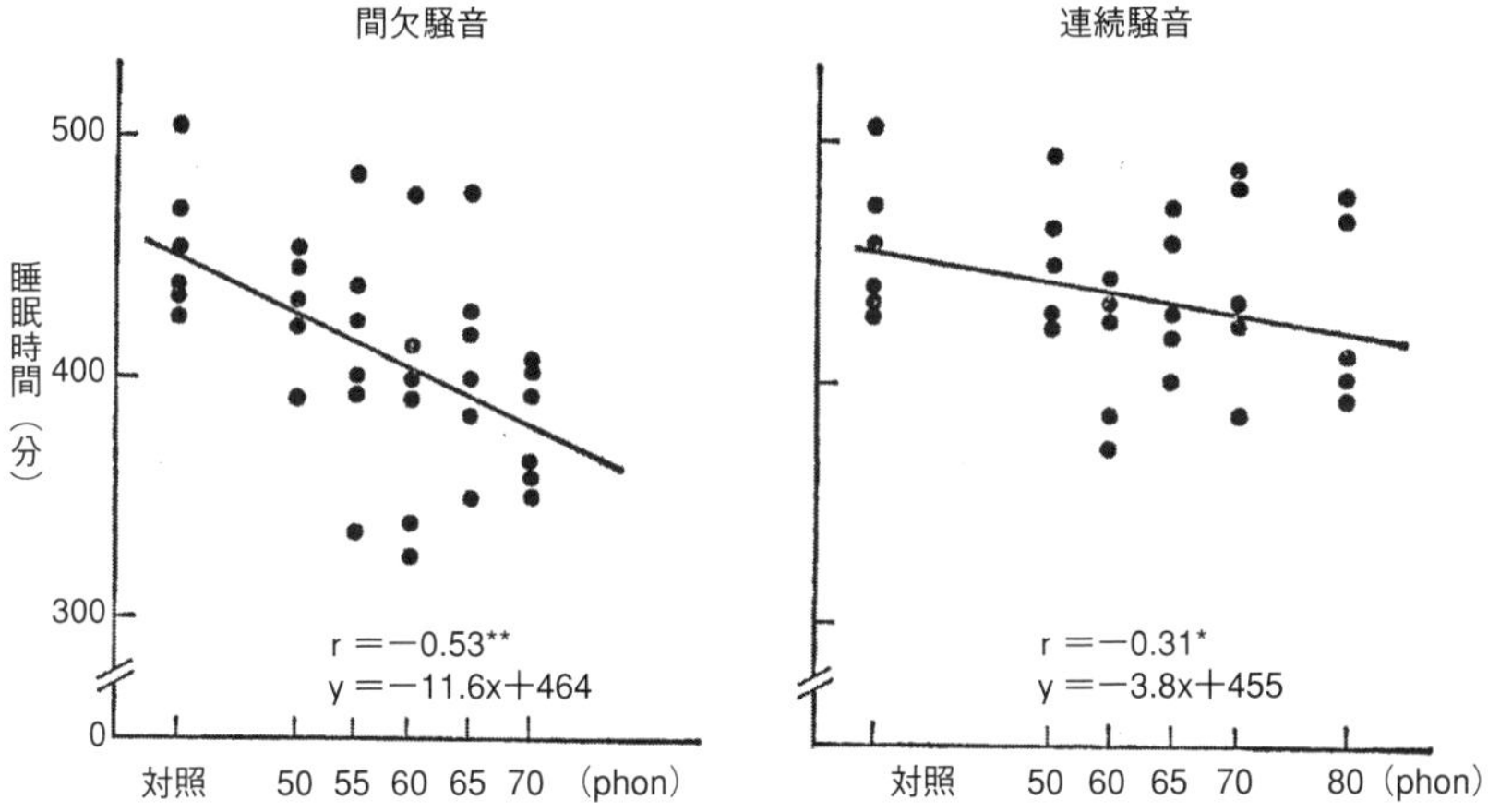

図 8　騒音が睡眠に及ぼす影響（[梁瀬、1994] より引用）

不眠が増加する。施設に入所している高齢者の夜間睡眠で、四分以上の長い覚醒の40％は夜間介護中の音が原因であるといわれる［Cruise et al., 1998］。これらの音は、先にも述べたように数時間間隔でおこる間欠騒音であり、50デシベルをこえ90デシベルにも及ぶことがある。光の場合は介護者が配慮することにより改善するが、音は介護者が配慮しても覚醒が減少するまで改善することは困難であり［Schnelle et al., 1999］、設備面から配慮を検討する必要がある。

（水野一枝）

引用・参考文献

Amoros, C., Sagot, J. C., Libert, J. P. & Candas, V. 1986 Sweat gland response to local heating during sleep in man. *J Physiol Paris,* 81, 209-215.

Barret, J., Lack, L. & Morris, M. 1993 The sleep evoked decrease of body temperature, *Sleep,* 16, 93-99.

Candas, V., Libert, J. P. & Muzet, A. 1982 Heating and cooling stimulations during SWS and REM sleep in man, *J Therm. Biol,* 7,155-158.

Carter, N., Henderson, R., Lal, S,, Hart, M., Booth, S. & Hunyor, S. 2002 Cardiovascular and autonomic response to environmental noise during sleep in night shift workers, *Sleep,* 25,457-64.

Cruise, P.A,, Schnelle, J.F., Alessi, C. A., Simmons, S. F. & Ouslander, J. G. 1998 The nighttime environment and incontinence care practices in nursing homes, *J Am Geriatric Soc,* 46,181-186.

Gilebert, S. S., Heuvel, C. J., Ferguson, S. A. & Dawson, D. 2004 Thermoregulation as a sleep signaling system, ***Sleep Medicine Reviews,*** 8 : 81-93.

Haskell, E. H., Palca, J. W, Walker, J. M., Berger, R. J. & Heller, H.C. 1981 The effects of high and low ambient temperatures on human sleep stages, ***Electro Clin Neurophysiol,*** 51,494-501.

Karacan, I., Thornby, J. I., Anch, A .M., Williams, R. L. & Perkins, H,M. 1978 Effects of high ambient temperature on sleep in young men, ***Aviat Space Environ Med,*** 49, 855-860.

Libert, J. P., Bach, V., Johnson, L. C., Ehrhart, J., Wittersheim, G. & Keller, D. 1991 Relative and combined effects of heat and noise exposure on sleep in humans, ***Sleep,*** 14,24-31.

Muzet, A., Ehrhart, J., Libert, J. P. & Candas, V. 1979 The effect of thermal environment on sleep stages, In Fanger & O Valbjorn (Eds.), ***Indoor climate : Effect on Human Comfort, Performance and Health.*** Danish building Research Institute, 753-761.

Muzet, A., Libert, J. P. & Candas, V. 1984 Ambient temperature and human sleep, ***Experientia,*** 40, 425-429.

中川泰彬　1994　「特殊環境下の睡眠調節騒音」日本睡眠学会（編）『睡眠学ハンドブック』朝倉書店　145-147p.

岡田モリエ・高山喜三子・梁瀬度子　1981　「寝室の照明が睡眠経過に及ぼす影響」『家政学研究』第28巻第1号　58-64p.

岡本一枝　1993　「寝床内気候形成に関する研究」『実践女子大学大学院家政学研究科被服学専攻修士論文』

岡本一枝・木村文香・鶴橋瑠璃子・飯塚幸子　1993　「高齢者の睡眠環境に関する実態調査」『実践女子大学紀要』第30号　63-69p.

Okamoto-Mizuno, K., Mizuno, K., Michie, S., Maeda, A. & Iizuka, S. 1999 Effects of humid heat exposure on human sleep stages and body temperature, ***Sleep,*** 22, 767-773.

Okamoto-Mizuno, K., Tsuzuki, K. & Mizuno, K. 2004 Effects of mild heat exposure on sleep stages and body temperature in older man, ***Int J Biometeorol,*** 49, 32-36.

Okamoto-Mizuno, K., Yokoya, T. & Kudoh, Y. 2000 Effects of activity of daily living and gender on circadian rhythms of the elderly in a nursing home, ***Applied Human Science,*** 19, 53-57.

小山恵美　1999　「寝室の環境づくり「光」」鳥居鎮夫（編）『睡眠環境学』朝倉書店　127-145p.

Schnelle, J.F., Alessi, C.A., AI-Samarrai, N.R., Fricker, R. D. & Ouslander, J. G. 1999 The nursing home at night : effects of an intervention on noise, light, and sleep, ***J Am Geriatric Soc,*** 47, 430-438.

白川修一郎・小林敏孝・荒川一成・亀井雄一・津村豊明・小栗　貢 1997「起床前漸増低照度光照射の目覚め感に関する効果」『第6回日本睡眠環境学会大会報告集』3-6p.

Tsuzuki, K., Mizuno, K. & Mizuno, K. 2002 Effects of low temperatures on human sleep and thermoregulation using bedding in winter, ***Proceedings of the 10th International Conference on Environmental Ergonomics.***

梁瀬度子　1984　「寝具」鳥居鎮夫（編）『睡眠の科学』朝倉書店　117-126p.

梁瀬度子　1994　「環境と睡眠　寝室環境と睡眠」日本睡眠学会（編）『睡眠学ハンドブック』　朝倉書店　97-99p.

梁瀬度子　1998　「住空間の快適性に関わる生理心理学的研究」『日本家政学雑誌』第46号　975-984p.

梁瀬度子・松本都留子・森田洋子・花岡利昌　1968　「自然睡眠に関する研究‥覚醒時刻に対する光の影響について」『家政学研究』第15巻第1号　55-64p.

Zepelin, H., McDonald, C. S. & Zammit, G. K. 1984 Effects of age on auditory awakening thresholds, ***J. Gerontol,*** 39,294-300.

第7章　睡眠の心理評価

1　はじめに

　近年、睡眠障害に関する問題が増加していくなかで、健康を維持するためには睡眠状態あるいは睡眠・生活習慣を把握することが重要な役割となってきている。睡眠の量的、質的側面の評価は睡眠ポリグラム*などによる生理指標にもとづくことが多い。しかし生理指標による睡眠評価と主観的睡眠内省の評価との間には、しばしば乖《かい》離がみられる。本人は眠れないと訴えているにもかかわらず、睡眠ポリグラムでは他の人と同様に眠っていると判断される例などがその例である。しかし実際、「眠れない」という不眠に関する愁訴は本人の主観的睡眠内省報告に依存するところが大きく、臨床場面や薬物評価の場面において睡眠ポリグラフ記録と同時に主観的睡眠内省の聴取は重要である。

　睡眠評価には、自分で睡眠状態を振り返って記入する自記入質問紙と、他者が観察して記入する質問紙方式がある。他者が回答する質問紙としては、睡眠中のいびきや無呼吸、周期性四肢運動などのように同室者の気づきによるもののほか、本人が睡眠を評価できない場合は介護者などが夜間の睡眠状態を観察して記入することがある。

睡眠ポリグラム

　睡眠覚醒に関する生体現象を複数の生理的指標を用いて同時に記録されたデータを意味する。用語としてはポリグラムのほかにポリグラフ、ポリグラフィがあり、ポリグラフは記録装置、ポリグラフィは記録方法という意味で使い分けている。

睡眠状態の主観的評価法は大きく二種類に分類される。一つめは、一ヶ月あるいは数週間の睡眠や日中の状態を思い返して、寝つくまでの時間や中途覚醒頻度、眠りの深さなどに関する質問に回答する。二つめは、起床した時点で昨夜の睡眠状態の良し悪しや現在の気分や体調の良し悪しについて主観的に判断する。前者は臨床現場などにおける睡眠障害の発見として用いられることが多く、後者は睡眠感とも呼ばれ、昨夜の睡眠により生じた気分、心理状態の評価に用いる。

2　睡眠障害・睡眠健康の評価

近年、睡眠障害による日中への弊害を起因としたヒューマンエラーがマスコミなどで取り上げられたことから睡眠障害に対する認識はさらに高まってきている。睡眠障害を検査するには睡眠外来などで実施する睡眠ポリグラフ記録が必要であるが、問診や質問紙においても睡眠障害の発見やスクリーニング、睡眠障害の経過観察や介入治療の調査票として利用できる。

(1)　ピッツバーグ睡眠質問票（PSQI：Pittsburgh sleep quality index）

この調査票は睡眠の質や睡眠障害を評価する調査票で、バイジーら［Buysee et al.,1989］により開発され、広く使用されている。この調査票は一八項目の睡眠に関する自記入項目と五項目からなる同室者への質問項目からなり、最近一ヶ月間の睡眠状態について四段階

表1　ピッツバーグ睡眠質問票日本語版［土井ほか、1998］

過去1ヶ月間におけるあなたの通常の睡眠の習慣についておたずねします。
過去1ヶ月間について大部分の日の昼と夜を考えて、以下のすべての質問項目にできる限り正確にお答えください。

問1　過去1ヶ月間において、通常何時ころ寝床につきましたか？
就寝時間　（1．午前　2．午後）　時　分ころ

問2　過去1ヶ月間において、寝床についてから眠るまでにどれくらい時間を要しましたか？
約　分

問3　過去1ヶ月間において、通常何時ころ起床しましたか？
起床時間　（1．午前　2．午後）　時　分ころ

問4　過去1ヶ月間において、実際の睡眠時間は何時間くらいでしたか？
これは、あなたが寝床の中にいた時間とは異なる場合があるかもしれません。
睡眠時間　1日平均　約　時間　分

過去1ヶ月間において、どれくらいの頻度で、以下の理由のために睡眠が困難でしたか？
最も当てはまるものに1つ○印をつけてください。

問5 a．寝床についてから30分以内に眠ることができなかったから。
1．なし　2．1週間に1回未満　3．1週間に1－2回　4．1週間に3回以上

問5 b．夜間または早朝に目が覚めたから。
1．なし　2．1週間に1回未満　3．1週間に1－2回　4．1週間に3回以上

問5 c．トイレに起きたから。
1．なし　2．1週間に1回未満　3．1週間に1－2回　4．1週間に3回以上

問5 d．息苦しかったから。
1．なし　2．1週間に1回未満　3．1週間に1－2回　4．1週間に3回以上

問5 e．咳が出たり、大きないびきをかいたから。
1．なし　2．1週間に1回未満　3．1週間に1－2回　4．1週間に3回以上

問5 f．ひどく寒く感じたから。
1．なし　2．1週間に1回未満　3．1週間に1－2回　4．1週間に3回以上

問5 g．ひどく暑く感じたから。
1．なし　2．1週間に1回未満　3．1週間に1－2回　4．1週間に3回以上

問5 h．悪い夢をみたから。
1．なし　2．1週間に1回未満　3．1週間に1－2回　4．1週間に3回以上

問5 i．痛みがあったから。
1．なし　2．1週間に1回未満　3．1週間に1－2回　4．1週間に3回以上

問5 j．上記以外の理由があれば、次の空欄に記載してください。
理由
そういったことのために、過去1ヶ月において、どのくらいの頻度で睡眠が困難でしたか？
1．なし　2．1週間に1回未満　3．1週間に1－2回　4．1週間に3回以上

問6　過去1ヶ月間において、ご自分の睡眠の質を全体として、どのように評価しますか？
1．非常によい　2．かなりよい　3．かなりわるい　4．非常にわるい

問7　過去1ヶ月間において、どのくらいの頻度で、眠るために薬を服用しましたか？
（医師から処方された薬あるいは薬屋で買った薬）
1．なし　2．1週間に1回未満　3．1週間に1－2回　4．1週間に3回以上

問8　過去1ヶ月間において、どのくらいの頻度で、車の運転中や食事中や社会活動中など眠ってはいけない時に、おきていられなくなり困ったことがありましたか？
1．なし　2．1週間に1回未満　3．1週間に1－2回　4．1週間に3回以上

問9　過去1ヶ月間において、物事をやり遂げるのに必要な意欲を持続するうえで、どのくらい問題がありましたか？
1．なし　2．1週間に1回未満　3．1週間に1－2回　4．1週間に3回以上

で評価する。各項目はスコア化されているために他者との比較を容易とし、その信頼性、妥当性はともに高い値を得ている。ＰＳＱＩはいわゆる不眠を評価する質問紙として高い信頼性を得ているが不規則なライフスタイルや交代勤務に起因する不眠、概日リズム障害などの評価には不向きである。

わが国では土井ら［1998］が厳密な手続きを用いてピッツバーグ睡眠質問票日本語版を作成した（**表1**）。国外で開発された質問紙を日本語に翻訳して使用する際には、日本語の適切さや質問紙の信頼性、妥当性が問題となることが多いが、土井らはこれらの作業過程を文献に詳細に記述している。

(2) MSQ (Mini Sleep Questionnaire)

この調査票では全般的な睡眠の訴えに関する一〇項目の質問について、その頻度を七段階で評価する［Alster et al., 1993］。信頼性の検討は行われていないが一、二一七名におよぶ多数の健常者データを有しており、睡眠障害の少ない人での点数のばらつきは少ないことが報告されている。

(3) セントマリー病院睡眠質問票

入院患者ではしばしば不眠が訴えられる。セントマリー病院睡眠質問票は入院患者が昨夜の睡眠を評価するために作成された［Ellis et al., 1981］。調査票は睡眠の質・量に関する質問とその睡眠に対する主観的な評価で構成されている。一四項目という質問数の少ないことから手軽に使用できるため、術前術後の睡眠の質的変化を繰り返し聴取する際に適している。

(4) 睡眠健康調査票

白川ら［1998］は就床・起床時刻と睡眠時間などに関する生活・睡眠習慣と睡眠問題に関する調査票の中から、睡眠問題に関する一八項目を得点化し、睡眠健康度として算出した。睡眠問題因子として六因子（睡眠維持障害、パラソムニア、睡眠位相後退、睡眠時無呼吸、起床困難、入眠障害）が抽出されており、これらの因子得点が高いほど睡眠健康が阻害されている。自己の睡眠を問題と感じていない対象者においても、睡眠状態を回答させることで睡眠障害に対する危険度を算出することができることから、フィールド研究でのスクリーニングとしても利用可能である。

3 眠気の評価

夜間の睡眠が良好であれば日中の眠気は少なく、日中の活動に支障をきたすことは少ない。すなわち日中の眠気は睡眠状態を表す出力結果の一つともいえる。日中に強い眠気の生じるナルコレプシー*、睡眠時無呼吸症候群、反復性仮眠症などの睡眠障害患者では診断、治療効果に眠気の評価は重要となる。近年、ヒューマンエラーに対する対処法を考える人間工学、あるいは睡眠障害を扱う臨床医学の分野で眠気の測定、早期発見の開発が望まれ

ナルコレプシー
→38、306ページ。

ている。眠気の判定・評価法としては生理指標などの客観的評価があるが、ここでは自覚的な眠気を定量的に評価する手法について述べる。

(1) スタンフォード眠気尺度 (SSS : Stanford Sleepiness Scale)

ホッズら［Hoddes et al., 1972］は眠気の尺度としてスタンフォード眠気尺度（SSS）を開発した。等現間隔法*にもとづいた眠気の記述が、「非常に覚醒している」状態から「最も眠気が高い」状態を表す二〇項目が七段階のカテゴリーに分類されており、選択したカテゴリー番号を眠気の測定値とする。ホッズら［Hoddes et al., 1973］は夜間断眠実験のあいだ一五分ごとにSSSを記入させ、断眠時間が長くなるにしたがって眠気が高くなることを示し、さらにパフォーマンステスト*とSSSの相関が有意に高いことを示した。

SSSは簡便に使用できるため世界で利用されている一方で、日本語の標準化がなされておらず利用者が各自で翻訳して用いるため眠気の検出力に偏りが生じるという問題がある。さらに眠気を表す二〇項目があらかじめ七つのカテゴリーに分けられてしまっているために回答が難しい場合もありやや煩雑な測定になることなどの欠点もあげられる。

(2) 関西学院式眠気尺度(KSS : Kwansei-Gakuin Sleepiness Scale)

この調査票はSSSを参考に日本語版として作成した眠気の質問紙で二二項目から構成されている［石原ら、1982］。それぞれの項目には0から7の尺度値（重み）が付与されており、眠気の強い状態に近づくにしたがって項目得点が高くなる。回答者は自分の眠気

等現間隔法
等間隔法と同義。サーストンによって提案された態度測定のための手法の一つでサーストン法としても知られている。

パフォーマンステスト
作業能力検査ともいわれている。被験者に単純で一定な課題を与えることで日中の生体機能を検査する。課題としては学習効果が少なく、被験者の覚醒度を上昇させるような刺激が少なく、長時間繰り返して実施できるものが選ばれる。

を表す項目を選択したうえで、それらの項目の得点を平均し、眠気を算出する。ＫＳＳでは断眠や疲労による眠気には対応するが、精神生理性不眠症患者やナルコレプシー患者のような眠気では正しい評価が難しいといわれている。

(3) 自覚症状調べ

この調査票は三〇項目からなり、疲労感を測定する尺度として作成されている［日本産業衛生協会産業疲労研究会，1970］。第一項目群は眠気とだるさに関する身体的症状の因子、第二項目群は注意の集中困難に関する精神的症状の因子、第三項目群は身体的部位への疲労投射に関する神経感覚的症状の因子となり各項目群は一〇項目で構成されている。各因子について選択された項目数を百分率で算出しそれぞれの因子の平均値として算出する。自覚症状調べの身体的症状（眠気とだるさ）因子ではＫＳＳとの相関の高いことが報告されているが、これらの質問紙は回答者によってチェックする項目に偏りがみられる場合があるため、繰り返し眠気を測定する際にはあらかじめ設問の順序をランダムにした質問紙を用意するなどの工夫をするとよい。

(4) エプワース眠気尺度（ESS：Epworth Sleepiness Scale）

この調査票では眠気をもたらす八つの状況を設定し、回答者が各状況における眠気のレベルを四段階の中から選択する［Johns，1991／1992］。ＥＳＳの質問項目では「座って読書をしているとき」、「テレビを見ているとき」など、具体的な場面の中での眠気を評定させることから回答者が比較的回答しやすく、通常生活内の眠気を評価することができる。近年、睡眠時無呼吸症候群患者やナルコレプシー患者のような昼間の眠気に関わる臨床現場などで多く用いられるようになってきている。

(5) 視覚的アナログ評価尺度（VAS：Visual Analog Scale）

左端に「はっきり目覚めている」、右端に「非常に眠い」などと両極端の単語を配置した100ミリメートルの直線に、自分の眠気の状態に近いと思われる位置に垂線を引いて評価する方法をVASと呼び、心理評価方法としてさまざまな場面で利用されている。もっとも左端を0として、評価した垂線までの距離をそのまま測定値とするため、測定値としては0から100までの数値となる。VASの場合、心理尺度を回答者自身が物理尺度に変換しているため、標準化の手続きが不必要で簡便にスケールを作成できるという利点を持つ。心理尺度に回答する場合、選択肢が増えるほど回答者にとって正確な反応を選択することが困難な場合が多い。また質問紙に不慣れな対象者ではVASへの反応が一箇所に集中することがあるため、VAS施行時には回答方法の十分な説明が望ましい。

4　睡眠感・入眠感の評価

主観的睡眠内省を表す睡眠感、入眠感とは睡眠障害を発見する調査票とは異なる。睡眠障害を発見する調査票はおもに睡眠の量的、質的状態を把握することを主たる目的とする場合が多いが、睡眠により出力された心身状態や睡眠の良し悪しに関する主観的な評価を睡眠感としてとらえている。例えば中途覚醒の回数が一回であったとしても、それを不満とするかは個人によって異なるため、中途覚醒頻度よりもその中途覚醒に対する主観的評価を計測している。睡眠感を睡眠に対する満足度としてとらえることもできるため、睡眠に不満をもつ対象者に対して睡眠状態を改善することと同様に睡眠感を向上させる対処も必要である。

(1) OSA睡眠調査票第二版

小栗ら［1985］は睡眠感尺度の研究を集成し、著者三名の頭文字をとったOSA睡眠調査票第二版と命名した尺度を開発した。この調査票は就床前調査と起床時の睡眠調査票の二部からなり、就床前調査では日中の行動や普段の生活様式に関する質問と、就床前の体調、気分などに関する評定尺度から構成されている。起床時に行う睡眠調査票では睡眠感を構成すると考えられる三一項目五因子（眠気、睡眠維持、気がかり、統合的睡眠、寝つき）から構成され、各尺度は項目分析による妥当性の検証のほか、反応比率に応じて重みづけを行っているので睡眠感を得点化することが可能である。

(2) OSA睡眠調査票MA版（OSA－MA：Middle age and aged）

山本ら［1999］は従来のOSA睡眠調査票第二版「起床後調査」を改訂し、より少ない質問項目で、フィールド場面などに応用可能な調査票として簡易式OSA睡眠調査票MA

版（ＯＳＡ―ＭＡ）を開発し標準化した。この調査票では小栗ら［1985］の三一項目に対し一六項目まで項目数を削減し、睡眠感を構成する因子として起床時眠気、入眠と睡眠維持、夢み、疲労回復、睡眠時間の五因子を抽出している。ＯＳＡ―ＭＡでは長期にわたって睡眠感を聴取する場合や、質問紙に不慣れな高齢者などを対象とする場合に使用するなど、実験パラダイムに応じてＯＳＡ睡眠調査票第二版との使い分けが可能である。

睡眠感には主観的判断によるところが大きいため性格による影響を大きく受ける可能性がある。睡眠感と性格を検討した報告はまだ少ないが、神経症傾向の高いものは低いものに比べて睡眠感の悪化が報告されている［山本ほか、2000］。

(3) 睡眠調査表（慶応大学薬理研究会作成、一部改変）

睡眠調査表では寝つき、夜中の目覚め、朝の目覚め、睡眠状態、夢、日中の状態についてそれぞれ三〜五段階で回答させる［村崎、1982］。頻度を具体的に質問する項目もあるが、主観的評価の判断も含まれているので睡眠感に近い調査表といえる。この調査表では健康なときと最近の不眠時のそれぞれについて記入させるため、現在の不眠状態が普段とどれくらい変わったのかを把握しやすい。

(4) 入眠感調査票

山本ら［2003］は睡眠感の中でも特に入眠に対する主観的評価に焦点をあてた入眠感調査票を作成した。この調査票は入眠過程の心理的側面を数量的に評価しうる入眠内省尺度と、入眠に影響を及ぼすと考えられる影響要因項目群の二部から構成されている。影響要因項目群では、因子分析により二六項目五因子を抽出した。入眠内省尺度では寝つきの良し悪しを判断させる九項目を含んでいる。睡眠は人によってとらえ方が異なるため、そのときの思い込みや判断基準の違いからその認識が変動する可能性がある。それに対して入眠という特定期間の現象に対して多数の質問項目を設定することにより偶然による変動を避けることが可能といえる。

(5) Post-Sleep Inventory

ウェッブ［Webb, 1976］により作成された尺度で二九項目からなり、精神活動状態や起床時の状態、睡眠中の状態など七因子から構成されている。調査票は就眠前、睡眠中、起床後のそれぞれの状態を表す語句を両極におき、その間を一三段階で評定する。各項目の弁別力、各尺度の妥当性は報告されている。しかし、一般的に評定尺度は段階数が少なすぎると精度が低く弁別力が低下する一方で、段階数を細かくすると回答者の弁別能力を超えるためその尺度の信頼性が低下するといわれている［Guilford, 1954］ことから回答者への負担も大きいことが予想される。

5　睡眠習慣の評価

社会生活の変化にともない、近年、睡眠・覚醒リズムを含めた生体リズムの異常が注目されている。また、生活習慣や睡眠習慣は生体リズムや睡眠機能の低下しがちな高齢者の生活を阻害する可能性が高い。したがって各自の生活習慣、睡眠・覚醒リズム様式や睡眠健康を把握することは非常に重要であり、中年期以降に増加する睡眠問題の予防に役立つことが予想される。

(1) 睡眠・生活習慣調査票

東京都神経科学総合研究所式生活習慣調査（ＴＭＩＮ―ＬＨＩ：Life habit inventory）は、日常の睡眠習慣、睡眠に対する態度・評価、さらに睡眠習慣と関連が高い食事時間などの生活習慣や嗜好などに関する項目から構成されている。この質問紙はさまざまな目的に利用できるよう五二項目からなっているが、すべての項目を分析することは少なく、研究目的にあう項目を選択して使用することが可能である。例えば睡眠に対する満足度として、目覚めの気分（項目一九）、眠りの深さ（項目二〇）、睡眠時間の充足度（項目一〇）の三項目による尺度化も可能となるといったように、これらの項目を用いて睡眠障害のスクリーニングや睡眠習慣の不規則型を把握する際に役立つ［宮下、1994］。

睡眠・生活習慣に関する調査は児童・小、中学・高校・大学・成人・高齢者に対し実施されている。文部科学研究費基礎研究（Ａ）の研究班により、学童期前児童から高齢者までの共通の測定項目を含んだ質問紙が開発されており、その集団の基準値も公開されている［堀、1998］。これらの結果を参考とすることで自分が対象としている集団や個人が、基準値となる生活習慣とどの程度離れているかなどを把握するのに有効である。

(2) 朝型・夜型質問紙(MEQ：morningness-eveningness questionnaire)

睡眠・覚醒リズムの個人差に関する研究として朝型・夜型の研究がある。従来の研究によると朝型よりも夜型の方が交代制勤務への適応性が高いと報告されている。現在、広く用いられている朝型・夜型質問紙(MEQ)はホルンら［Horne et al., 1976］により作成された。この質問紙は一九項目からなり、各国で翻訳されて使用されている。本邦では、石原ら［1986］がMEQを翻訳し日本語版朝型・夜型質問紙を作成した。しかしMEQは質問項目数が多い、朝型・夜型を測定する質問紙としての等質性が備えられていないなど問題点もあり、MEQの項目を減らした短縮版なども報告されている。また睡眠相後退症候群患者の生活暦では低年齢から夜型を示していることもあり、子ども版MEQも作成されている。

6 睡眠日誌

ワイツマンら［Weitzman et al., 1981］が睡眠相後退症候群の患者を対象に開発した質問紙が睡眠日誌法の始まりである。日常の生活習慣を長期にわたり把握する目的から、睡眠日誌には毎日の睡眠時間や就床、起床時刻を記録する。二四時間にわたり連続して記録するため睡眠・覚醒リズムが把握できる。睡眠日誌の書式は統一されていないため目的にあわせて自由に決定できるが、最低限、毎日の就床、起床時刻を記録することが必須である［宮下、1994］。睡眠日誌にはぐっすり眠った時期とうとうとしていた時期に分けて判断させ、寝床にいた時間、食事、服薬の有無と時刻、一日（昼夜を含めた）の睡眠時間の合計、入床、消灯、中途覚醒、再入眠、起床、排泄時刻、夜間睡眠以外での昼寝、眠気の強かった時間帯などを記入させる。ただし長期にわたり睡眠日誌を記入させるには対象者の負担を軽減するために、睡眠・覚醒期間と食事時間の記録程度に項目を絞るなどの対応が望ましい。

精度からいえば睡眠日誌は睡眠ポリグラフ検査のような生理的変化を記録し、睡眠段階を判定する方法には及ばないものの、質問紙による調査よりは主観的な過大評価や過小評価あるいは睡眠に対する心的構えの個人差が介入する余地は少ないものと考えられる。睡眠日誌では長期にわたり被験者の生活制限をすることなく日常のままの生活習慣や生活リズムが把握できることから、内因的な睡眠相後退症候群や二四時間睡眠・覚醒リズム症候群など睡眠・覚醒リズム障害の症状や治療経過の把握に利用される。

長期にわたり日常の睡眠・覚醒リズムを把握するにはアクチグラフを用いれば精度の高いデータを得られるが、睡眠日誌法は多人数を同時にデータ収集することが可能な点が最大の利点といえる。一方で、アクチグラフを用いてデータを収集する際に、睡眠日誌を併せて実施するとより得られる情報量も多く有効に利用できる。

（山城由華吏）

引用・参考文献

Alster, J., Shemesh, Z., Ornan, M. et al. 1993 Sleep disturbance associated with chronic tinnitus. *Biological Psychiatry,* 34, 84-90.

Buysse, D., Reynolds Ⅲ, C., Monk, T. et al. 1988 The Pittsburgh sleep quality index: a new instrument for psychiatric practice and research. *Psychiatry Research,* 28, 193-213.

土井由利子・箕輪真澄・内山 真ほか 1998 「ピッツバーグ睡眠質問票日本語版の作成」『精神科治療学』第13号 755-763p.

Ellis, B. W., Johns M. W., Lancaster, R. et al. 1981 The St. Mary's hospital sleep questionnaire : A study of reliability. *Sleep,* 4, 93-97.

Guilford, J.P. 1954 *Psychometric methods.* New York: McGraw-Hill Book Company.（秋重義治（監訳）1959 『精神測定法』培風館）

Hoddes, E., Dement, W. & Zarcone, V. 1972 The development and use of the Stanford Sleepiness Scale. *Psychophysiology,* 9, 150.

Hoddes, E., Zarcone, V., Smythe, H. et al. 1973 Quantification of sleepiness: A new approach. *Psychophysiology,* 10, 431-436.

堀 忠雄 1998 「睡眠習慣の実態調査と睡眠問題の発達的検討」『平成七年度〜平成九年度文部省科学研究費補助金（基礎研究（A））研究報告書』研究代表者：堀忠雄課題番号 07301013

Horne, J. & Ostberg, O. 1976 A self-assessment questionnaire to determine morningness-eveningness in human circadian rhythms. *International Journal of Chronobiology,* 4, 97-110.

石原金由・齋藤 敬・宮田 洋 1982 「眠けの尺度とその実験的検討」『心理学研究』第52号 362-365p.

石原金由・宮下彰夫・犬上 牧ほか　1986　「日本語版朝型・夜型（Morningness-Evenngness）質問紙による調査結果」『心理学研究』第57号　87-91p.

Johns, M.　1991　A new method for measuring daytime sleepiness : The Epworth sleepiness scale. *Sleep*, 14, 540-545.

Johns, M.　1992　Reliability and factor analysis of the Epworth sleepiness scale. *Sleep*, 15, 376-381.

Leigh T. J., Bird H. A., Hindmarch, I., Constable, PDL. et al.　1988　Factor analysis of the St. Marry's hospital sleep questionnaire. *Sleep*, 11, 448-453.

宮下彰夫　1994　「睡眠調査（生活習慣調査）」日本睡眠学会（編）『睡眠学ハンドブック』朝倉書店　533-538p.

村崎光邦　1982　「不眠症」『睡眠障害』南江堂　61-83p.

日本産業衛生協会産業疲労研究会　1970　「産業疲労の「自覚症状調べ」についての報告」『労働の科学』第25号　12-62p.

小栗 貢・白川修一郎・阿住一雄　1985　「ＯＳＡ睡眠調査票の開発―睡眠感評定のための統計的尺度構成と標準化―」『精神医学』第27号　791-799p.

白川修一郎・鍛治 恵・高瀬美紀　1998　「中年期の生活・睡眠習慣と睡眠健康」『平成七年度～平成九年度文部省科学研究費補助金（基礎研究（Ａ））研究成果報告書　睡眠習慣の実態調査と睡眠問題の発達的検討』研究代表者：堀 忠雄　課題番号07301013　58-68p.

Webb, W., Bonnet, M. & Blume, G.　1976　A post-sleep inventory. *Perceptual and Motor Skills*, 43, 987-993.

Weitzman, E., Czeisler, C., Coleman, R. et al.　1981　Delayed sleep phase syndrome, a chronobiological disorder with sleep-onset insomnia. *Archives of General Psychiatry*, 38, 737-746.

山本由華吏・田中秀樹・高瀬美紀ほか　1999　「中高年・高齢者を対象としたＯＳＡ睡眠調査票（Ｍ

A版）の開発と標準化」『脳と精神の医学』第10号　401-409p.
山本由華吏・田中秀樹・前田素子ほか　2000　「睡眠感に影響を及ぼす性格特性—神経症傾向、外向性・内向性についての検討—」『健康心理学研究』第13号　13-22p.
山本由華吏・田中秀樹・山崎勝男ほか　2003　「入眠感調査票の開発と入眠影響要因の解析」『心理学研究』第74号　140-147p.

column

寝相と健康

入眠するときの寝姿勢と、最初の深い睡眠が終わった後での寝相とは、だいたい異なっている。普通の人は一晩に一〇〜二〇回大きな姿勢の変化があり、寝相を変えると報告されている。入眠期の寝姿勢の好みと性格との関係が調べられており、次のような四つのタイプに分類されている。第一は仰向け型で、注目集中型の子供やタレントなど、自己中心的に行動するタイプで開放的な性格の人が多く、王様型ともいわれる。第二はうつ伏せ型で、保守的で支配的な性格の人に多く、金貸し型とも呼ばれる。第三は半胎児型で大部分の人がこのタイプに属す。横向きの最も普通の姿勢である。右利きの人は右を下にするのを好み、左利きの人は左を下にするのを好む。利き手による特徴は、寝返りをする時の方向も同じである。利き手を守るという意識下の心理状態が、この姿勢を取らせやすいと推定されている。心臓に負担がきやすいので、右を下にして寝るものが多いという一般に流布されている情報は誤っている。このタイプは、常識家で社会にうまく適応する性格の人が多い。相撲取りなどの肥満者や妊産婦も仰向けやうつ伏せでは心臓や肺に負担がかかるので、大部分が半胎児型の寝姿勢をとる。第四は胎児型で、横向きで体を丸め、顔や腹を隠すような姿勢を示す。自分自身を解放することができず、防御的で抑制が強い性格の人に多いといわれ、心理的ストレスに強くさらされている時にもこのタイプの姿勢をとることが多い。寝姿勢と健康との関係についても調べられており、本来は異なる寝姿勢を常習的に示していたのに、急に寝姿勢が胎児型に変わった場合には、消化器系疾患が背後に存在する可能性や心理的ストレスが過大に蓄積している場合が高いと報告されている。

一度眠ってしまい、深い睡眠が出た後での寝相は千差万別である。睡眠は脳を積極的に休息させる働きを持っており、熟睡していれば、姿勢を制御する運動野、頭頂連合野、小脳の働きも低下し、自己の姿勢を制御できない。熟睡できていれば、寝相が悪いのは当たり前で、子どもでは寝返りが少なくほとんど動かない寝相の良い子どものほうが脳・神経系の発達に問題があるとする報告も多い。ベッドに子どもを寝かせ、ベッドから落ちる場合もあるが、熟睡している証拠であり問題はない。成人の場合には、睡眠中も姿勢制御機能が部分的に働き、通常ではベッドで眠っていても落ちることはない。

column

第8章　小児の睡眠とその障害

眠りについては誤解が多い。特に子どもの眠りについては、子どもに関わる専門職であっても正確な知識を得ていない場合がきわめて多い。これは眠りに関する系統的な教育システムを欠いている事に大きく起因する。本稿がその解決の端緒となれば幸いである。

1　小児の睡眠の特徴

(1)　眠りの周期

ヒトは夜寝付いたら朝までぐっすりずっと同じ状態の眠りにあるわけではない。ノンレム睡眠とレム睡眠とが交互に現れる。ノンレム睡眠とレム睡眠とを合わせたひとまとまりの長さの平均は成人では九〇～一〇〇分だが、新生児期には四〇～五〇分、三ヶ月過ぎで五〇～六〇分ほどである。さらには二歳で七五分、五歳で八四分という報告もある［Anders, Sadeh & Appareddy, 1995］。ノンレム睡眠には浅い眠りと深い眠りとがあるので、眠りのひとまとまりはノンレム睡眠の浅い眠りと深い眠り、それにレム睡眠とからなる。浅いノンレム睡眠とレム睡眠の際には寝返りなどの体動が増え、外見上は眠りが浅くなったと判断される。「子どもは寝付いたら朝までぐっすり眠る」と根拠なく信じていた養育者にとっては、乳児の眠りが一時間足らずの間隔で浅くなることは心外であり、場合によってはパニックに陥る。幼少なほど短い間隔で眠りが浅くなることは自然な現象であることをまずは知っていただきたい。

(2) 睡眠覚醒のリズム

図1はある児の出生後六ヶ月過ぎまでの睡眠日誌である。一日二四時間を一行とし、眠っていた時間帯に線が引いてある。生直後には昼夜の区別なく「三~四時間の眠りとその間の授乳」が繰り返される。生後一~三ヶ月のころには日誌のまだら模様が右下にずれる。このズレは地球の一日の周期である二四時間よりも、生体時計の周期が長いことに由来し、両者の差を同調できないために生ずる。

従ってこの時期には夜中に目が覚めたり、昼間に寝入る場合もある。この際夜中に目覚めたからといって、生活環境を明るくし、賑やかにしてしまったのでは、児は地球の周期が二四時間である情報を正確に受け取ることができなくなってしまう可能性がある。夜中に目覚めてもその際には暗く静かな環境で対応したい。逆にこの時期昼間に眠っているからといって、暗くする必要もない。リズムの同調という観点からは、昼間は明るく生活騒音のある環境で眠らせてかまわない。

生後三~四ヶ月を過ぎると生体時計を朝の光、食事、社会的環境を手がかりに地球時間に同調させることができるようになり、起床時刻と就床時刻とが一定となる。視覚障害者

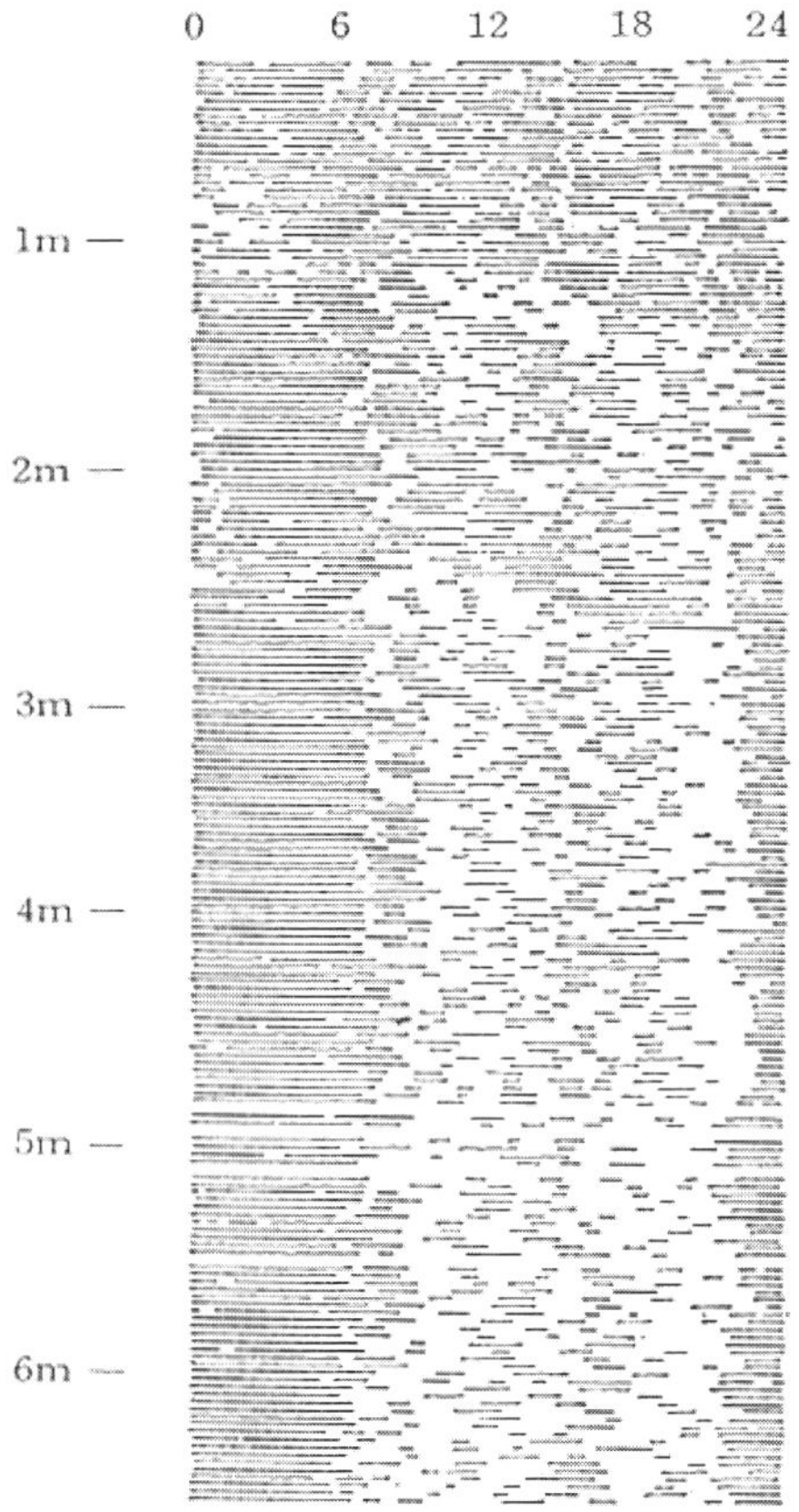

図1　正常乳児の睡眠覚醒リズムの発達

横軸は1日の時刻、縦軸は月齢。1日1行で黒塗りの部分が睡眠を示す。（[瀬川、1987]より引用）

では**図1**で認めた生後一〜三ヶ月時のズレが恒常的に出現する場合も多い。光情報が中枢に伝わらないための現象と理解されている。同調因子としての光刺激の重要性を示す観察である。なおある特殊な器械を用いて活動量を測定し、その値から乳児の休止―活動リズムを自己相関係数によって縦断的に定量解析すると、生後六週には周期が約二四時間の概日リズムが主体となるという［Nishihara et al., 2002］)。実際多数例の観察から、**図1**に示したような明確なズレを生後一〜三ヶ月時に認める割合は7％に過ぎないという報告［Shimada, et al., 1999］もある。

注意すべきは生体時計の周期は大多数のヒトでは、大人も子どもも二四時間よりは長い点である。一般的に「子どもは夜になったら眠るもの」と信じられているが、生体時計の周期からすると、大人も子どもも、朝寝坊や夜ふかしのほうが楽にできるような身体の仕組みになっている。子どもだからといって、夜になったから眠るものではない。

なお生後三〜四ヶ月以降夜間に比べ昼間の睡眠は減少し、「昼寝」となる。昼寝は生後八ヶ月ころには午前午後各一回となり、一歳二ヶ月以降は午後一回になる場合が多い。五〜六歳頃からは昼寝をしなくなる場合も多い。昼寝は文化的な影響も受け、昼寝を容認している地域では昼寝の習慣は生涯続く。昼寝を取る時間帯（午後二時前後）は明け方ともに、人間の眠気が生理的に強くなる時間帯で、昼寝は合理的な生存戦略とも言える。

(3) 睡眠時間

睡眠時間についてはロフワーグら［Roffwarg et al., 1966］が発表した図が有名である（図

2）。ただしこれは観察に基づく結果で、生理的に必要な睡眠時間、例えばある活動レベルを維持するのに必要な最低限度の眠りの長さを調べたわけではない。最近米国の睡眠研究学会の季報［Midell, 2004］に掲載された「子どもにとって望ましい睡眠時間と実際にとられている睡眠時間」に関する表（**表1**）を紹介する。なおこの数字の由来は不明である。

乳児の睡眠時間については、一歳児における昼寝も加えた一日の総睡眠時間が一九九三～一九九五年の時点で一〇・九時間となっており、これは一九五〇年代、一九六〇年代に比べ一～二時間の減少、年換算一～三分の短縮という指摘がある［島田ほか、1999］。幼児については、一九九八年発表の文部省科学研究費補助金研究成果報告書（報告されているデータは一九九四年のデータ）［福田・坂下、1998］と二〇〇三年発表の子どものからだと心白書（夜間の平均睡眠時間は二歳児で九・三時間、三歳児で九・六時間、四歳児で九・七時間）［子どものからだと心連絡会議、2003］とを比較すると、この一〇年弱の平均で毎年二分前後の短縮と計算できる。ベネッセ教育研究所の夜間の睡眠時間に関する調査（幼稚園児、保育園児、年少の未就園児が対象）の二〇〇〇年と一九九五年の比較でも毎年二～三分の短縮と計算されている［ベネッセ教育研究所、2000］。国民生活時間調査によると、二〇〇〇年の平日の睡眠時間は小学生（一〇歳以上）で八時間四三分、中学生で七時間五一分、高校生で六時間五四分となっており、一九六五年から二〇〇〇年までの三五年間で小学生で三九分、中学生で四六分、高校生で五六分短くなっており、これは年換算では一・一～一・六分の短縮である。つまり日本の子どもたちの睡眠時間は近年では

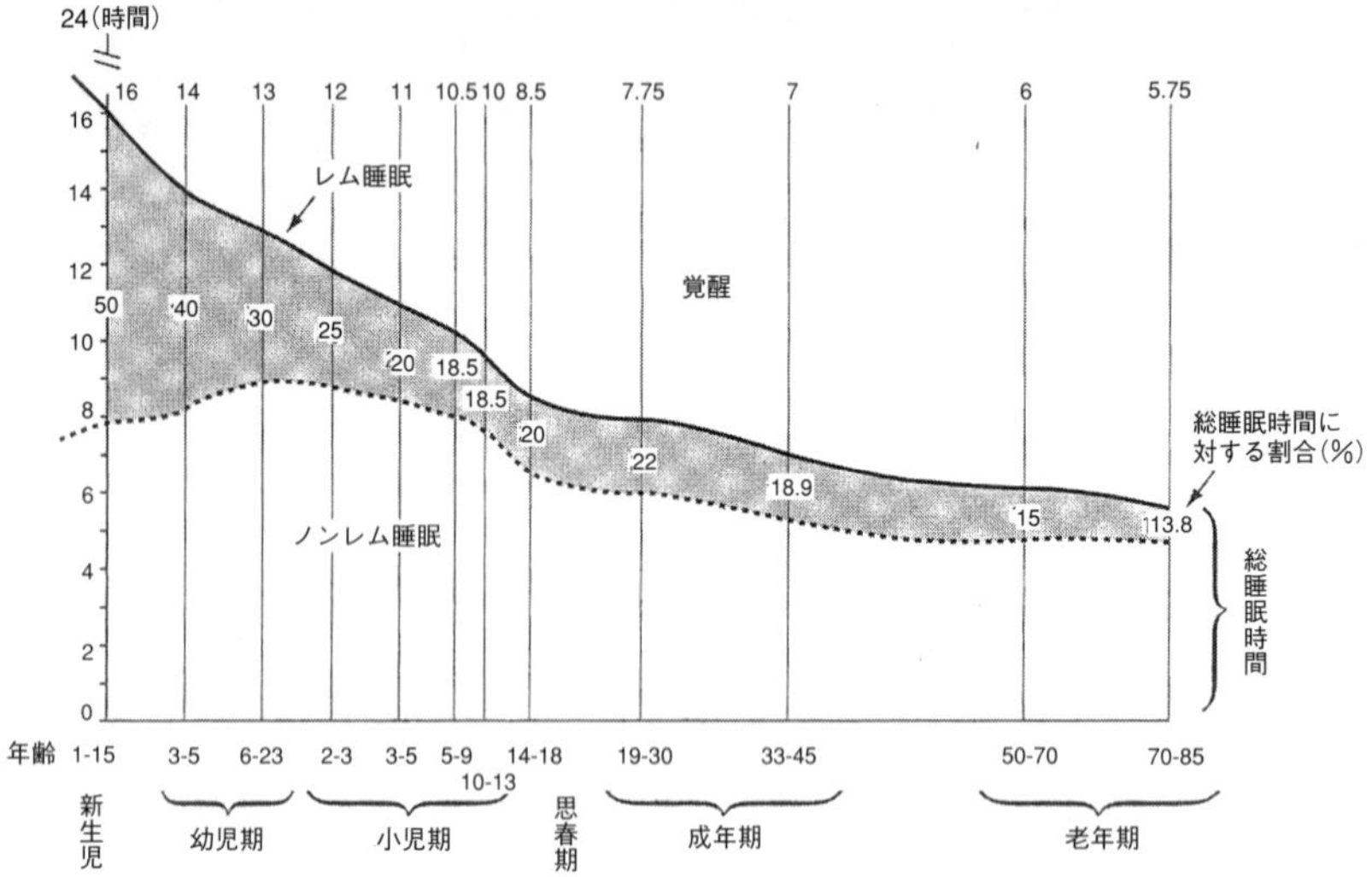

図2　Roffwargらが1966年に発表した年齢と睡眠時間との関係

表1　2005年に米国睡眠研究学会に会報に掲載された、子どもたちの望ましい睡眠時間と実際の睡眠時間（カッコ内が実際の睡眠時間）

3—11ヶ月	14—15時間（12.7時間）
1—3歳	12—14時間（11.7時間）
3—5歳	11—13時間（10.4時間）
小学生	10—11時間（9.5時間）

毎年一分強ずつ短縮している。

小学校四年生の睡眠時間について国際比較をしてみる。日本では前橋らが八時間五四分と二〇〇四年に報告している[子どものからだと心連絡会議、2004]。二〇〇五年のPediatrics誌に掲載された報告では米国で一〇時間〇〇分、中国では九時間一二分と報告されている[Liu et al., 2005]。中学生の国際比較でも日本の中学生の夜間の睡眠時間（一年生七・六時間、二年生七・三時間、三年生六・九時間）は、米国よりも約三〇分、ヨーロッパ諸国よりも九〇分以上、特にスイスよりは約二時間半も睡眠時間が少ない［福田、2002］。

(4) ノンレム睡眠とレム睡眠の加齢変化

ロフワーグら［Roffwarg et al.,1966］の報告（図2）では成熟新生児の睡眠の約50％をレム睡眠が占めることも示された。レム睡眠が総睡眠時間に占める割合は乳児期に急速に減じ、二歳頃には20～25％と成人同等になるが、この報告以降レム睡眠の発達期の脳における重要性が推定されることとなった。しかし未熟な時期のレム睡眠は年長者のレム睡眠とは質的に異なるという指摘もある［Frank&Heller, 1997］。また視覚の左右優位性を指標に、発達早期に眠りが脳機能に重要であることを示唆した実験において、ノンレム睡眠量と脳機能との関連が有意との結果が得られている［Frank et al., 2001］。レム睡眠の発育期の脳における役割を否定するものではないが、発育期の脳におけるノンレム睡眠の役割を再認識させた。そのノンレム睡眠の割合は生後三ヶ月頃には50％にまで増える。ノンレム睡眠中の徐波睡眠量は乳幼児期から思春期前までほぼ一定で総睡眠時間の約三分の一を占める。なお生後三〜四ヶ月までは睡眠開始直後にはレム睡眠を認めるが、生後六ヶ月では入眠直後にレム睡眠を認める割合は20％にまで減る［Coons & Guilleminault, 1984］。以降この割合（入眠時レム睡眠）はさらに減るが、ナルコレプシー*や睡眠覚醒リズムの乱れに際して出現する。

ナルコレプシー
↓38、306ページ。

2　小児の睡眠に関連した病態

(1)　夜尿症

四〜六歳で月に二晩以上遺尿があると「夜尿症」と診断する。五歳児の15〜20％に「夜尿症」がある。発症には尿路・脊髄・脊椎の奇型の他、覚醒反応や、内分泌系、膀胱機能の未熟性、さらには心理的要因も複雑に絡んでいる。また家族集積性も強い。遺伝的な背景も想像できる。おそらくは症例ごとにその原因は異なるのであろう。筆者らは一部の例に脳幹部の機能障害をともなう場合があると想定している［Kohyama et al., 2000］。

本来的には個別に原因を求め、個々に対応した治療法を選択すべきであるが、現時点では必ずしも個々の原因を特定できない場合も多い。そこで一般的な治療の基本として「あせらず・おこらず」がしばしば指導される。具体的には規則正しい睡眠習慣、就寝前の排尿習慣の指導、動機付けとしての心理的支え（例：夜尿のなかった日には褒める）が重要である。本邦では「おこさず」も勧められるが、欧米ではアラームでの夜間の強制覚醒が治療の主流である。筆者は患児自身が夜尿の克服に積極的な場合、行動療法の一環として、就床前に夜中に排尿のために起きることを確認するよう指導し、家族にも夜間の覚醒に協力を求めている。「中途覚醒を促すことは、睡眠を分断することになり、その結果抗利尿ホルモンの分泌が阻害されるので、中途覚醒を促すことは夜尿症治療にはそぐわない」との仮説もしばしば提唱されるが、根拠となる研究結果は乏しい。薬物療法としては抗コリン剤（八歳以降で機能的膀胱容量が小さい例や昼間遺尿がある例）・三環系抗うつ剤・抗利尿ホルモンが使用される。三環系抗うつ剤によるけいれん、致死的不整脈、抗利尿ホルモンによる水中毒の危険を考慮、両者の使用には慎重な意見もある。なおこのような治療の有無にかかわらず、年を経るごとに毎年約15％が自然治癒するという事実もある。神経系の成熟がその背景と推定されるが、詳細は不明である。

(2) 睡眠呼吸障害

小児に認める生理的な睡眠時の無呼吸には、①早産児の無呼吸発作、②入眠期の中枢性無呼吸、③体動やため息のあとの中枢性無呼吸、④レム睡眠期の中枢性無呼吸、⑤レム睡眠期の閉塞性無呼吸、などがある。一方病的な無呼吸としては①換気調節障害による肺胞低換気、②神経筋疾患でレム睡眠期の筋緊張の低下が著しいために生じる換気不全（睡眠時低換気症候群）、③扁桃肥大、小顎、肥満などに起因する閉塞性無呼吸などがある。

閉塞性睡眠時無呼吸症候群の罹患率は小児においても0.7〜2.9％とされる［Rosen, 2004］。発症の危険因子としては、成人では肥満が強調されるが、小児ではアデノイド扁桃腺肥大の関与する例が多い。そのほか、家族歴、人種、鼻咽腔の問題、顎顔面形態、持続する喘鳴、早産児などがある。なお思春期以前の罹患率には性差はない。合併症としては、学力低下、成長障害、高血圧、糖代謝異常が知られているが、最近、注意欠陥、多動、行為障害、社会的問題、不安・抑うつなどとの関連も指摘されている。大多数の本症患児は扁桃アデノイド摘除術で改善するが、治療適応基準については未だ確立されていない。術後再発をみる例では顎顔面形態の異常を認めることもある。この点も考慮した治療適応基準の確立が急務である。さらに扁桃アデノイド摘除術後も思春期に本症が再発するという報告がある。顎顔面形態以外にも思春期の内分泌環境、体重、アルコール摂取など、さらなる危険因子の存在が思春期以降の本症の発現に関わる可能性がある。本症は呼吸に対する単なる物理学的な障壁を除けば解決するという単純な病態ではない。扁桃アデノイド肥大のない例の無呼吸の原因、術後の再発要因、思春期以降の本症の発現との関連なども未解決で、本症の問題点は山積している。

(3) 律動性運動異常

頭部あるいは体幹を1ヘルツ（Hz）前後の周期で数秒から数十秒にわたり前後ないし左右に常同的、反復性に振る運動を主症状とする。通常乳幼児期に出現し、その運動形態から、頭打ち型（headbanging）、頭振り型（headrolling）、身体振り型（bodyrocking）、身体打ち型（bodyrolling）に分類される。機序は不明だが、筆者らは生後一ヶ月から終始変わらぬ動きを認めた小児例の経験から、この現象を担う下降性の運動路として網様体脊髄路、視蓋脊髄路ならびに前庭脊髄路を想定した［Kohyama et al., 2002b］。なお大多数例は二歳までには自然消退する。一部年長にいたっても持続する例もあるが、必ずしも神経生理学的な異常をともなう例ばかりではない。

(4) 寝ぼけ

「寝ぼけ」として認識される病態には覚醒障害、悪夢、レム睡眠行動障害がある。覚醒障害は入眠直後に多い徐波睡眠が浅くなる入眠後一～三時間に発現するが、後二者はレム睡眠と関連し、レム睡眠の頻度が増す睡眠後半に出現頻度が増す。

覚醒障害には錯乱性覚醒、睡眠時遊行症、睡眠時驚愕症があり、小児では後二者をしばしば認める。睡眠時遊行症では徘徊、睡眠時驚愕症では叫び声が特徴である。睡眠時遊行症は五歳前後から見られることが多く、一二歳ごろに発現頻度が最も高くなる。睡眠時驚愕症の多くは五～七歳で発症し、発症直後の時期の発現頻度が最も高い。共にエピソードの記憶はない。家系内集積があり、昼間にストレスや興奮があると発現することが多い。「寝ぼけ」が一晩に何回も起きる場合には「てんかん」との鑑別が必要となる。覚醒障害の場合なだめると興奮するので、危険防止に配慮して見守ることになる。思春期にはほとんど自然消失する。自然治癒することを家族に説明し、不安を取り除くことで症状の改善を見る場合も多い。ベンゾジアゼピン系薬剤の就寝前投与が有効だが、ベンゾジアゼピン系薬剤は睡眠時無呼吸を悪化させるので、使用前に睡眠時無呼吸を否定することが重要である。

(5) てんかん

ジャンズ［Janz, 1962］は全般性強直間代性痙攣を示す例の45％で睡眠中に発作を生ずるとしたが、ビラード［Billard, 1982］は二次性全般化の例も含めると睡眠中に発作を示す割合は15％程度と指摘している。ゴワーズ［Gowers, 1985］は睡眠中に生じる発作の時間帯には二つのピークがあり、就床後二時間（二一〜二三時）と、明け方の三時から五時の間と報告している。小児では中心中側頭部に棘波を示す良性小児てんかんと前頭葉てんかんがしばしば睡眠中に発作をきたす。前頭葉てんかんでは発作が演技的と認識されることも多く、「寝ぼけ」あるいは「転換性障害（ヒステリー）」との異同が問題となる場合もある。発作時ビデオ脳波同時記録が診断に有用である。

一般的にノンレム睡眠期、とくに軽睡眠期には発作波が伝播しやすく、実際臨床的な発作も生じやすいといわれている。一方レム睡眠期には運動細胞の興奮性が抑制され、これは見かけ上臨床的な発作の出現を阻止する方向に作用する。しかしレム睡眠期には覚醒期同様脳内の神経活動レベルが高く、電気的現象が同期されにくく、実際に臨床的な発作を生じにくい［Shouse et al., 1996］。

ベネット［Bennet, 1963］はけいれん既往のない五名のパイロットが断眠後にけいれんを生じた事を報告している。またガンダーソンら［Gunderson & Dunne, 1973］も断眠を余儀なくされた東アジアからの帰還兵でけいれんの頻度が高まったことを報告している。これらの報告は急性の睡眠不足がけいれん発作発現の閾値を低下させることを示している。

慢性の睡眠不足がてんかんの発作抑制に悪影響を及ぼす可能性についても、睡眠時無呼吸を合併したてんかん患者の治療経過などからわかってきた。さらに睡眠時無呼吸に対する的確な治療でてんかん発作のコントロールがよくなったという報告もある［Koh et al., 2000］。てんかん患者さんの中には不眠や過眠といった症状を訴える例が多数存在する。また逆に不眠や過眠が訴えの詳細を調べるとその原因がてんかんであったという場合もある。注意深い病歴聴取の重要性を強調しておく。

てんかん発作が睡眠に影響する場合もある。キンドリングといっててんかん発作が起こりやすい状態を実験的に作り出すことが可能だが、このキンドリングが完成したネコでは睡眠時間が減少し、睡眠が障害される［Shouse et al., 1996］。そしてこのようなネコの睡眠の質も、抗痙攣《けいれん》剤を投与することによって改善される［Shouse et al., 1996］。

臨床的には発作のコントロールが困難なてんかん患者で、睡眠覚醒リズムが乱れている場合がある。そのような場合、睡眠覚醒リズムの乱れを治すことで発作コントロールが容易になることが経験的に知られている。また逆に睡眠覚醒リズムの乱れをきっかけに、それまで順調であった発作コントロールが悪くなることも経験する。

3　小児の睡眠に関連して話題になる現象

（1）　夜泣き

福水ら［Fukumizu et al., 2005］は本邦における夜泣きを sleep-related nighttime crying（Yonaki）として英文で初めて記載した。彼らは Yonaki を「これといった原因もなしに毎晩のように決まって深夜に泣き出すこと」とし、午後から夕方にかけて認めるコリックとは異なる現象とした。その上で Yonaki を日本では生後四～二四ヶ月の大多数の乳児に認める現象として紹介し、多くの小児科医は自然軽快する良性の現象としてとらえていると述べている。しかしその問題点として夜泣きを対象とした研究がほとんど行われておらず、また一部では養育者や児自身に確実に睡眠不足をもたらしている点を指摘している。そのうえで彼らは養育者に対するアンケート調査を行っている。調査は四ヶ月健診を受診した生後三～六ヶ月の乳児四二九名、一歳六ヶ月健診を受診した生後一八～二一ヶ月の幼児四五二名、三歳児健診を受診した生後三六～四一ヶ月の小児四四〇名の養育者に対し行われた。回答はそれぞれ一七〇名、一七四名、一三七名から得られ、結果夜泣き経験ありとの回答は四ヶ月健診で18.8％、一歳六ヶ月健診で64.9％、三歳児健診で59.9％であった。なお三歳児健診で夜泣きの経験があったとした八一名の中では84％にあたる六八名で夜泣きはすでに消失していた。夜泣きの頻度に男女差はなく、家族構成、家族の喫煙の有無、栄養、入浴時間、人見知りの強さ、睡眠時の明かり、寝具、室温、湿度に配慮した工夫、Sleep aids（指しゃぶりなど寝つくためのちょっとした工夫のこと）、騒音さらに昼寝の時間帯や長さでは夜泣きの有無に差はなかった。ただし一歳六ヶ月健診では就床時刻が一定しない児に、また三歳児健診では夜間に睡眠時間が一〇時間前後の児に夜泣きが少なく、それより睡眠時間が長くても短くても夜泣きが多かった。一歳六ヶ月健診では、保育所や祖父母宅などに託児されている児は、託児されていない児よりも有意に夜泣きの頻度が高く、また昼間よく泣く印象のある児にも夜泣きの頻度が高かった。このことは就床時刻を一定させ、適正な夜間の睡眠時間を確保することが夜泣きを減少させることにつながることを示唆する。なお福水ら［Fukumizu et al., 2005］は歯ぎしりや慢性の湿疹も夜泣きの頻度の高まりに関連していることを明らかにしている。

以上は主として社会学的な見地からの夜泣きの分析だが、以下では、時間生物学的な立場から述べる。生後三～四ヶ月の睡眠覚醒リズムが確立以前には、生体時計の地球時間への同調機構が完成しておらず、生理的に「夜間」に目覚めることもあり、「夜泣き」ととらえられうる。睡眠覚醒リズム確立以降の「夜泣き」には、レム睡眠の関与と摂食習慣を考慮する必要がある。レム睡眠は時刻依存性が高く、いつも同じ時間に泣く（時刻依存性）場合はレム睡眠の関与を考える。光・社会的接触・運動と共に生体リズムを強力に制御する摂食行動への配慮も必要である。また「夜泣き」というと「眠り」に注意が向かいがちだが、昼間の活動が夜間の良質な睡眠には不可欠である。むろん養育者の精神的な安定も重要である。養育者が冷静さを取り戻すきっかけに、睡眠日誌による睡眠の客観的観察が有効な場合もある。ただし、その記録に強迫的にならないような配慮が大切である。

(2) 夜ふかし［神山、2003a］

① 実態

日本小児保健協会によると夜一〇時以降も起きている三歳児の割合は昭和五五（一九八〇）年が22％、平成二（一九九〇）年が36％、そして平成一二（二〇〇〇）年が52％と急増している。国際比較でも日本の子どもたちの夜ふかし・朝寝坊が突出している（図3）。日本の小中学生の生活はいっそう深刻で深夜型化している。一九九八年の東京都養護教諭研究会の調べによると、寝る時刻が深夜〇時以降の割合は小学校四年生で8％、六年で20％、中学三年で81％である。この一五年間で深夜〇時を過ぎても起きている割合が小学生で四・五倍、中学生で二・七倍に増えている。その結果、最近の小中学生の訴えのベスト3は、あくびがでる、ねむい、横になりたいで、「ねむい」は小学生の六割、中学生にいたっては七割五分が訴えている［東京民研学校保健部会、2004］。

② 原因

第一章でも述べたが、生体時計の周期からすると、大人も子どもも、朝寝坊や夜ふかしのほうが楽にできる。子どもだからといって、夜になったから眠るものではない。しかし一般には「子どもは夜になったら寝るもの」と信じられている。どうしてこのような誤解が生まれたのであろうか。これには眠りと昼間の活動、あるいは睡眠環境の近年の変化が

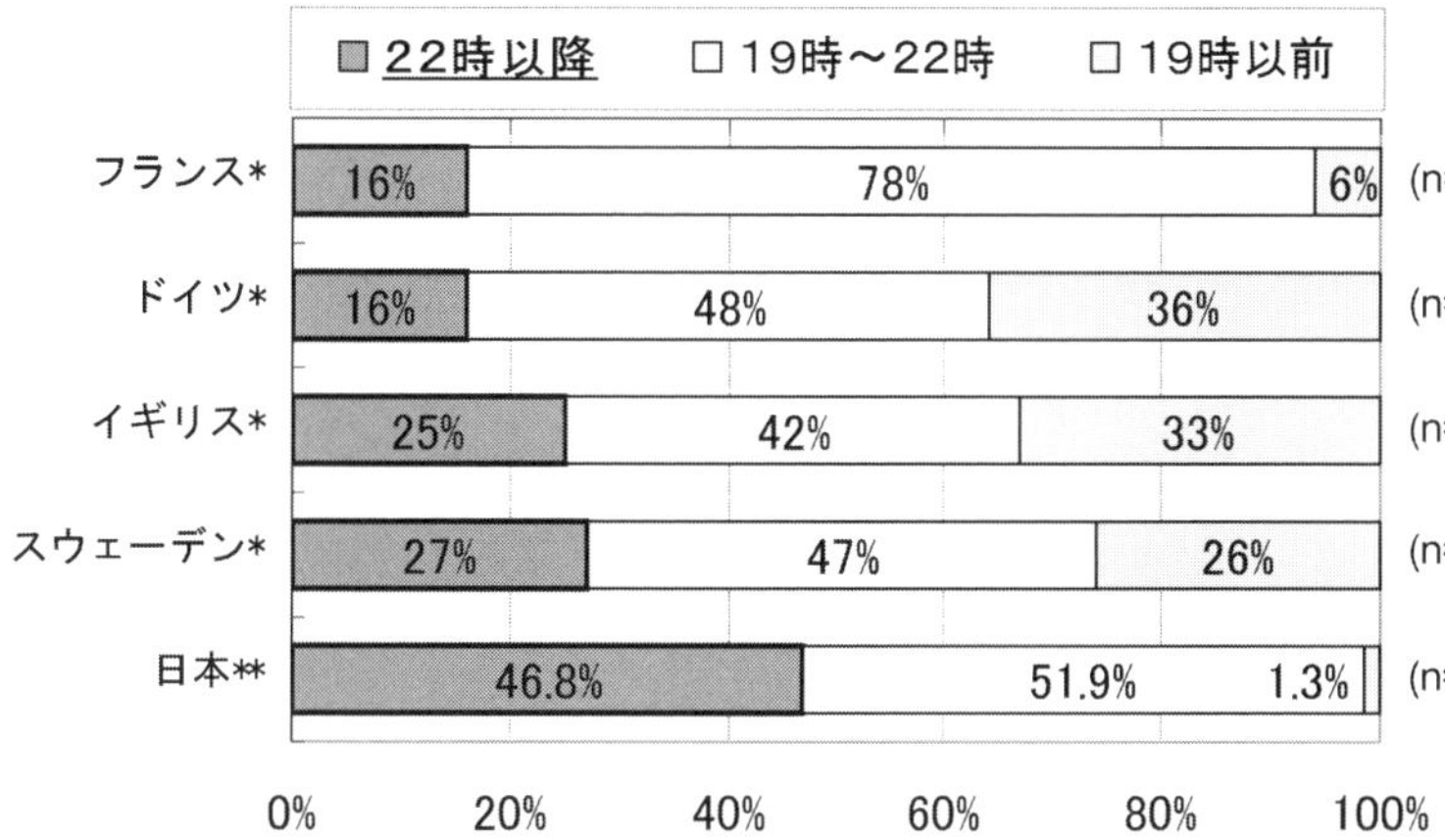

図 3　乳幼児の就床時刻の国際比較（P&G）

関連しているのではないかと筆者は考えている。かつて子どもたちは昼間は戸外で十二分に活動できた。夜は疲れ果てて眠るしかなかった。しかし現在では子どもたちの遊びの場は喪失し（あるいは大人により奪取され）、身体活動をともなわない遊具（ゲーム、ビデオ）が売り込まれ、子ども向け番組のテレビ放映時間は遅延している。子どもたちが身体を動かす場が失われ、子どもたちには身体を動かさなくてすむような場、眠ろうにもこれを邪魔する場が、これでもか、これでもかと提供され続けているのである。このような状況下では子どもといえども夜になったから眠ることができるものではない。

③　夜ふかしの問題点

・慢性の時差ぼけ

ヒトは昼に活動するような身体の仕組みになっている動物であるにもかかわらず、日本では社会の二四時間化を疑問なく受け入れ、無防備な子どもたちは二四時間社会に晒されてしまったと筆者は感じている。日本では、子どもたちが眠るに不適切な環境を大人たちが作り上げた。二四時間社会は人類史上未曾有《みぞう》の環境であり、今眠りを奪われた子どもたちの将来にどのような影響がでるのか、実はまだ誰にもわかってはいない。世界で一番眠っていない日本の子どもたちは、「発育期に眠りが疎かにされるとどうなるのか」という大規模な実験にかり出されていると言える［神山、2004］。筆者は「夜ふかし」の問題点を以下の五つにまとめた。慢性の時差ぼけ、明るい夜、睡眠不足、生活習慣病、運動不足の五つである。

朝の受光で、生体時計の周期は地球の周期二四時間に同調する。一方夜の受光は生体時計の位相を後退させ、生体時計と地球時間とのズレを拡大する。夜ふかしではこの二つの作用で、生体時計の同調が困難となる。生体時計の同調がなされないと体内のさまざまなリズム（睡眠覚醒、体温、ホルモン）の相互関係が本来あるべき関係とは異なる状態に陥る。たとえばヒトは朝方最低体温を記録した後に目覚め、最高体温を記録した後に眠りにつく。しかし脱同調に陥ると、最高体温の後に目覚めたり、最低体温の後に寝付いたりしなければならなくなる。内的脱同調の症状は夜勤や海外旅行などの外的な要因で生じる脱同調（外的脱同調—「時差ぼけ」）と同じで、いわゆる体調不良である。眠たいときに眠れず、眠ってはいけないときに眠くなり、疲労し、食欲や意欲が低下し、作業能率も低下する。昼間の活動量も低下する。

・明るい夜

明るい夜の悪影響は二つある。一つは前項で述べた生体時計の位相後退で、もう一つはメラトニンの分泌抑制である。

メラトニンには抗酸化作用や性的成熟の抑制作用がある。一〜五歳の頃は一生のうちで最もメラトニン分泌量が高い時期で、子どもたちは「メラトニンシャワー」を浴びて成長する [Kohyama, 2002]。メラトニンは夜間暗期に分泌されるが、光はその分泌を抑制する。就床時刻が遅いほど朝のメラトニン濃度が低い傾向がある [Kohyama, 2002]。メラトニンの働きを考えると、子どもたちが夜ふかしをして夜間受光していると、メラトニンシャワーを浴び損ね、性的な早熟や抗酸化作用の低下から発ガンの危険が増す可能性が危惧される。なお高齢者では、日中の受光で夜間のメラトニン分泌が高まるという［Mishima et al., 2001］。

・睡眠不足

通園通学があれば起床時刻が決まるので、「夜ふかし」は睡眠時間減少に直結する。実際最近の小中学生の訴えのベスト3はあくびがでる、ねむい、横になりたい、であった。しかし通園のない幼児でも「夜ふかし」で減った睡眠時間は朝寝や、昼寝では取り返すことができない。「夜ふかし」では睡眠時間が減るのである［Kohyama et al., 2002a］。

一七時間ほど覚醒を続けていると、アルコールの血中濃度が0.05％程度の時と同等にまで認知機能は低下する［Dawson & Reid, 1997］。睡眠時間を四〜六時間に制限すると徐々に認知機能が低下し、約二週間でそのレベルは丸二日間徹夜したと同程度にまで低下する［Van Dongen et al., 2003］。睡眠時間が少なく夜の就床時刻が遅いほど学業成績が悪くなる［Wolfson & Carskadon, 1998］。またイライラ感の強い小中学生では夜ふかしや朝食抜きの場合が多く、また「朝気持ちよく起きることができない」場合と「夜よく眠れない」場合には「学校でのイライラ」が高い。睡眠不足は知的面にも感情面にも影響する。

・生活習慣病

成人では睡眠時間の少ない状態が続くと、朝のインスリンの分泌が悪くなり、血糖値が上昇し、交感神経系の活動が高まり、コルチコステロイドが夕方になっても減少しにくくなり、インフルエンザワクチン接種後の抗体価の上昇が悪くなる。この結果からシカゴ大学の研究グループは、睡眠時間を減らすと老化が促進されると結論した［Spiegel et al., 1999］。さらに睡眠時間が減るとレプチンが減少し、グレリンが増加し、食欲が増し、体重が増す［Taheri et al., 2004］。「寝ないと太る」ことが疫学的に明らかとなった［関根、2003］。肥満は種々の生活習慣病の元凶であることはよく知られているとおりである。さらに日本の小学生でも睡眠時間が標準よりも少ない状態が続くと、肥満とは無関係に血圧が上昇する［藤内ほか、1995］。夜明るい環境で過ごしメラトニン分泌が減ると、性的早熟、発ガン率増加の可能性に加え、高脂血症の危険も高まる［Hoyos et al., 2000］。

・運動不足

夜ふかしでは内的脱同調ならびに肥満を介して運動量が低下する。動物実験では運動で学習効果が高まることが知られている［Cotman & Berchtold, 2002］。ヒトでも中年期の活動量が少ないと、多い場合に比し、その後アルツハイマー病になる危険が明らかに高まる［Friedland et al., 2001］。また小児期に活動量が多いことは、将来的な慢性疲労症候群罹患の可能性を低くする因子である［Viner & Hotopf, 2004］。夜ふかしは、活動量を減らすことで心身に悪影響を与える。

動物実験では運動で学習機能が高まる際にセロトニンや脳由来神経栄養因子の活性が高まる［Cotman, 2002］。またリズミカルな筋肉運動はセロトニン活性を高める。ラットの飼育ケージ内にマウスを入れると、ラットはマウスを殺して食べる（ムリサイド）。ムリサイドはセロトニン神経系の障害があると頻度が増し、セロトニンを補うと抑制される［上田、1999］。ベルベットモンキーにセロトニンを高める作用のある薬を与えると、毛づくろいなど他の仲間との交流が盛んになる。一方セロトニンの働きを弱めると仲間との交流が減り、攻撃的な行動が増える［Raleigh et al., 1991］。大脳皮質と大脳基底核とのサーキットのうち外側眼窩《か》前頭皮質サーキットは対人関係や共感性、さらには社会性に重要で、この回路にはセロトニン神経系から入力がある［Tekin & Cummings, 2002／瀬川、2002］。セロトニン神経系の活性が高まることで、外側眼窩《か》前頭皮質サーキットが機能し、対人関係や共感性、さらには社会性が養われる可能性がある。

ヒトでもセロトニン系の活性の低下と攻撃性や衝動性の高まりや社会性の低下との関連が指摘されている［上田・榊原、2003］。そして攻撃性や衝動性、自殺企図を特徴とする病名として、低セロトニン症候群という名称を使う研究者もいる［Linnolia & Virkkunen, 1992］。うつ病の治療に選択的セロトニン再吸収阻害剤が広く使われていることからもわかるように、セロトニンの活性が低下すると、気分が滅入り精神的に不安定にもなる。

セロトニン系の働きはリズミカルな筋肉運動（歩行、咀嚼《そしゃく》、呼吸）以外にも、朝の光により高まる［有田、2003］。夜ふかしで朝日を浴び損ね、慢性の時差ぼけに陥ると昼間に運動を十分には行えず、セロトニン系の活性が高まらない。昼間の活動が少なければ、肥満の危険が高まり、疲れず、夜になっても眠れない。質のよい眠りには質のよい活動が必要である。眠りの質や量の低下は身体面のみならず、感情面にも知的面にも悪影響を与える。

(3) 入眠儀式

睡眠の開始に一定のものや状況がないと入眠できない状態をいう。六割前後の乳児になんらかの「儀式」がある。入眠儀式そのものは異常ではない。眠りにつくまでの段取りが一定していることは、安心感につながるのであろう。眠りはある意味では非常に無防備な状態なわけで、眠りはよほど信頼できる安心な状況の中でとらないと生命が危険にさらされてしまう。眠るまでの状況把握はヒトにとって相当に重要なプロセスなのであろう。したがって入眠儀式を決して病的なものとしてはとらえないで、逆に寝かしつける手段として利用する知恵が大切となる。

かつて子どもたちの昼間の活動が十分保障されていた時代には、子どもたちは夜になれば疲れ果てて、バタンキューと眠りに落ちることができた。「入眠儀式」の重要性が高くなかった。ところが現代では遊び場の喪失とゲームを含むメディアの普及で、子どもたちの昼間の活動性が高まらない。昔以上に寝かしつける手段として「入眠儀式」を活用することが求められている時代である。具体的には「寝巻きに着替える」、「翌朝に衣類をそろえて枕元におく」、もりっぱな「入眠儀式」といえよう。私がある育児番組に出演したときに、一緒に出演したカナダ人のお父さんが、お母様から教わったという入眠儀式「お休みツアー」を教えてくださった。眠る前に家中の物品（テレビ、冷蔵庫、洗濯機など）に「お休み（good night）」を告げて回るのだそうである。「お休みツアー」が終わると子どもは静かに寝入るという。

4　おわりに

子どもと眠りというと必ず格言「寝る子は育つ」が登場し、成長ホルモンの話になる。成長ホルモンは寝付いて最初の深いノンレム睡眠に一致して分泌されるから、「寝る子は育つ」は正しい。この点に異論はないが、いつのまにか眠りの話には成長ホルモンの話しか出ないようになった。これは問題である。眠りは成長ホルモンを出すためだけにあるのではない。眠りは心身のあらゆる場面に関係する。寝ないと太り、寝不足では高血圧や糖尿病の危険が高まり、寝不足や慢性の時差ぼけでは活気がなくなり、セロトニンの活性も高まらず、滅入ったりイライラが高まったりもする可能性がある。また夜ふかしや寝不足では学業成績にも悪影響がでる。眠りは生きていくうえでの土台といえる。

実は、成長ホルモンは夜ふかしをしても分泌されるし、徹夜をしても翌日の昼間に分泌される［Brandenberger et al., 2000］。成長ホルモンの分泌量の点のみからでは、「寝る子は育つ」の逆、つまり「寝ないと育たない」とは言えない。ただし成長ホルモン以外のさまざまな要因で、「寝ないと心身が育たない」ということは確かである。成長ホルモンからのみ、眠りと心身の発育を考えては誤る。是非とも、これまで以上に広い視野から眠りについて考えていただきたい［神山、2003b］。

（神山　潤）

引用・参考文献

Anders, T.F., Sadeh, A.& Appareddy, V. 1995 Normal sleep in neonates and children. In Ferber, R.& Kryger, M.(Eds.), ***Principles and practice of sleep medicine in the child.*** Saunders,Philadelphia, 7-18.

有田秀穂 2003 「セロトニン神経の活動特性と意義」*Clinical Neuroscience,* 21,626-630.

ベネッセ教育研究所 2000 「生活時間」『第二回幼児の生活アンケート報告書』20-35p.

Bennett, D.R. 1963 Sleep deprivation and major motor convulsions. ***Neurology,*** 13,953-958.

Billard, M. 1982 Epilepsy and the sleep-wake cycle in man. In Sterman, M.B., Shouse, M.N. & Passouant, P.(Eds.), ***Sleep and epilepsy.*** New York, NY, Academic Press, 269-272.

Brandenberger, G. et al. 2000 Effect of sleep deprivation on overall 24 h growth-hormone secretion. ***Lancet,*** 356,1408.

Coons, S. & Guilleminault, C. 1984 Development of consolidated sleep and wakeful periods in relation to the day/night cycle in infancy. ***Dev Med Child Neurol.,*** 26,169-76.

Cotman, C.W.& Berchtold, N.C. 2002 Exercise: a behavioral intervention to enhance brain health and plasticity. ***Trend Neurosci,*** 25,295-301.

Dawson, A. & Reid, K. 1997 Fatigue, alcohol, and performance impairment. ***Nature,*** 388,235.

Frank, M.G. & Heller, H.C. Development of REM and slow wave sleep in the rat. ***Am JP hysiol,*** 272, R 1792-1799.

Frank, M.G. et al. 2001 Sleep enhances plasticity in the developing visual cortex. *Neuron,* 30,275-287.

Friedland, R.P. et al. 2001 Patients with Alzheimer's disease have reduced activities in midlife compared with healthy control-group members. *Proc Natl Acad Sci U S A,* 98,3440-3445.

藤内修二ほか 1995 「小児の血圧に影響する生活習慣—運動習慣、テレビ、食生活など—」『小児科診療』第58号 1961-1967p.

福田一彦 2002 『睡眠学の創設と研究推進の提言』日本学術会議 89-96p.

福田一彦・坂下雪音 1998 「幼児期の睡眠パターンの発達的変化について」『平成七年度〜平成九年度文部省科学研究費補助金（基盤研究A）研究成果報告書、睡眠習慣の実態調査と睡眠問題の発達的検討』研究代表者：堀 忠雄 8-12p.

Fukumizu, M. et al. 2005 Sleep-related night time crying（Yonaki）in Japan：a community-based study. *Pediatrics,* 115,217-224.

Gowers, W.R. 1985 *Epilepsy and other convulsive disorders*（vol 1）.London, Williams Wood.

Gunderson, C.H.& Dunne, P.B. 1973 Sleep deprivation seizures. *Neurology,* 23,678-686.

Hoyos, M. et al. 2000 C. Serum cholesterol and lipid peroxidation are decreased by melatonin in diet-induced hypercholesterolemic rats. *J Pineal Res,* 28,150-155.

Janz, D. 1962 The grand mal epilepsies and the sleeping-waking cycle. *Epilepsia,* 3,69-109.

子どものからだと心連絡会議（編） 2003 『子どものからだと心白書２００３』

子どものからだと心連絡会議（編） 2004 『子どものからだと心白書２００４』

Koh, S. et al. 2000 Sleep apnea treatment improves seizure control in children with neurodevelopmental disorders. *Pediatr Neurol.* 22,36-9.

Kohyama, J. 2002 Late nocturnal sleep onset impairs a melatonin shower in young children.

Neuroendocrinol Lett, 23,385-386.

神山 潤　2003a「小児科疾患に伴う睡眠障害」『睡眠学』編集代表：高橋清久　じほう

神山 潤　2003b『睡眠の生理と臨床』　診断と治療社

神山 潤　2004　『眠りを奪われた子どもたち』岩波書店

Kohyama, J, et al. 2000 Nocturnal enuresis and the pontine reticular formation. ***Eur Urol.,*** 38,631-4.

Kohyama, J. et al.　2002 a　Potentially harmful sleep habits of 3-year-old children in Japan. ***J Dev Behav Pediatr,*** 23,67-70.

Kohyama, J. et al.　2002 b　Rhythmic movement disorder : polysomnographic study and summary of reported cases. ***Brain Dev.,*** 24,33-8.

Linnoila, V.M.& Virkkunen, M.　1992　Agression, suicidality, and serotonin. ***J Clin Psychiatry,*** 53,46-51.

Liu, X. et al.,　2005　Sleep patterns and sleep problems among schoolchildren in the United States and China. ***Pediatrics.,*** 115（1 Suppl）,241-9.

Mindell,J.A.　2004　Sleep in America. SRS ***Bulletin,*** 10,14-15.

Mishima, K. et al.　2001　Diminished melatonin secretion in the elderly caused by insufficient environmental illumination. ***J Clin Endocrinol Metab,*** 86,129-134.

Nishihara, K. et al.　2002　The development of infants' circadian rest-activity rhythm and mothers' ***rhythm.Physiol Behav.,*** 77 : 91-8.

Raleigh, M.J. et al.　1991　Serotonergic mechanisms promote dominance acquisition in adult male vervet monkeys. ***Brain Res,*** 559,181-190.

Roffwarg, H.P. et al.　1966　Ontogenetic development of the human sleep-dream cycle. ***Science,*** 152,604-619.

Rosen, C.L. 2004 Obstructive sleep apnea syndrome in children: controversies in diagnosis and treatment. *Pediatr Clin N Am,* 51,153-167.

瀬川昌也 1987 「睡眠機構とその発達」『小児医学』第20号 828-853p.

瀬川昌也 2002 「人の情緒精神活動の発達と高次脳機能」『科学』第72号 302-308p.

関根道和 2003 「夜間の眠りと生活習慣病」『チャイルドヘルス』第6号 662-665p.

Shimada, M, et al. 1999 Emerging and entraining patterns of the sleep-wake rhythm in preterm and term infants. *Bra in Dev.,* 21,468-73.

島田三恵子ほか 1999 「最近の乳児の睡眠時間の月齢変化と睡眠覚醒リズムの発達」『小児保健』第58号 592-598p.

Shouse, M.N. et al. 1996 Circadian rhythm, sleep, and epilepsy. *J Clin Neurophysiol.* 13,32-50.

Spiegel, K. et al. 1999 Impact of sleep debt on metabolic and endocrine function. *Lancet,* 354,1435-1439.

Taheri, S. et al. 2004 Short sleep duration is associated with reduced leptin, elevated ghrelin, and increased body mass index. *PLos Med,* 1,e 62.

Tekin, S.& Cummings,J.L. 2002 Frontal-subcortical neuronal circuits and clinical neuropsychiatry: an update. *J Psychosomatic Res,* 53,647-654.

東京民研学校保健部会・東京総合教育センター 2004 『子育てこれだけは』

上田秀一 1999 「攻撃性制御の脳内メカニズム—攻撃行動とセロトニンニューロン—」『自律神経』第36号 271-284p.

上田秀一・榊原伸一 2003 「攻撃性とセロトニン」*Clinical Neuroscience,* 21,648-650.

Van Dongen, H.P. et al. 2003 The cumulative cost of additional wakefulness: dose-response effects on neurobehavioral functions and sleep physiology from chronic sleep restriction and total sleep deprivation. *Sleep,* 26,117-126.

Viner, R. & Hotopf, M. 2004 Childhood predictors of self reported chronic fatigue syndrome/myalgic encephalomyelitis in adults : national birth cohort study. *BMJ,* 329, 941-943.

Wolfson, A.R.& Carskadon, M.A. 1998 Sleep schedules and daytime functioning in adolescents. *Child Dev,* 69,875-887.

column

アトピーの睡眠対策

アトピーのかゆみや喘息の発作などは、入眠期や朝の起きがけに一層悪化する。入眠期には、深部体温を低下させるため、皮膚の表面の温度が上昇し、体熱を放散する。そのために、皮膚表面の細動脈の血管が拡張し、血流量が増加する。これがアトピーの人で、入眠期に痒くなる原因と考えられている。一方、朝方は副腎皮質ホルモンの分泌が生体リズムの支配下で増加し、免疫機能が亢進する。そのため、アトピーの人は朝方に痒くなったりすることが多く、朝早く目が覚めてしまい、熟眠感が得られない原因になることもある。睡眠中は、脳の機能は低下し、適切な反応はとれなくなる。アトピーによる皮膚のかゆみは、刺激として認知され、反射的に手が動き痒い所を掻いてしまう。そのためしばしば、朝目覚めると、皮膚を掻きむしり、血だらけになっていることもある。アトピーで悩んでいる人は、爪をのばさないようにし、寝る前に必ず手を洗い清潔にしておくことも大切である。薄手の通気性の良い自然繊維の手袋をはめて眠りにつくのも一つの方法であり、かなり効果があるが、無意識に手袋を外し皮膚を掻きむしってしまう場合もある。また、室内の埃、花粉、家ダニなどで汚れた空気も、夜間にアトピーの症状を増悪させる原因となるので、寝室に空気清浄器を設置して、眠る時の空気環境を清浄にし、寝室の床をフローリングにし、寝床をベッドに換えるなどの工夫も効果がある。枕や寝具はダニの温床になりやすく、特に夏は大量の汗をかき皮脂が染み出すのでダニが発生しやすい。枕は丸洗いできるものが良く、こまめに洗うと良い。また、掛・敷布団や枕をこまめに日に二時間程度干し、その後掃除機でダニの死骸を吸引するなどの注意も必要である。

夏の朝は、直射日光が入るような寝室では室温が上昇し、発汗が生じ、より一層かゆみが増すことも多い。夏は一般に、寝苦しさのため睡眠時間が不足しやすい。かゆみにより睡眠が浅くなっていると早朝覚醒を引き起こし、睡眠がさらに不足することになる。遮光カーテンを使用したり、睡眠中は雨戸を閉めるなど、朝の光が寝室に入り込まないような工夫も必要である。

column

第9章　保育と睡眠

1　乳幼児の睡眠をめぐる現状

(1)　子どもの遅寝─深刻な夜型化

日本の乳幼児の就床時刻はさまざまな調査結果［厚生省、1990／1995／日本小児保健協会、2000］が示すように遅くなってきている。日本小児保健協会［2000］の調査では、二～三歳児の50％以上が夜一〇時過ぎに就床しており、保育所に通う二歳児よりも家庭で育っている二歳児のほうが遅寝であった［近藤、2001］。児童福祉施設の一つである認可保育所は、通常一一時間～一二時間開所しており、養育者に連れられて朝登園する児が多い。つまり、保育所に通う児の起床時刻は、親の仕事の関係で一定に保たれる傾向が見られる。逆に、家庭で子育てしている養育者が読者層の大半を占める育児雑誌の特集記事には、時折昼夜逆転した児の事例や生活リズムがなかなか身につかない親の悩みの相談例が載っている（**図1**）。夜更かしの子どもは当然朝の起床時刻も遅くなる。中には、「朝子どもが寝ているほうが、家事がはかどるので助かる」「子どもの自発性に任せて起きるま

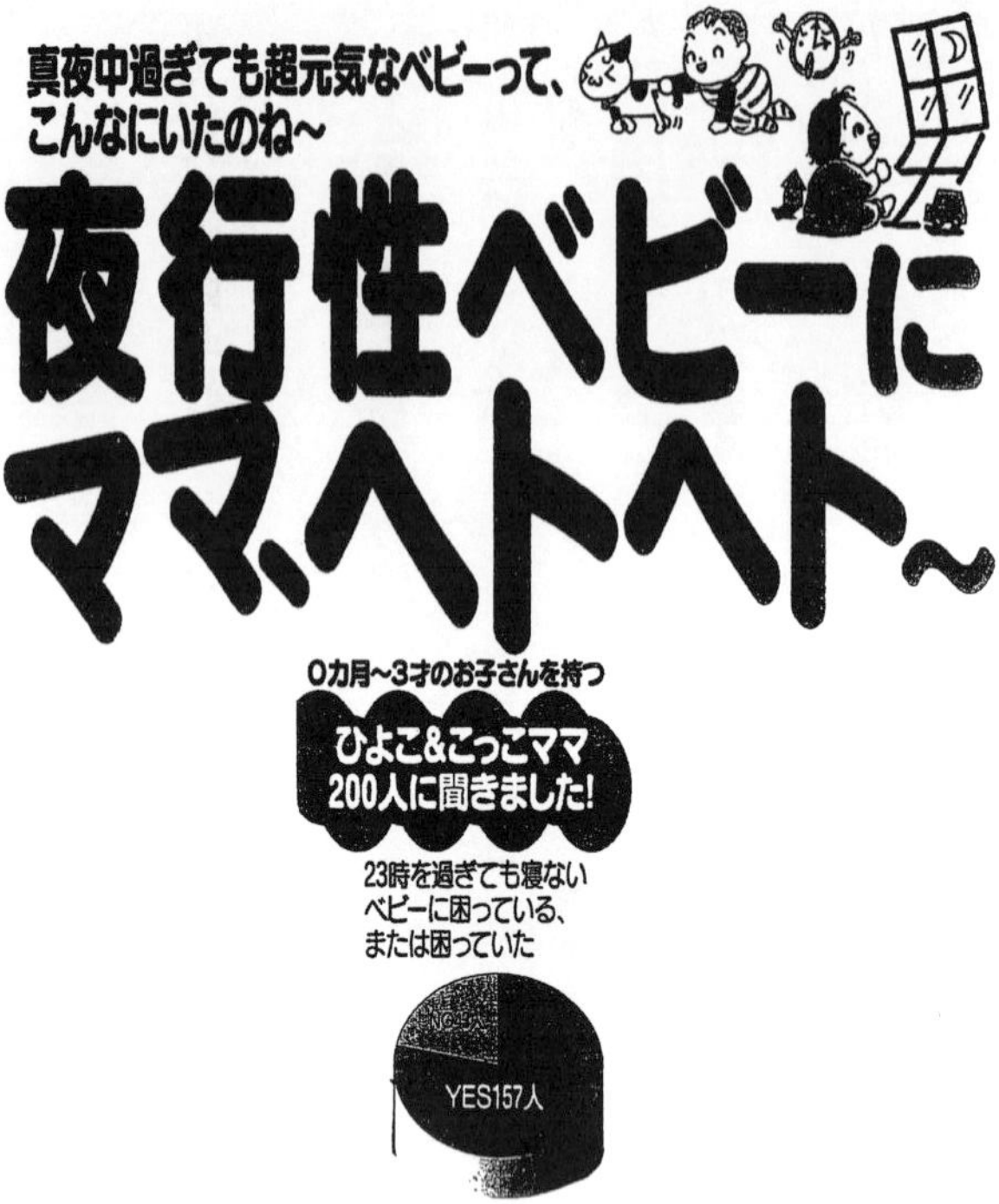

真夜中過ぎても超元気なベビーって、
こんなにいたのね～
夜行性ベビーに
ママ、ヘトヘト～
0カ月～3才のお子さんを持つ
ひよこ&こっこママ
200人に聞きました!
23時を過ぎても寝ない
ベビーに困っている、
または困っていた
YES157人

図1　［ひよこクラブ　2001年6月号］

で寝かせておく」と考える養育者もいて、乳幼児期に早寝早起きをする意味（知識や認識）が理解されていないことを痛感する。すでに一五年前から「親の生活リズムに引きずられる子どもの睡眠」を案じる声があったように［服部・原田、1991］、児の睡眠習慣には養育環境が大きな影響を与えていることは間違いない。

諸外国との比較においても、我が国の乳幼児の遅寝は際立っている［Kohyama, 2002］。ＮＨＫの国民生活時間調査によれば、この四〇年間で就床時刻が遅くなり、その結果睡眠時間が減少しているという。その原因を各年代別に「ＴＶの普及」「バブル経済」などに探り、睡眠時間の減少は「日本社会全体の変動の大きさを示すバロメーター」と位置づけている［ＮＨＫ出版、2002］。大人社会のこうした影響を受け、同時に養育者達の認識不足も重なって、子どもの就床時刻は遅くなってきたのであろう。

(2) 保育者の認識

乳幼児が日中活動する拠点として、保育は重要な役割を担っている。一口に保育といっても、行政の管轄が違えば対象年齢や保育時間も変わってくる。ここでは主に幼稚園と保育所について述べておこう。

幼稚園は文部科学省が管轄する学校であり、学校教育法第七七条に定めるように「幼児を保育し、適当な環境を与えて、その心身の発達を助長する」ことを目的とし、同七八条一号で「健康、安全で幸福な生活のために必要な日常の習慣を養い、身体諸機能の調和的発達を図る」との目標をあげている。平成一六（二〇〇四）年時点で全国一四〇六一園あり、園数、園児数共に減少傾向にある［文部科学省、2004］。少子化の波を受け、今や公立幼稚園の40％、私立幼稚園の85％以上が、預かり保育*と称する時間を延長した保育を実施し［文部科学省、2002］、地域での子育て支援として低年齢児の受け入れも行ってきている。

保育所は厚生労働省が管轄する児童福祉施設の一つであり、児童福祉法第三九条にあるように「日日保護者の委託を受けて、保育に欠けるその乳児又は幼児を保育する」目的を持っている。平成一五年（二〇〇三）時点で全国に二二三九一施設あり、施設数、入所児数共に増加傾向にある。開所時間は早く、閉所時間は遅くなってきているところから、長時間保育が進んでいる状況が読み取れる［厚生労働省、2004a］。就労の多様化にともない、夜間保育所（保育時間は八時間だがおよそ夜一〇時まで開所している保育所）を現行の六六箇所から五年で一四三箇所へと増加をはかる動きもある［厚生労働省、2004b］。

こうした保育政策変動の時代にあって、現場の保育者達は今の子ども達の睡眠状況をどうとらえているのだろうか。二〇〇〇年に全国一都一府二二県一、二四九名の保育者（幼稚園教諭、保育士）に在園乳幼児の睡眠状況とそれに対する意識を調査した［鈴木、2002］。その結果、約八割の保育者が「今の子どもは睡眠不足」ととらえ、中でも三歳未満児を担当する保育所保育士群が睡眠―覚醒リズム形成に対し、養育者の関わりを強く案じていた。また、睡眠―覚醒リズムの不整と「無表情」「朝ボーっとしている」「リズムをともなう遊びが稚拙」など子どもたちの日常活動との相関が見られたところから、睡眠習慣は毎日の保育活動に影響を与えていることが考えられる。養育者に対しての自由記述には、幼稚園

預かり保育
幼稚園教育要領では「一日の教育時間は四時間を標準とする」ことを定めているが、「預かり保育」とは、「地域の実態や保護者の要請により、教育課程に係る教育時間終了後に希望する者を対象に行う教育活動」［文部科学省、2002］である。地域によっては午後六時～七時過ぎまで保育していたり、夏季冬季の休暇中にも開かれる園がある。

教諭、保育士を問わず「もっと早く寝かせて欲しい」「親の生活に子どもを合わせている」などの要望や不満が見られた。「就寝前に絵本や子守唄でふれあいをしている」と思う保育者は二割で、幼保職種、担当年齢の差なく子どもの就寝状況を案じる声が多かった。

2 保育の中の睡眠の問題

(1) 午睡から起こされて目覚める子ども

二〇〇一年全国一都一道三県の公私立保育所一〇箇所の協力を得て、一歳児クラスに在籍する幼児の家庭に依頼し 四週間の睡眠記録(day-by-day plot 法)とアンケートに答えてもらった。保育所には、その間「午睡から保育士が声をかけて目覚めさせた児」の名前を記入してもらい、睡眠記録とアンケートを回収後、保育活動での様子について担任保育士との個別およびグループ面接(計四二名)を行った。

在籍一五五名のうち、本研究に関するインフォームドコンセントが得られすべての調査に協力いただけた一一五名を解析の対象とした。児は月齢一四~二六ヶ月(平均二〇・九ヶ月)、男児五八名、女児五四名、無記入三名であった。調査期間中「午睡から保育士が目覚めさせた子」に一回でも記録された児は六七名であった。そのうち五回以上記録された児が四八名いるところから、午睡から起こされる子は大体決まった幼児であるとわかる。中でも一〇回以上起こされた二二名は、調査期間が土日曜を含め二八日間である点から、かなりの頻度で起こされていたことになる。この二二名を午睡群、一回も保育士に起こされなかった四八名を自発群、起こされたことはあったが一〇回未満の四五名を中間群と操作的に定義した。三群の睡眠状況を**表1**に、午睡群、自発群の睡眠記録を**図2**、**図3**に示す。分散分析の結果、午睡群は、他の二群より就床時刻のバラツキが大きかった（P＜0.05）。

養育者へのアンケートから家庭での睡眠状況を探ると、いくつかの点で差が見られた。特に「児をどのように寝かせているか」の問いに、養育者が時間を決めて寝かせず、「本人の意思に任せて寝ている」と「遅く帰ってきた家族が児を起こす」と答えた割合が、午睡群は自発群に比べ有意に高かった（P＜0.01）。

保育士との面談調査では、日々の保育活動での様子を重視し、保育士にとって「気になる」エピソードを収録した。得られた三三事例を睡眠状況別に分類すると、午睡群が二〇名、中間群九名、自発群四名であった。「気になる」行動と午睡群には関連が認められる。以上の点から、保育所で「午睡から保育士が目覚めさせた子」は夜の就床時刻のバラツキが大きく、保育士から「気になる」児として認識されていることが明らかになった［鈴木、2004］。

(2) 情動面で「気になる」子ども

都内近郊の公私立幼稚園、保育所に通う三〜五歳児の睡眠記録と養育者へのアンケート、さらに担当保育者との面談調査を行った。インフォームドコンセントが得られ、児の二週間の睡眠記録、アンケートが回収できた一〇七一名（月齢二六〜五四ヶ月、平均五四ヶ月、

表１　対象児の睡眠状況

	自発群（Ｎ＝48）	中間群（Ｎ＝45）	午睡群（Ｎ＝22）
総睡眠時間平均値	11時間55分	11時間41分	11時間36分
夜間睡眠時間平均値*	8 時間33分	8 時間26分	8 時間 3 分
起床時刻平均値	6 時46分	6 時49分	6 時55分
就床時刻平均値	9 時12分	9 時21分	9 時44分
就床時刻 SD*	0.7時間	0.64時間	0.99時間

*P＜0.05

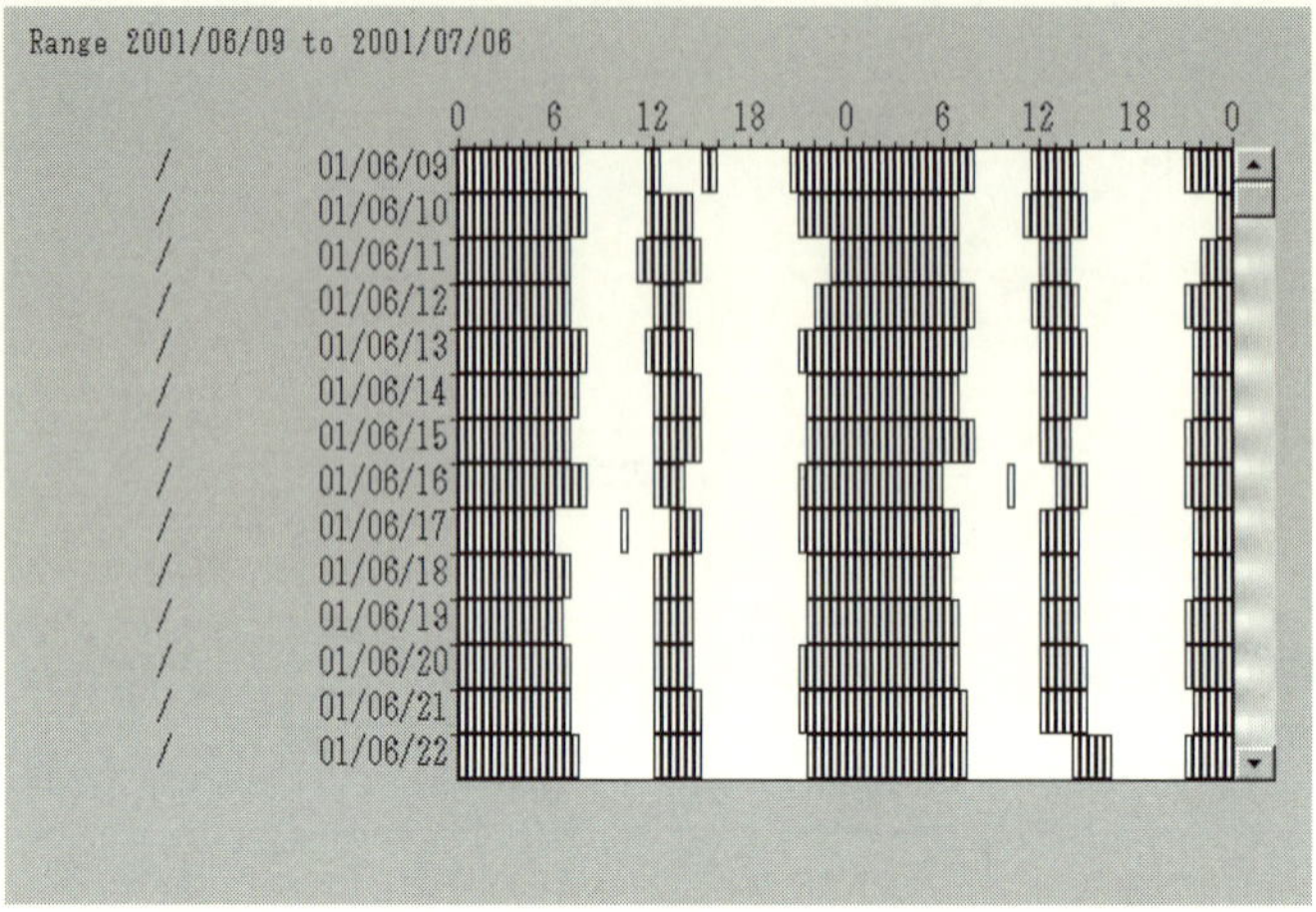

図 2　自発群睡眠記録（double plot 法：1 行が 2 日間を表す。斜線部分が睡眠、空白が覚醒時間である。）：U 児♂　2Y0M

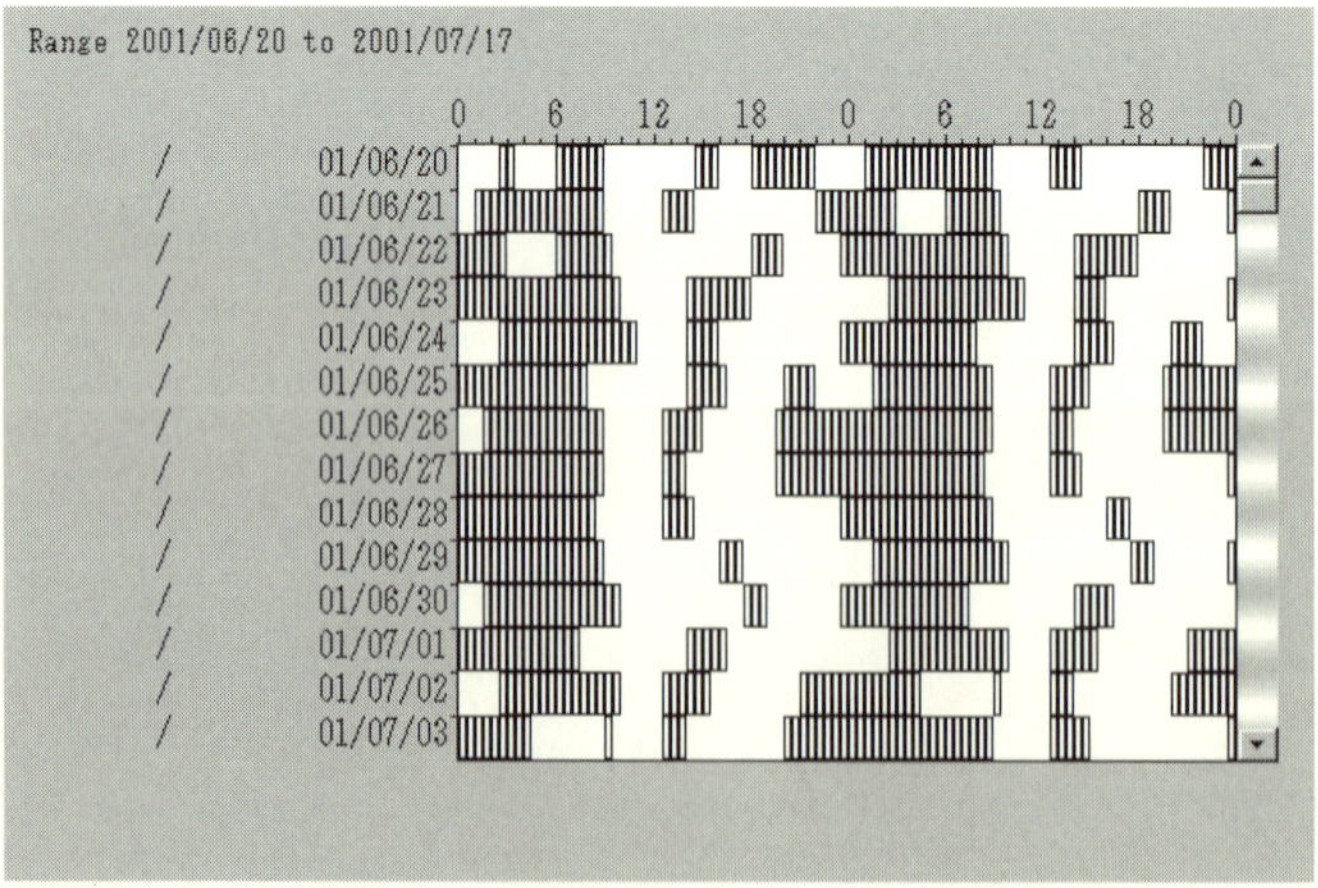

図 3　午睡群睡眠記録：K 児♂　1Y5M

男児五七三名、女児四九三名、無記入五名）を解析の対象とした。その結果、①年齢が上がるにつれ早寝の傾向になること（**図4**）。②二週間の就床時刻・起床時刻のバラツキの平均は〇・五時間程度であるのに、各年齢で一・五時間以上ずれるグループが存在し、就床時刻、起床時刻が不整な群がいること（これを以後不整群と定義する）。③夜一〇時以降就床するグループ（これを以後遅寝群と定義する）を目的変数とし、養育者の児へのかかわり二〇項目を説明変数として重回帰分析をしたところ「夜九時以降ＴＶの娯楽番組を子どもと見ている」が児の遅寝に影響していること、さらに、保育士との面談調査の中で、②の不整群グループは、保育者が「気になる子ども」としてエピソードをあげた例が多く、睡眠—覚醒リズムの不整が日中の児の情動面に影響を与えていることが明らかになった。具体的にそのエピソードをＫＪ法で分類すると四つのカテゴリーに分類できた。

保育者が気になる子ども

① 無表情で自分の気持ちを表すことが苦手

具体的には、「抱っこしようとしても抱かれようとする姿勢をとらない」「うなずくだけで、言葉やしぐさで伝えない」「遊具を誰かに取られても何も反応せず立っている」などの事例が見られた。

② 集中力、理解力、持続力に欠ける

具体的には、「午前中ボーっとしている」「活動にのれない」「机に肘をついて身体を支える」「姿勢が悪く、すぐクニャっとなる」「体操座りが長続きしない」「保育者の話が座

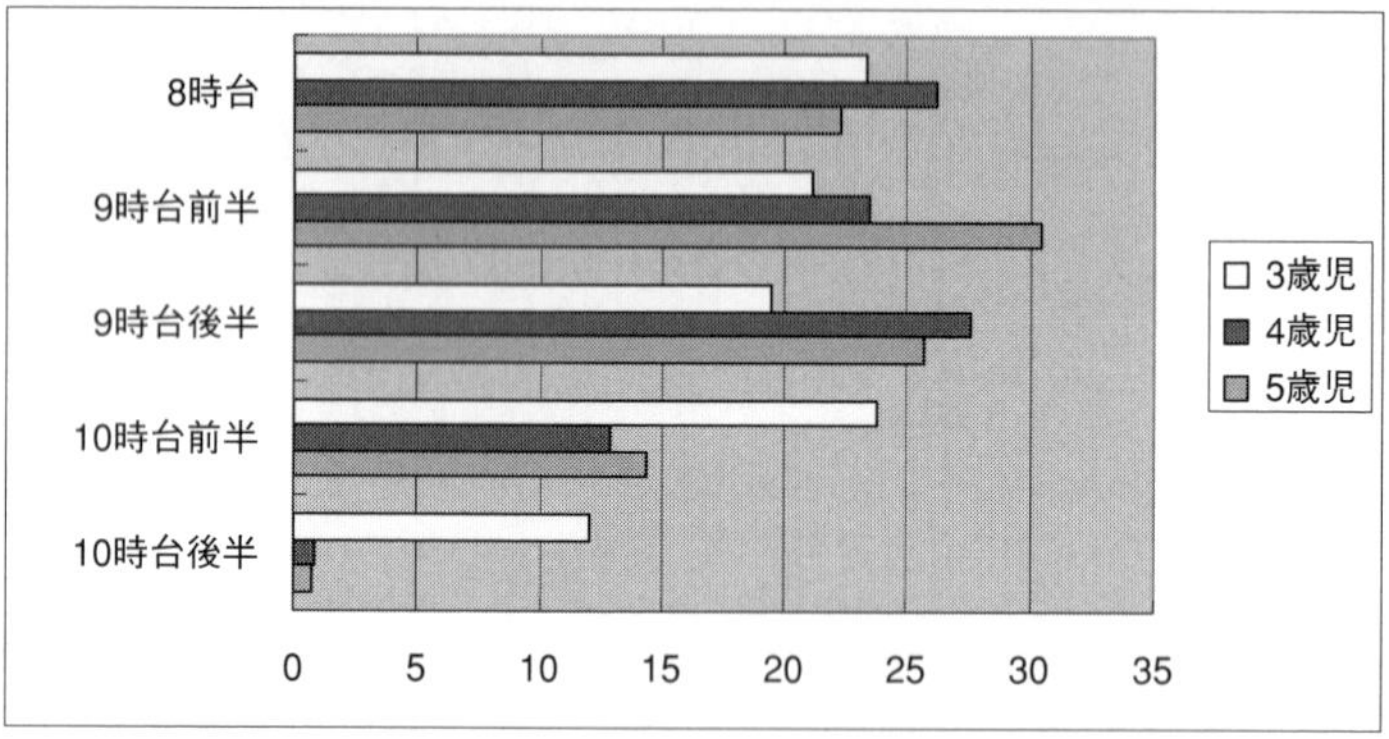

図４　就床時刻分布（2002年の調査より）

って聞けない」などの事例が見られた。

③　こだわりが強く人の気持ちに無関心

具体的には「目の前にミニカーを並べ、誰もテリトリーに入れない」「アルファベットと数字が読める二歳児だが『かして』がいえない」「釣りの知識は大人顔負けだが、隣で友達が泣いていても平気」などの事例が見られた。

④　理由のない攻撃性を示す

具体的には「通りかかっただけで突き倒す」「いきなり隣にいる子の首を絞めようとする」「誰かが泣いていると指をさして笑って喜ぶ」「二本の指で相手の目を突こうとする」「何をするかわからないので目が離せない」などの事例が見られた。

特に③、④には多くのエピソードが集まったことから、睡眠－覚醒リズムの不整は日々の保育活動の中での子どもの情緒の安定、行動の安定に影響するといえるだろう。

(3)　三角形を描けない子ども

さらに睡眠－覚醒リズムの不整は、成長と共に幼児の脳の高次機能にも影響を与えるのではないかと仮説をたてた。そこで、都内近郊の幼稚園、保育所の五歳児クラスに通う幼児二二二名（月齢六一～七二ヶ月、平均六六・四ヶ月。男児一〇五名、女児一一七名）の二週間の睡眠記録と養育者へのアンケート、午前中の保育活動で三角形模写を課す調査を行った。

斜線構成は、水平や垂直の線と比べ困難であること［Applle, 1972］、四歳半から五歳半にかけて二次元平面で斜線を構成する力が著しく発達すること［近藤、1993］、さらに三角形模写が、田中ビネー知能検査、新版K式発達検査などにも取り入れられており、五歳児の課題として妥当であると考えた。その結果、模写できた児（図5）は一八四名、描けなかった児（図6）は三四名であった。二週間の睡眠記録を分析した結果、起床時刻や就床時刻のバラツキは平均三〇分位であったが、ヒストグラムを描くと平均値をピークとするグループと、今回もう一つ一・五〜二時間位ずれているグループが見出された（図7・平均値をピークとするグループを正常群、一・五時間以上ずれているグループを不整群と操作的に定義した）。この就床または起床時刻が不整なグループは三八名だった。睡眠―覚醒リズムの正常不整と三角形を模写の可否とには関連が見出され、ロジスティック回帰分析の結果、睡眠―覚醒リズムが不整な児が正常な児に比べ、三角形を描けなくなるリスク比は五・九倍であることがわかった［Suzuki et al., 2005］。

また、保育者との面談調査で、三角形を描けなかった睡眠―覚醒リズムの不整群は、保育の活動における「気になる子」とほぼ一致し、特に情動面での問題（「理由なき攻撃性」や「こだわり」、「無表情」）や姿勢の問題（「机に肘をついて身体を支える」「体操座りが長続きしない」など）との関連が見出された。

三角形模写に関しては、危惧すべき点がもう一つある。新版K式の発達検査の中で、ここ十数年の間に模写ができる通過年齢が上昇、すなわち遅くなっているのである［郷間、2002］。経済力や教育熱など我が国の状況を考えると、図形模写力発達の遅延は説明がつきにくい。型はめなどの遊具は一般的に普及しているし、日常目にするはずの漢字文字は、

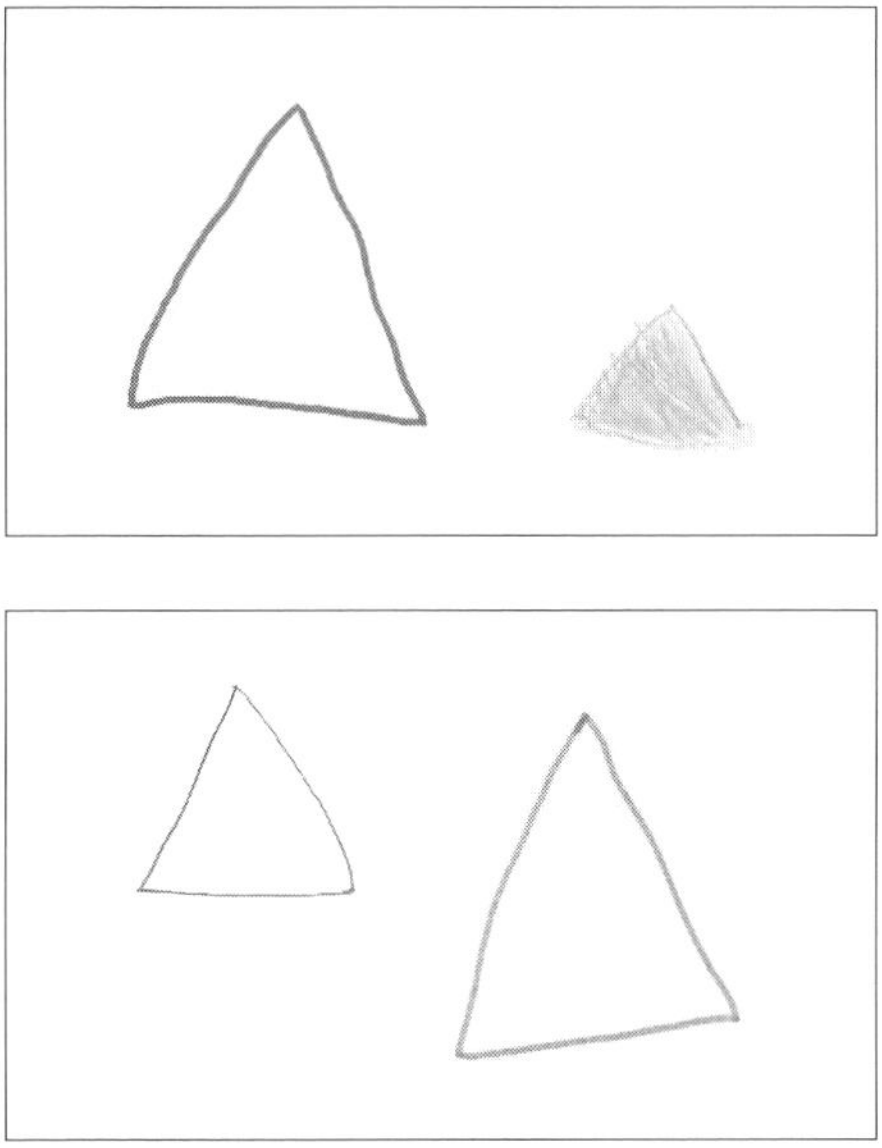

図５　三角形模写（描けた例）

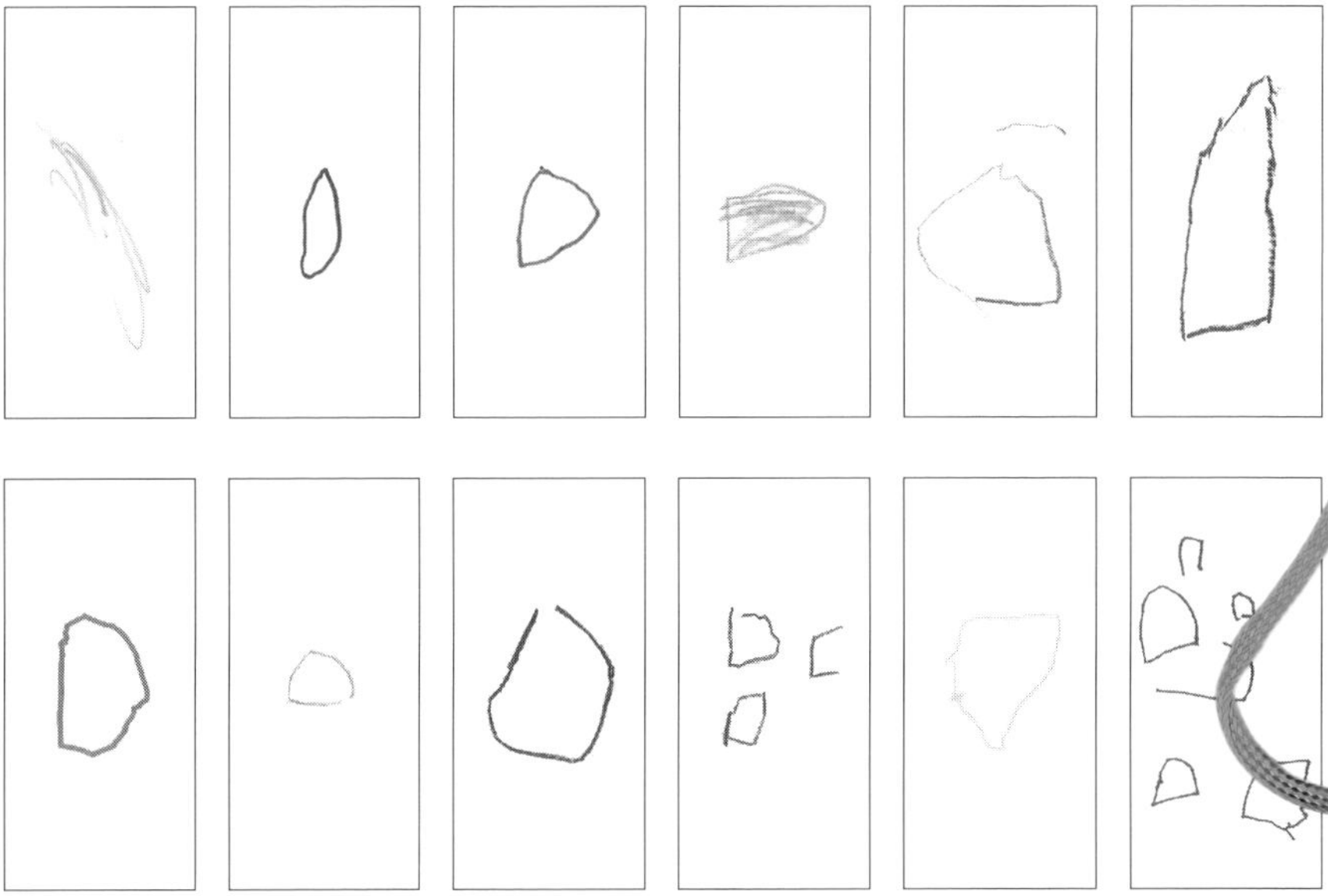

図６　三角形模写（描けなかった例）

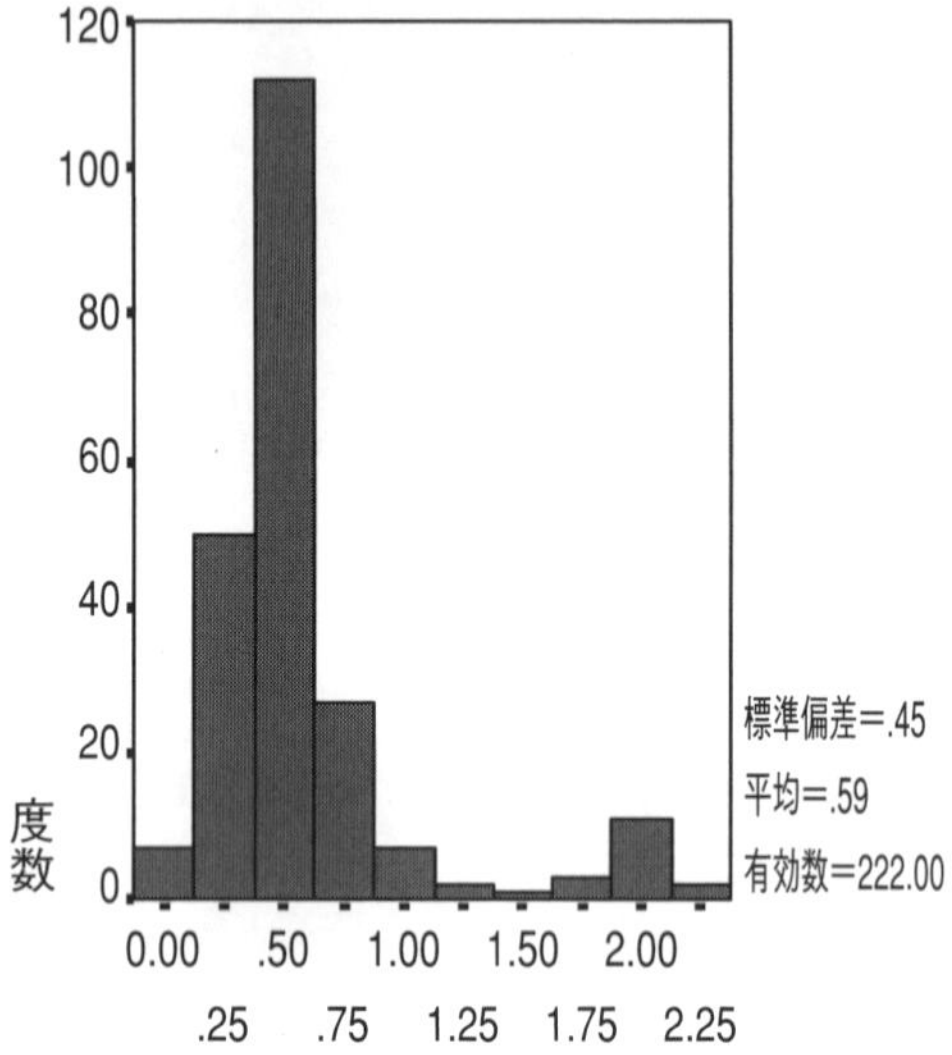

図７　起床時間のバラツキ（２週間の睡眠記録から）

ある意味で「図形」である。にもかかわらず、図形模写の通過年齢が遅くなったのはなぜだろうか。そして三角形模写の可否と睡眠―覚醒リズムの良否とに関連が見出されたのはなぜであろうか。

この二〇年の子どもを取り巻く社会環境の変化から考察してみよう。一九八〇年に携帯ゲーム機が、一九八三年に家庭用ファミコンが誕生し、幼児、児童の遊びの中にまたたく間に普及した。その頃からコンビニエンスストアは激増し（図8）、生活リズムの夜型化との相乗効果を生んだ。幼児のＴＶ視聴時間は一〇年余の間に三〇分以上、ビデオ視聴も若干長くなっている［白石，2003］。実際、二～五歳児の就床時刻台を目的変数として降園後の親子のかかわり二〇項目を説明変数とした重回帰分析の結果、児の就床時刻に影響を与えている要因は「夜九時以降親子でＴＶ娯楽番組を見ている」だった。メディアの影響は少なくとも乳幼児の遅寝につながっており、児の生活リズムが親の生活に引きずられている点がうかがえる。その結果、乳児期早期から睡眠―覚醒リズムの乱れが深刻化している。

昼行性の動物であるヒトは、昼間脳が目覚め、さまざまな知的好奇心をもって活動していく。もし、睡眠に問題があり、内的脱同調のような生体リズムの乱れた状態が続いたとすれば、昼間の覚醒度が下がることは想像に難くない。睡眠不足が続くと認知や記憶などの高次機能に影響することも指摘されている［Bonnet, 1993／Wagner, 2004］。

睡眠―覚醒リズムの良否と三角形模写の可否に関連が見出されたことは、睡眠の問題が、情動面のみならず、幼児の脳の高次機能（認知―運動）にも影響を与えることが示唆され

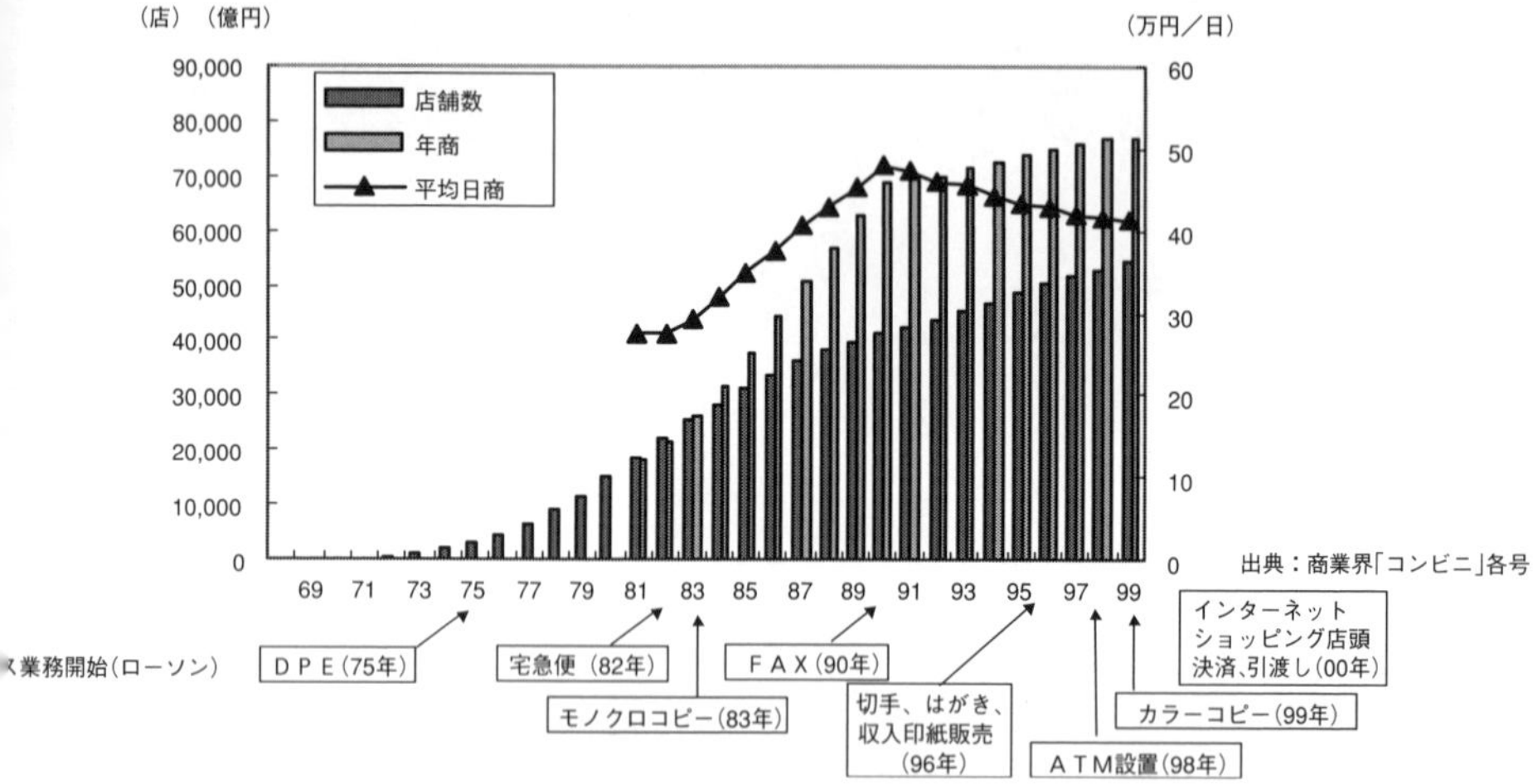

図８　コンビニエンスストアの成長

コンビニエンスストアは、早朝から深夜までという長時間営業と日常の買回り品がワンストップで提供されるという利便性が消費者に評価され、現在まで30年近くにわたって成長を続けている。80年代には、店舗数、年商、平均日商のすべてが伸びていたが、90年代に入ると、店舗数・全体の売上は伸びている一方で、一店あたりの日商は減少している。80年代が成長期、90年代が成熟期といえる。

たと考えられる。

3　保育の場でなすべきこと

(1)　コホート研究からわかったこと

都内および中部地方の保育所に在籍し、三年前一歳児クラス在籍時に調査協力してくれた四歳児に再調査を依頼し、四四名の睡眠記録と養育者へのアンケートを得た。同様に、二年前幼稚園・保育所の三歳児クラスに在籍していた五歳児に再調査を依頼し、一一九名の睡眠記録と養育者へのアンケートを回収した。一歳児時、一〇時以降に寝ていた一四名のうち、四歳児時も一〇時以降に就床していたのは一二名であった。逆に三歳児時九時半前に就床していた五七名のうち五六名が五歳児時でも九時半前だった［鈴木、2005］。遅寝の児は遅寝であり、児の睡眠習慣は引き継がれる傾向があることがわかる。従って、一刻も早く有効な乳児期からの介入のありかたを示すことが望まれる。

二四時間社会といわれる今の日本で、しかも多様化する保育形態の中、子ども達の就床時刻を早め、きちんとした睡眠－覚醒リズムを作るには、どうしたらよいのだろうか。

(2)　睡眠の問題の改善・介入——保育の場からのアプローチ——

都内の三保育所に通う三～五歳児を対象に、睡眠記録の調査を行った。その後、養育者にアンケートを実施し、児の睡眠状況と二週間の睡眠日誌への感想をたずねた（図9）。さらに保護者対象に数回「睡眠の勉強会」を行い、保育者を交え、クラスごとの「生活リズム」の目標を定めた。保育者はそれを各クラスに貼って日々の話題にのぼらせ、保健便りに取り上げて目に触れるよう工夫した。一年後、同時期に再調査をし、児の睡眠記録と養育者へのアンケートを回収した結果、養育者は児の生活リズムを作ることを意識的に行うようになり（図10）、夜一〇時以降に就床する児が有意に減った［鈴木、2006］。

この結果から、保育の場で、養育者に対し児の睡眠―覚醒リズムを形成していくためのいくつかの方法を提言したい。

・　睡眠に関する科学的根拠をきちんと説明できる場をもつ
睡眠およびそのリズムに関しての知識とその科学的根拠は、学生時代はもとより母親学級などでも教えてもらうことが少ない。社会の変容とは別に、ヒトが昼行性の動物であることは認識すべきであろう。

・　養育者に幼少時代の睡眠習慣を思い出してもらい、今の状況と比較する
乳幼児の養育者達の多くは、まだ夜八～九時台に寝ていた世代である。養育者が何時に、どのように寝ていたかをたずね、幼少時代の親との関わりを思い出してもらうことである。そして児の睡眠―覚醒リズムの確立には、養育者自身の関わりが必要であることに気づいていくことが大切であろう。

・　二週間子どもの睡眠状況を記録し、事実を知ること

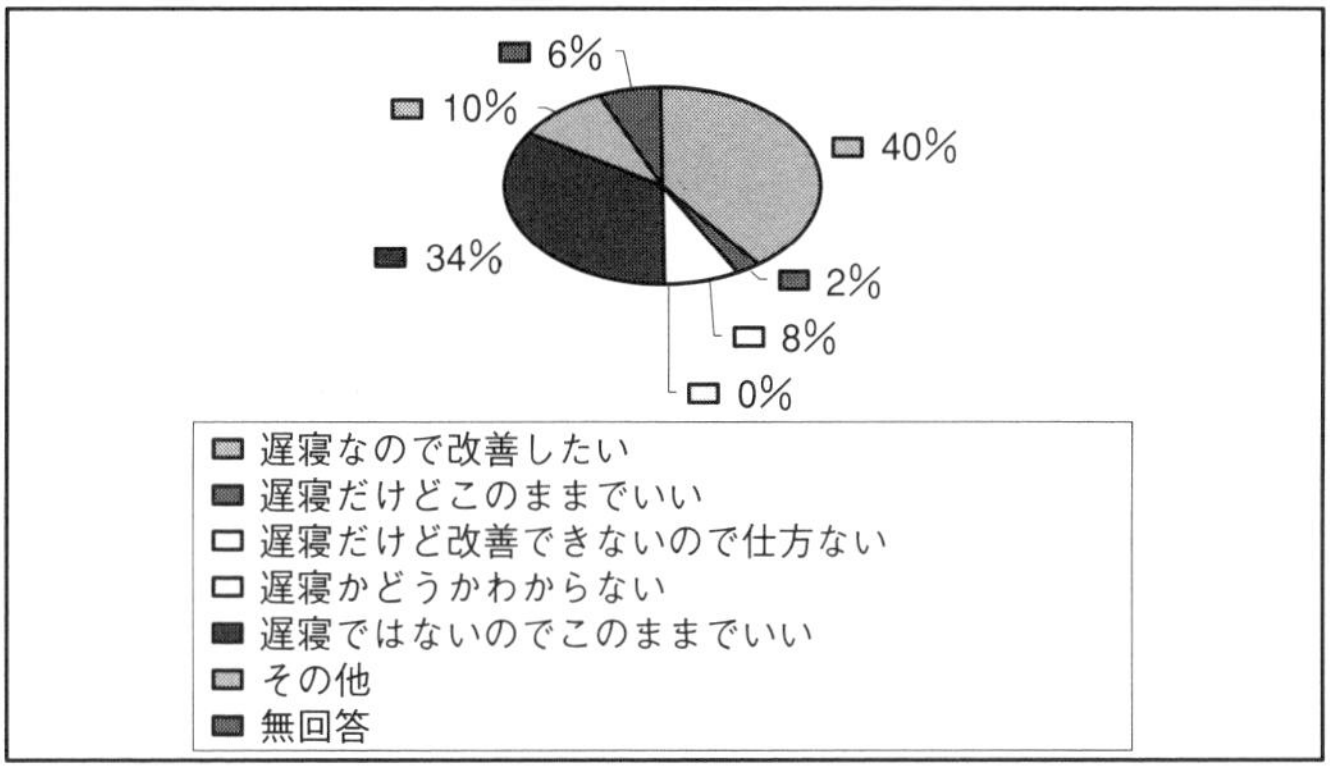

図９　睡眠記録後の養育者の感想

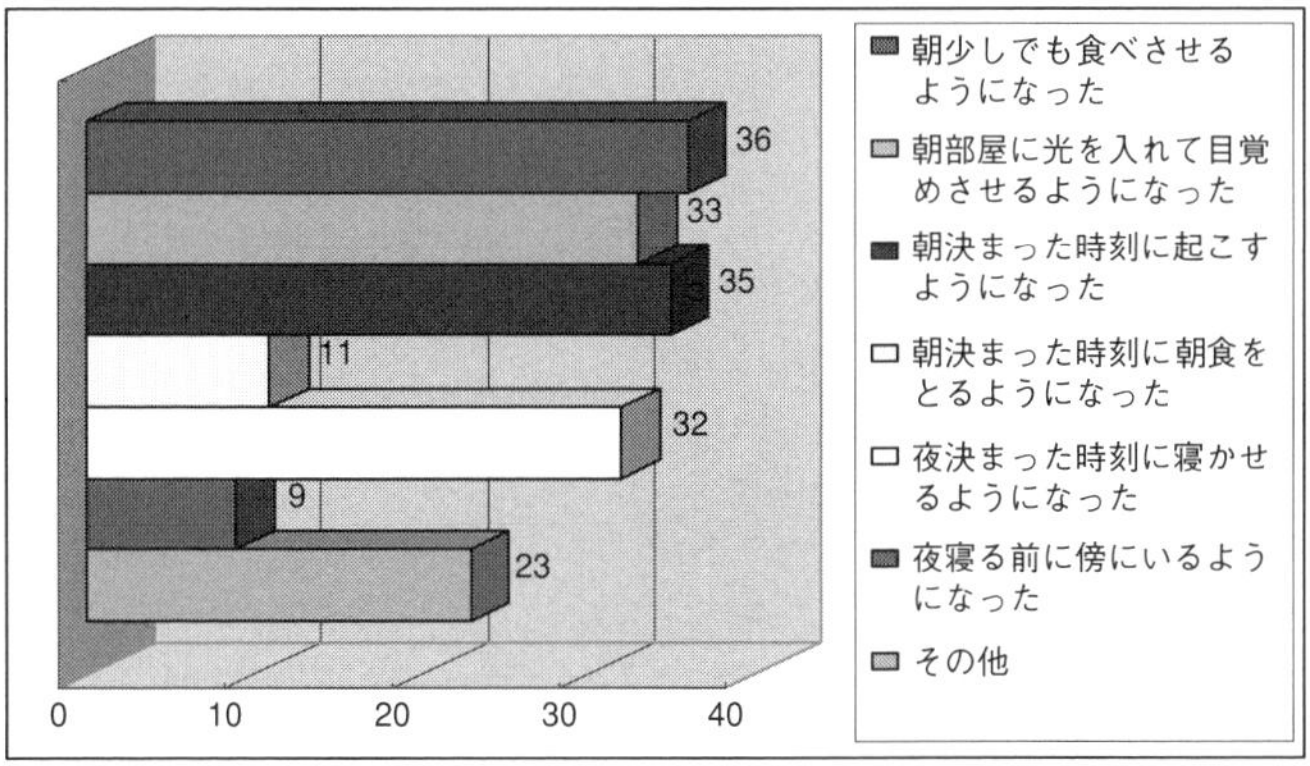

図10　睡眠記録後改善したこと（複数回答）

睡眠—覚醒リズムについては、測定の安定性や季節などを考慮した上で、一個体から最低一四日以上継続し把握することが必要だといわれる［本間、1990］。養育者が書きやすい形で結果が一目瞭然となるような睡眠日誌を作成し、記録してもらうことを勧めたい。児の遅寝を自覚して、初めて改善の意欲が湧くといえる。

・改善のための具体的な方策を示すこと

早起き早寝の必要性を感じてもらえたら、「朝、カーテンをあける」「決まった時刻に起こす」など、努力できそうなところから取り組むことが大切である。例えば就眠儀式として、トイレやお風呂の電気を消す、眠り小物を枕元に置く、絵本を読むなどがあげられる。

・保育の場での児の変化を伝える

養育者が努力した結果は、児の日中の様子に表れる。保育者はそうした児の変化を素早くとらえ、養育者に返していく姿勢が求められる。養育者に生活リズムが大切だという意識を持ってもらうためには、日々の保育の中での信頼関係が大切である。「養育者が昔と違う、変わった」と嘆くばかりでは解決にならない。児が変わることによって養育者も変容できる。「朝ごはんをしっかり食べてきたから一日元気だった」「ぐっすり眠ることができたから、テキパキ動いていた」など具体的にその姿を伝えることで、養育者の自信と意欲につながると思う。

・個々の子どものリズムを大切にし、養育者の要望に耳を傾ける

特に保育所では、幼児になると「午睡」の問題が出てくる。福田［2003］は保育所における幼児の午睡を「不適切」な「仮眠の強要」ととらえ、「睡眠という現象に対する正し

い理解の不足」が原因としている。確かに、三歳以上児には午睡を嫌がる児も見られ、保育所嫌いにつながる一因となっている。

保育所保育指針は、学習指導要領である幼稚園教育要領と違い、〝強制力〟を持たない上、平成一二（二〇〇〇）年の改訂では「一人一人の……」と〝個〟を尊重する内容が示された。午睡に関しても三歳児以上の保育内容では一貫して「午睡など適切な休息をさせ、心身の疲れを癒し、集団生活による緊張を緩和する」とあり、本来午睡を強要してはならない。現に午睡は全国の保育所で必ず行われているわけではなく、三歳児以上に関しては、夏の水遊びの時期や運動会の練習時期に限って行っている園（地域）や、一年中給食後は別の部屋に布団を敷いて、眠りたい子どもだけ寝る方式のところも増えてきている。にもかかわらず、五歳児クラスのデイリープログラム（日課）に午睡が入る園があるのは、長時間保育（通常一日一一時間以上の保育を指す）および集団での緊張感が強いという保育者の〝配慮〟かもしれない。その配慮が適切なものかどうかの検証と同時に、指針で示している「午睡など」の「など」のバリエーションを、個々の子どもに合わせて保育の場で創っていく努力も必要だと思われる。

(3) 今後の課題

保育の中で子どもがいきいき活動していく基盤には、適切な睡眠状況が欠かせない。そして、子どもの睡眠の問題を論じるためには、社会と養育者への認識を深めていくことが最も重要である。筆者らは、二〇〇三年「子どもの早起きをすすめる会」を立ち上げ、ホームページを開設した（http : //www.hayaoki.jp)。乳幼児の睡眠に関するリテラシーをめざし、地道な努力を積み重ねていきたい。

（鈴木みゆき）

引用・参考文献

Apple, S. 1972 Perception and discrimination as a function of stimulus orientation. *Psychological Belluetin,* 78（4), 266-278.

Bonnet, M.H. 1993 Cognitive Effects of Sleep and Sleep Fragmentation. *Sleep,* 16,S 65-S 67p.

福田一彦 2003 「睡眠学」『教育と睡眠問題』169-184p.

郷間英世 2002 「現代の子どもの発達的特徴についての研究—一九八三年および二〇〇一年のK式発達検査の標準化データによる検討１」『子ども学』第５巻 11-22p.

服部祥子・原田正文 1991 『乳幼児の心身発達と環境』名古屋大学出版会

本間研一・本間さとほか 1990 『生体リズムの研究』北海道大学出版会 261p.

近藤文里 1993 『斜線構成の発達的研究』多賀出版

近藤洋子 2001「幼児の生活リズムと健康に関する研究～地域差と通園状況による比較～」『保育と保健』第7巻第1号 40-45p.

厚生労働省 2004a 『社会福祉施設等調査報告書』

厚生労働省 2004b 『市町村次世代育成支援行動計画に係る子育て支援関連事業の目標値の検討状

況について』
Kohyama, J. et al 2002 Potentially Harmful Sleep Habits of 3-year-old Children in Japan. *Journal of Developmental &behavioral Pediatrics,* 23, 67-70.
文部科学省 2002 「預かり保育実施状況」『文部科学省報道「預かり保育」の参考資料 2002・6・4』
文部科学省 2004 『学校基本調査報告書』
ＮＨＫ 2002『国民生活時間調査』ＮＨＫ出版
白石信子 2003 「幼児はテレビとどのようにつきあっているか―「ＮＨＫ幼児視聴率調査」の結果から」『武蔵工業大学環境情報学部メディアセンタージャーナル』第４巻 24-28p.
鈴木みゆき 2004 「保育所に通う一歳児の睡眠―覚醒リズム」『児童学研究（聖徳大学児童学研究所紀要）』第６号 61-64p.
鈴木みゆき 2005 「幼児の睡眠の問題～追跡研究～」『日本保育学会第五八回研究発表論文集』
鈴木みゆき 2006 「保育所に通う幼児の睡眠―覚醒リズムの改善について」『児童学研究（聖徳大学児童学研究紀要）』第８号 107-112p.
Suzuki, M. et al 2005 Children's ability to copy triangular figures is affected by their sleep-wakefulness rhythms. *Sleep & Biological Rhythms,* 3（2）.
鈴木みゆき・高橋千香子ほか 2002 「現代の親子に対する保育者の意識に関する研究」『小児保健研究』第61巻第４号 593-598p.
Wagner, U. et al 2004 Sleep inspires insight. Nature, 427（6972）,352-355.

column

短時間仮眠の有効性

一五～二〇分の仮眠でも脳の休息には有効である。上手に利用すると脳の疲労や眠気を回復できる。習慣的な就眠時刻の一五時間後頃に、昼間の覚醒時間帯うちで眠気は最も強くなる。これはサーカディアンリズムにより生じる現象であり、昼間の交通事故やヒューマンエラーの最頻発時刻も、この眠気の強い時間帯である。睡眠が不足していると、この時間帯の眠気はより強くなる。仮眠には補償的仮眠と予防的仮眠があり、短時間仮眠は予防的仮眠として用いると有効性がより高まる。短時間仮眠は、脳機能を回復させ、作業能力を改善し、その効果は三～四時間持続する。短時間仮眠の効用は、クリエイティブな頭脳労働を要求される現場、危険な作業に従事する現場、人命を預かる現場、重要な判断を要求される現場において認識されつつある。予防的仮眠は昼休みに取っても、その効果が持続するため、その後の耐え難い眠気の出現を予防できる。仮眠も二〇分を越えると、睡眠が不足している場合には深睡眠が出現し、目覚められなくなったり、目覚めた後も、睡眠から覚醒への切り替えが円滑に行われず、仮眠後の作業能力はむしろ低下する。短時間仮眠は、習慣的就寝時刻から一九時間後頃の深部体温が最も上昇する時期までは、数回取っても夜間睡眠に悪影響を及ぼすことはない。一方、就寝三～四時間前までに仮眠を取ると、夜間の主睡眠に悪影響を与えるので禁物である。なお、深部体温が最も上昇する習慣的就寝時刻から一九時間後頃は、仮眠を取ろうとしても眠れない時間帯である。

仮眠をとる場合には、頭の位置が固定できる安楽椅子などで、背もたれの角度を六〇度以上にしてとった方が、仮眠後すぐに活動体制に移れる。横になって仮眠をとると、睡眠慣性が働いて目覚めにくい。眠ると首の筋緊張が低下するので、仮眠をとる時は頭の位置を固定した方が良く、足はのばした方が楽に眠れる。仮眠をとる場所は、直射日光が当たる場所、騒音の多い場所、暑すぎる・寒すぎる場所、臭気の強い場所、振動の多い場所は避ける。仮眠をとる前に、目覚ましをセットする。また、仮眠前にカフェインの入った飲料を飲む。カフェインは、飲んで三〇分後くらいから効き始める。仮眠が終わる頃にちょうど効いてくるので、仮眠を妨害せず、仮眠後の睡眠から覚醒への切り替えが円滑に進み、すっきりと目覚められる。

column

第10章　思春期と睡眠——生活習慣と睡眠、不登校——

本章では、思春期の睡眠と心身の健康、生活習慣について概説するとともに、家庭・教育現場における睡眠健康教育の課題や展望や睡眠の規則化をはかるための具体的な生活習慣メニューや不登校問題についても言及する。

1　夜型社会の進行

大人ばかりでなく思春期の生徒の夜型化は全国的に広がっている。近年、小学生・中学生・高校生ともに、就床時刻が三〇年前に比べ約一時間遅くなっていることが報告されており、小学生・中学生・高校生の生活習慣を調べた二〇〇〇年の調査［石原、2001］によれば、睡眠不足感を感じる生徒の割合（やや不足、かなり不足と回答した割合）は、小学生では、59％、中学生で67％、高校生においては74％と学年の進行とともに増加している。いずれも大人（二〇代から五〇代）の55.6％をはるかに上まわっていることは、驚くべきことである。また昨今、教育関係者や養護教諭からは、休日明けや月曜日に、眠気や体のだるさを訴え、保健室を訪れる生徒が特に多いことをよく耳にする。近年の睡眠研究の進歩から、睡眠の不足や障害は、学習、記憶、注意集中、感情コントロールなどの高次脳機能を特に顕著に阻害することが報告されている［Bonnet, 1994／Drake et al., 2001／Tanaka & Shirakawa, 2004／Randazzo et al., 1998］。

就床時刻の遅延は、睡眠時間の短縮やリズムの乱れ（不規則化）につながり、学校での活動性や集中力の低下を招き、本人の能力の発揮を妨げる。また、日中の眠気を増強させ、午前中および夕方の居眠りを引き起こす一因ともなっている。

小学五年生の学業成績と睡眠時間についての研究で、睡眠時間が短い生徒や長すぎる生徒で、学校での活動性、集中力、国語、算数の成績が低下していること、また、高校生でも睡眠時間が短い生徒や長すぎる生徒で、英語や数学の成績が低下していることが明らかになってきた［田中、2005］（**図1**）。つまり、心身の健康や脳機能のためには、睡眠の量の側面を単に強調するだけではなく、睡眠の規則性について認識を高める必要があるといえる。適正な睡眠が、学業成績や〝ひらめき〟を向上させることは、国内外の研究で多く指摘されており、最近では、ひと昔まえの、〝四当五落〟神話も科学的に否定され、眠りはこれまで私たちが考えていた以上に、人間の脳機能、心身健康と密接な関連をもつことが明らかになってきた（**表1**、**図1**）。以上のような面から考えると、生活習慣の確立に大切な時期である思春期において適正な睡眠を確保することは、教育問題はもとより生涯健康の観点からもとても重要である。

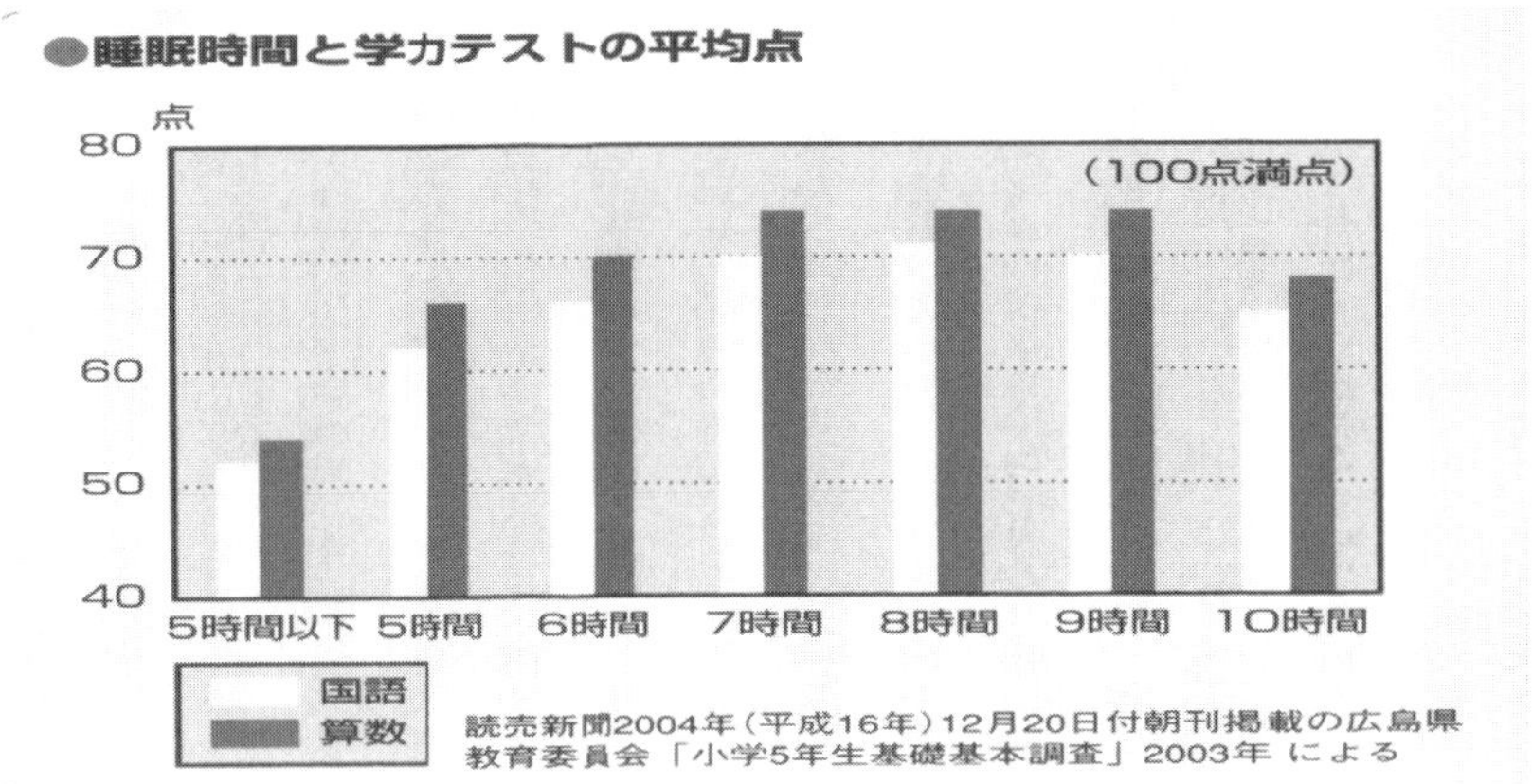

読売新聞2004年(平成16年)12月20日付朝刊掲載の広島県
教育委員会「小学5年生基礎基本調査」2003年 による

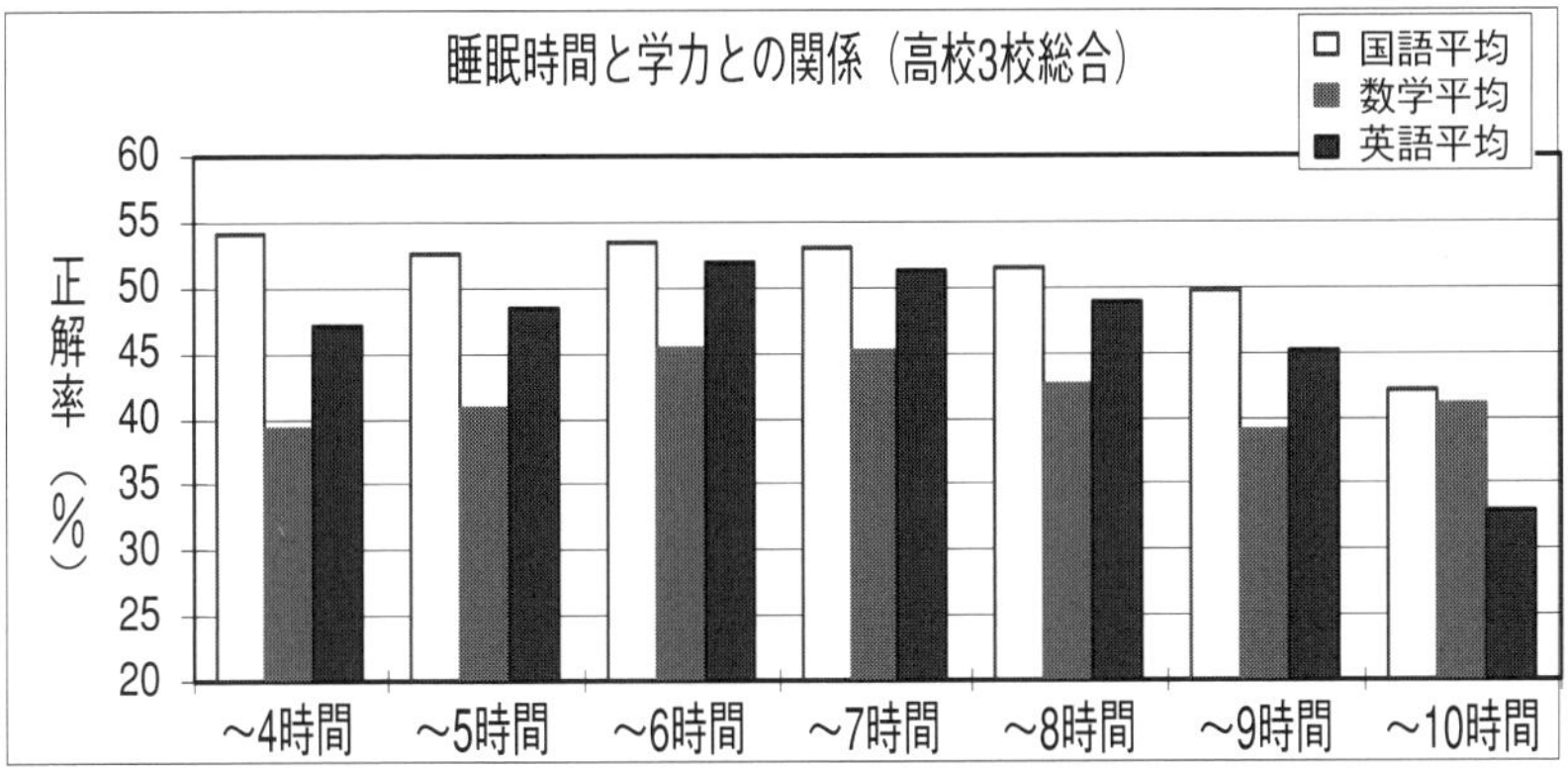

図1　睡眠時間の長さと学業成績の関係

表1　睡眠の障害や不足による脳、心、身体への影響

脳機能への影響	身体の健康への影響
集中力の低下	免疫力の低下
注意維持の困難化	運動能力の低下
記憶能力の低下	身体回復機能の低下
学習能力の低下	生活習慣病の増加
心の健康への影響	**行動への影響**
感情制御機能の低下	朝食欠食・間食
創造性の低下	遅刻、欠席の増加
意欲の低下	授業中の居眠り
モラルの低下	うっかりミス・事故

2 思春期の生活習慣と睡眠、心身健康

中学生の睡眠時間の国際比較によると、日本は米国より約三〇分、ヨーロッパ諸国よりも九〇分以上、夜間の睡眠時間が少ないことが報告されている。また、日本同様に夜間の睡眠時間が少ないのは亜熱帯の台湾で、台湾の中学生には最低三〇分の仮眠時間が設けられている［福田、2003］。日本本土都市部の生徒に対する研究［白川ほか、2001／堀、1998など］と同様に、沖縄県の中学生の生活習慣、睡眠健康を調べた筆者らの研究［田中・平良・荒川ほか、2000a／2000bなど］でも、夜型化や睡眠時間の短縮、睡眠健康の悪化している子どもたちが多く見られることが明らかになっている。学年の進行にともない（一年生に比べ、二年生で一・六倍、三年生で二・九倍の確率で）、二四時以降に就床する中学生の割合が増加することがわかった（**図2**）。また、遅寝が朝食欠食や日中の状態に与える影響を調べてみると、就床時刻が二四時以降の生徒たちは、二四時以前の生徒に比べ、朝食を欠食する確率が二・五倍高い。また、二四時以降に寝る生徒たちは、二四時以前に寝る生徒に比べ、「日中の耐え難い眠気を感じる」リスクが一・八倍、「授業中の居眠りをする」リスクが二・一倍に高まる。また、性差について調べると、二四時以降に就床する中学生の割合は、女子生徒が男子生徒の一・二倍と、女子生徒の方が遅寝になっており、朝食欠食や日中の状態に与える影響（月経による眠気を補正処理）も男子生徒に比べややや大きくなっている。女子生徒の携帯・メールの使用時間が長いこととの関連も示唆されて

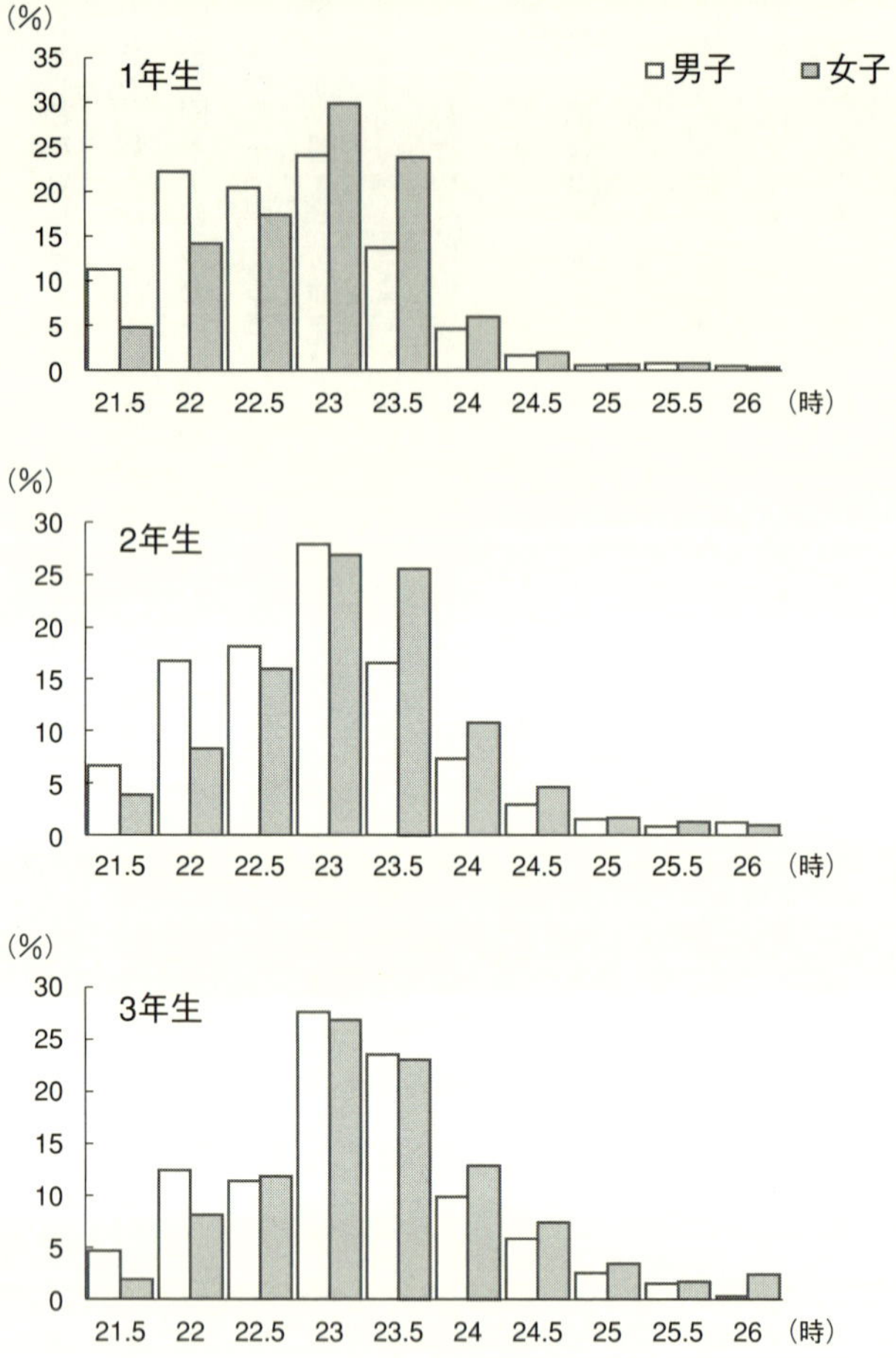

図２　就寝時刻

おり、また夜型化の生活スタイルは、就床時刻の後退による睡眠時間短縮、睡眠不足ばかりでなく、生体リズムへの影響（睡眠の不規則化や質の悪化）とも関連している。この問題に関する詳しい解説は後述するが、中学生の時期に生活の不規則化が顕著に進行することになる。

生活習慣の確立に大切な時期である思春期において、夜型化（就床時刻の後退）が学年の進行にともなって高まること［荒川ほか、2001など］、特に、中学二年生で睡眠習慣の不規則化が、三年生で睡眠時間帯の後退（遅寝遅起き）や食習慣の不規則化が激増することが報告されている。また、睡眠健康（睡眠の質的側面）が悪化している中学生は、睡眠が良好な中学生に比べ、起床時の気分悪化や授業中の居眠りを訴える場合が圧倒的に多く、精神健康も悪化していること［Tanaka et al., 2002など］、欠席や遅刻が多く、授業中の集中力も低下していること、イライラや疲労感も多いことが指摘されている（**図3**）［田中・白川、2004］。

最近問題視されているキレやすい生徒の増加も、睡眠悪化による大脳皮質による感情のコントロール機能低下、セロトニン分泌低下と無関係ではないようである。また、就床時刻が遅延しているほど、不眠感、睡眠不足を訴える生徒が多く、起床時の気分の悪さや朝食欠食が見られ、日中の耐え難い眠気や授業中の居眠りの混入も有意に多いことも指摘されている［荒川ほか、2001など］。セロトニン分泌を増やすには、運動やしっかり噛んで食べるなどの習慣が重要であり、就床時刻が遅くなることによって、体温リズムなどの生体リズムが後退すると、日常生活リズムとの間にずれが生じる。学期中は、始業時刻の制

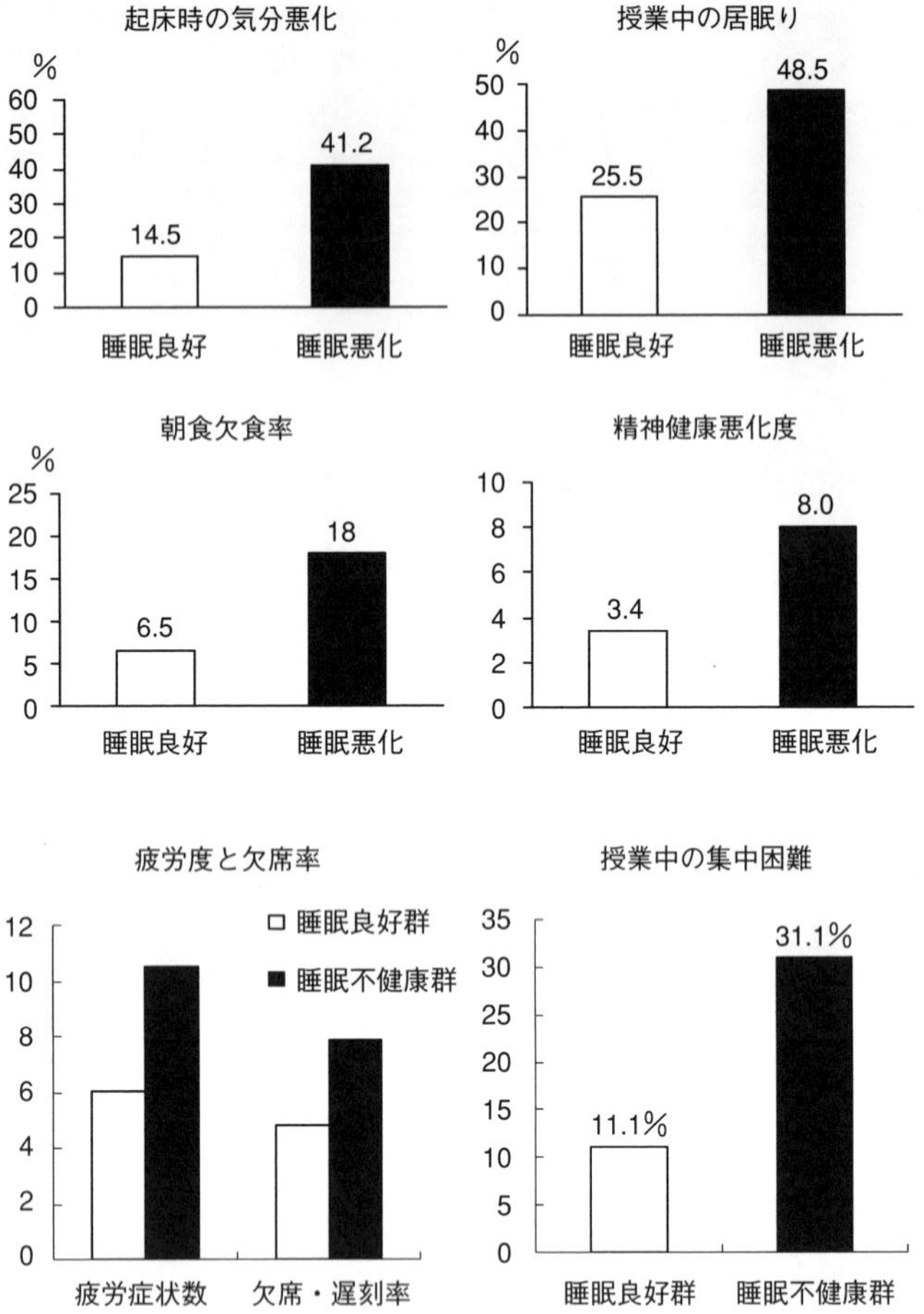

図3　睡眠健康と朝食欠食・居眠り・疲労

限から、就床時刻が遅くなった分ほど起床時刻をずらすことは、現実的には困難である。結果的に、心身機能の最も低下しているタイミングで起床しなければならない状態になり、起床困難や眠気やだるさといった症状が現れることになる。

また、最近の研究［神山、2005］では、睡眠の悪化は肥満とも関連し、脳の視床下部にある満腹中枢に食欲を制御する情報を送るレプチンというホルモンを減らし、反対に食欲増進の働きのあるグレリンというホルモンを増やし、体重を増加させるということが指摘されている。一方、夜型化の生活スタイルによる睡眠覚醒リズムの変化は、成長ホルモンの分泌にも影響を与える。発達に重要な成長ホルモンは寝入って三時間ぐらいの間の深い眠りの時に、集中的に多く分泌されるので、就床直後の睡眠時間の持続も重要である。携帯の電源を切って眠ることも、睡眠の持続―成長ホルモン分泌のためには必要かもしれない。

以上、さまざまな研究成果から、夜型化の進行は、生徒の脳や心身の機能維持や発達に深刻な影響をあたえていることがわかる。そこで、次になぜ生活の夜型化が進行するのかについてを述べる。

3　なぜ、生活の夜型化が進行するのか
――睡眠と深部体温リズム、メラトニン分泌リズム――

図4に示すように、睡眠は体温リズムと密接な関係がある。夜間の睡眠は体温が下降することで起こりやすくなり、最低点に達したあと、あるレベルまで体温が上昇すると睡眠

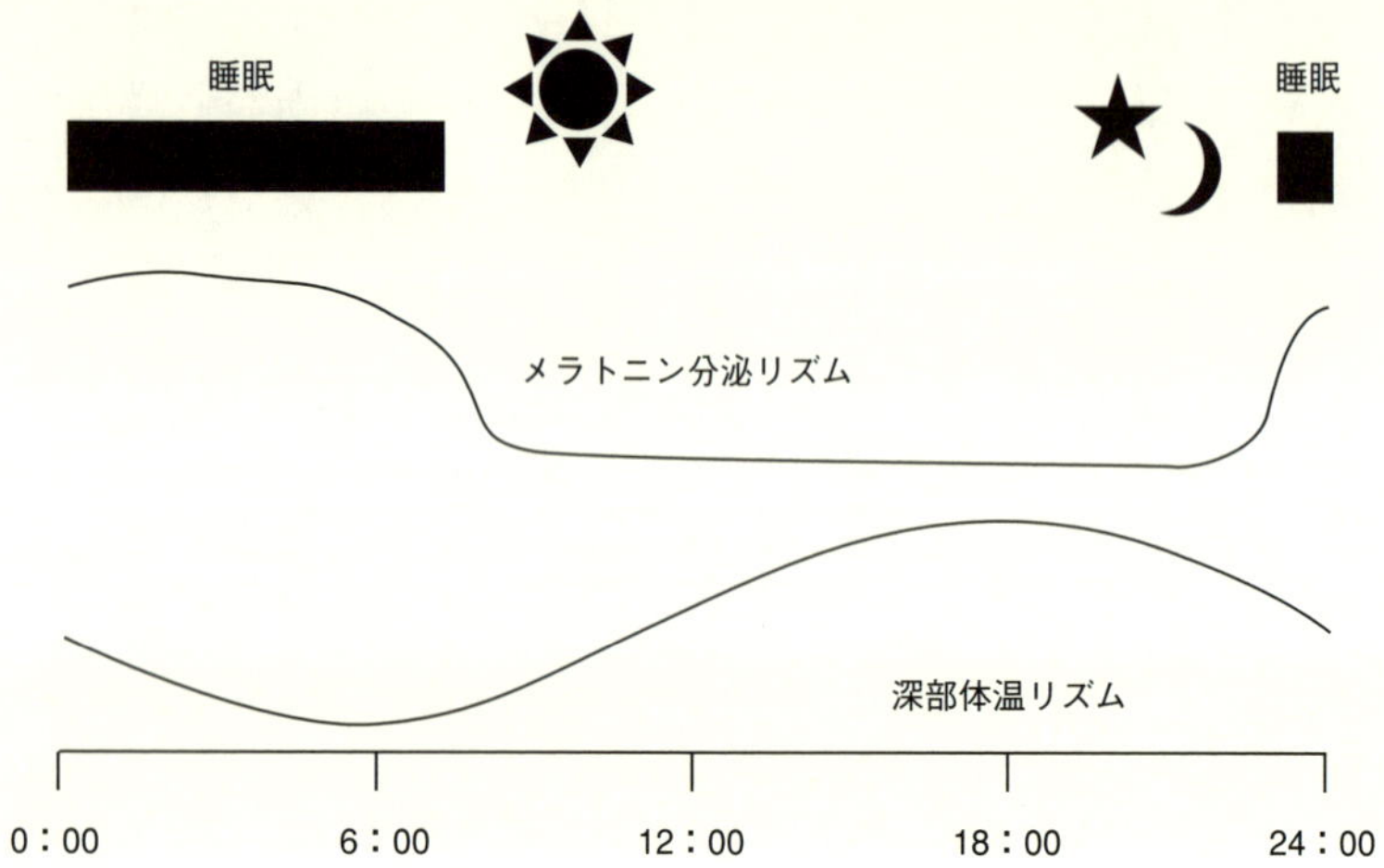

図 4　睡眠とメラトニン、深部体温リズム

は終了し、人は目を覚ます。すなわち、体温のスムースな下降が入眠を円滑にする。一方、メラトニンには睡眠を安定させる効果がある。このメラトニン分泌は、入眠前から血中濃度が上昇し、生体が夜と認識する時期に増加する。しかし、生活が都市化し、いつまでも電気がこうこうとついていると、大脳皮質の興奮が高まり、入眠も困難になり、夜型化を促進する。交感神経系優位な状態から副交感神経系優位な状態への切り替わりも悪くなる。さらに、睡眠を安定させる働きのあるメラトニン分泌は、光により抑制されて、睡眠の質的悪化を招く。コンビニエンスストアの明るすぎる照明も一因と指摘されている。また、就床時刻の遅延が唾液中メラトニン濃度を低下させることも報告されている［Kohyama, 2002］。

夕方以降にとる長い仮眠*は、遅寝を促進するばかりでなく、眠りを浅くすることが指摘されている［Fukuda & Ishihara, 2002］。つまり、仮眠の習慣は、睡眠不足を補うというよりも、夜間睡眠の側から見れば、就床時刻を遅らせ、睡眠を悪化させ、日中の眠気を増強させることにつながる。中学生・高校生、一万人を対象に日中の居眠り頻度・仮眠頻度と就床時刻を調べた研究［石原・福田、2004］では、就床時刻が後退しているほど日中の居眠りが多くなること、就床時刻が早い生徒たちでも一週間あたりの仮眠の頻度が高い生徒は、仮眠の頻度が低い生徒にくらべ、日中の眠気が強いことが指摘されている。また、夜間の睡眠時間の長さが同じでも、仮眠を多くとり、結果として一日あたりの合計睡眠時間が長い生徒の方が、むしろ日中の眠気が強いことが指摘されている。生体リズムを無視して、合計の睡眠時間を増やそうとする方策は逆効果ということである。本人の意図とは逆

＊石原・福田［2004］は、居眠りや昼寝を両方合わせて仮眠と定義。自分の意思で積極的に横になって眠ることを昼寝、意図せずに眠ってしまうことを居眠りと定義している。

に、その夕方以降の長い仮眠は、夜型化を促進し、日中の眠気を増加させ、さらにその状態は、夕方以降に、また仮眠をとらざるをえない強い眠気を生み出す悪循環を生むことになる。最近、教育上の観点からも睡眠や生活リズムの重要さが省みられつつある。

4　生活リズムを保つ重要性――生体リズムについての理解を深める――

約一日を単位とした生体リズムは、規則正しい日常生活では生体リズムが昼間の活動と夜間の休息という約二四時間（一日）の昼夜生活リズムに秩序正しくセットされ、私たちは心身ともに健康な生活を送ることができる。約一日を単位とした生体リズムは、サーカディアンリズム（概日リズム）と呼ばれ、深部体温や血圧、脈拍といった自律神経系やメラトニン、コルチゾール、成長ホルモン、免疫系、代謝系などに見ることができる。しかし、この生体リズムの周期は正確な二四時間でなく約二五時間であり、私たちは太陽の光などで、毎日、一日二四時間という外界の昼夜リズムに合わせて約一時間修正して生活している。日の出によって太陽の光を目でキャッチし、その光信号は脳の視床下部にある視交叉上核という場所に伝達される。この視交叉上核の中には、体内時計があり、光によって一日の明暗サイクル約二四時間周期に修正される。サーカディアンリズムを二四時間の環境周期に同調させる因子を同調因子と呼び、人における同調因子では2500ルクス以上の光や食事、社会的接触や運動などが知られている。しかし、昼夜逆転の生活や不規則な生活状況が続くと、さまざまな生体機能のリズムは秩序を保てなくなり、外界のリズムによって生物時計がリセットされにくくなる。毎日一時間のずれを修正できず、どんどん後ろにずれていく生体のリズムは、睡眠位相後退症候群や非二四時間睡眠・覚醒リズムなどの生体リズム障害となり、眠りたいのに眠れない状態や一種の時差ぼけ状態を引き起こすことになる。

5 遅刻・欠席日数の増加への対処 ――生活習慣チェックリストと睡眠日誌の活用――

次に、遅刻・欠席日数の増加への対処について生活習慣チェックリスト（**表2**）、睡眠日誌による生活指導および時間療法を組み合わせて改善した例を紹介する（**図5**）。昼夜逆転が見られていた生徒（高校二年生女子）（**図5上段**）に、お盆休みを利用し、睡眠時間帯を一・五時間ずつ後退させ（**図5中段**）、深夜一二時に眠れるようになったところで、睡眠時間を固定した（**図5下段**）。睡眠時間帯を前進させず、後退させたのは、以下の生体リズムの観点からである。

先述したように我々の本来の生体リズムは、二四時間より長い周期であるので、睡眠時間帯を一時間前に動かすより、後ろに動かすほうが理にかなっている。毎日、一・五時間ずつ早起きしていくより、毎日、一・五時間ずつ遅寝していくことの方がたやすいのは、たいていの人が納得するところであろう。図のケースの場合では、時間療法に合わせ、同調因子を強化するような習慣行動を目標とすることで、睡眠時間の固定をより確実にしたといえる。このケースの場合、半年後（三月）も深夜一時～午前七時三〇分のスケジュー

表2　生活習慣チェックリスト

生活リズムの確立のために、一日の過ごし方を振り返ろう

(　　) の中に、既にできていることには○、頑張ればできそうなことには△、できそうにないものには×を付けてください。

＊できているほどが100点に近い

(　　)	毎朝ほぼ決まった時刻に起床する	点数 (　　点)
(　　)	朝おきたら太陽の光をしっかりと浴びる	(　　点)
(　　)	朝食を規則正しく毎日とる	(　　点)
(　　)	日中はできるだけ人と接触し活動的に過ごす	(　　点)
(　　)	部活などで活動的に過ごす	(　　点)
(　　)	帰宅後は仮眠をしない	(　　点)
(　　)	夕食後以降、コーヒーなどのカフェインの摂取を避ける	(　　点)
(　　)	就寝の２時間前までには食事を終わらせる	(　　点)
(　　)	夜９時以降、コンビニなど明るいところへ外出しない	(　　点)
(　　)	床に入る１時間前には部屋の明かりを少しおとす	(　　点)
(　　)	ベッドでテレビをみたり、勉強・読書をしない	(　　点)
(　　)	寝室は静かで適温にする	(　　点)
(　　)	就床前は、脳と身体がリラックスできるように心がける	(　　点)
(　　)	就床時刻が不規則にならないようにする	(　　点)
(　　)	午前０時までに就寝する	(　　点)
(　　)	寝床で悩み事をしない	(　　点)
(　　)	眠くなってから寝床に入る	(　　点)

頑張ればできそうなこと△の中から３つほど自分で、改善しようと思う目標をあげてください。

目標　1________　目標　2________　目標　3________

生活リズムの確立とより良い睡眠のために一緒に考えていきましょう！

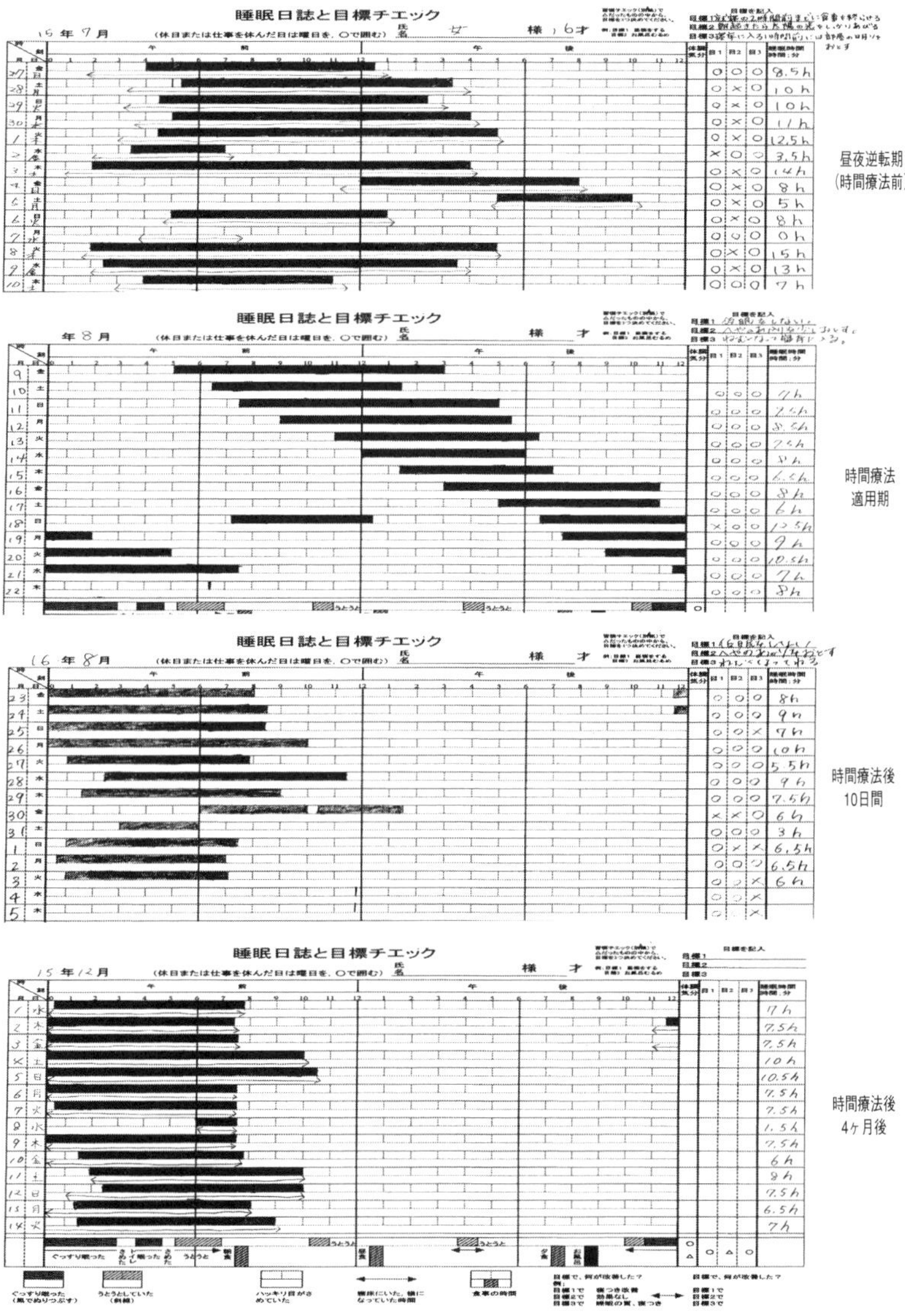
睡眠日誌と目標チエック
昼夜逆転期
(時間療法前)
睡眠日誌と目標チエック
時間療法
適用期
睡眠日誌と目標チエック
時間療法後
10日間
睡眠日誌と目標チエック
時間療法後
4ヶ月後

図 5

ルが維持され、無事、二年生から三年生に進級することができた。

6　不登校と生体リズム　――不登校の長期化、重度化への対処――

また、生徒の不登校問題も生体リズム障害（睡眠・覚醒リズム障害）と関係していることが指摘されている［Chiba, 1984／Fukuda & Hozumi, 1987］。睡眠―覚醒のリズムが乱れているときほど、行動問題や家庭内暴力が増加することが報告されており、不登校問題に対しても、今後スリープマネージメントの視点が重要になっていく必要がある。不登校の生徒のパターンはさまざまだが、生体リズム障害という観点で見れば、六～八割とかなりの部分が共通しているようである。また、リズム障害が重いほど欠席日数が多く、不登校症状の重症化、長期化と関係していることも報告されている。不登校の心理的理由が解消した後も不登校状態から抜け出せない子どもも多く見られ、不登校の重度化、長期化を防ぐためにも心理的治療に加え、生体リズム治療の視点が今後必要になってくると考えられる。不登校の長期化、重度化への対処としては、社会的同調因子への接触を増加させるという意味から、教室以外にも、保健室、適応指導教室、サポート校、塾への登校を施すことは有効である。個別的な問題なので、ひとりひとりへのきめ細かな心理的、医学的な治療は必要であるが、あわせてリズム障害としての対応、理解も必要であろう。

7 能力発揮・メンタルヘルスのために、眠りと生活習慣を見直す睡眠健康教育の必要性

今後、親、家族を含めた生徒への睡眠健康教育も、一層必要となるであろう。全国の中高校生一〇万六三〇〇人を対象にした調査によると、睡眠時間が六時間未満の割合は、中学一年生11.7％、二年生で16.7％、三年生で28.5％、高校一年生37.5％、高校二年生39.5％、高校三年生43.2％に達すること、また、「朝起きにくい」と答えた生徒も15.6％に昇っていることが報告されている。**図6**は、広島県高校生の就床時刻、睡眠時間の不規則性について示している。平均就床時刻は、全国調査とほぼ同様に二四時三〇分で、就床時刻が二四時以降の生徒が、約50％、睡眠時間が不規則な生徒が全体の50％弱となっている。規則正しい生活リズムをこの時期に指導することは、教育上はもとより生涯健康の観点からも重要である。現実的には、保健の授業への導入や、教職員への研修会、ストレスマネジメントと組み合わせた形での行動療法的アプローチの導入も有効策と考えられる。その際には、睡眠や生活リズムについての知識の普及に加え、学校側が認知しやすい実際の問題行動（授業中の居眠りや集中力、朝食欠食、メンタルヘルス、身体症状）との関連をわかりやすく、理解してもらうことがキーポイントになると思われる。まずは、本人および家庭・学校側の共通認識からスタートすることが大事であり、そのためには、睡眠や生活リズムについての知識の普及に加えて、生徒指導に生かせる知識とツールの提供の必要性があげられる。

また本人自身が、生活習慣チェックリスト（**表2**）、睡眠日誌を活用し自身の生活リズ

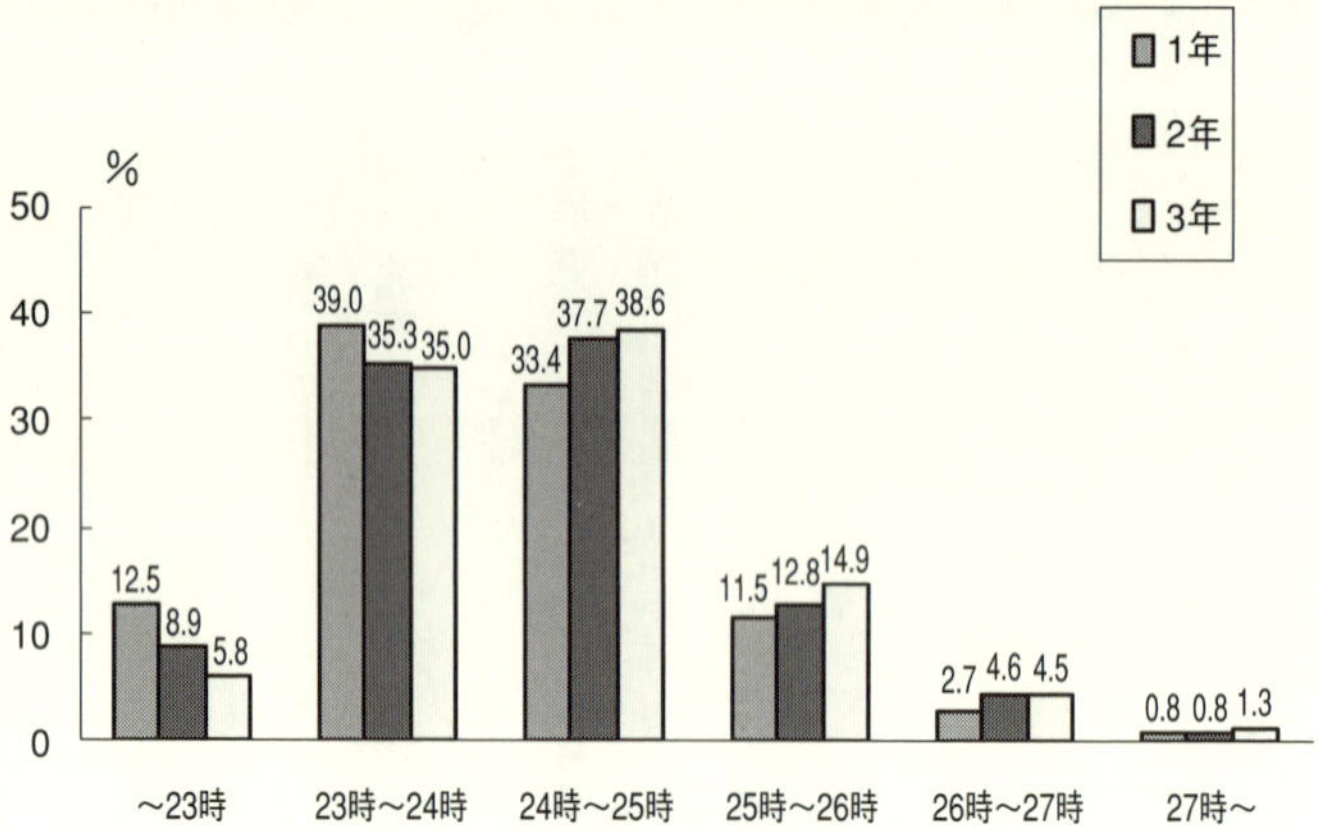

就床時刻（学年別）

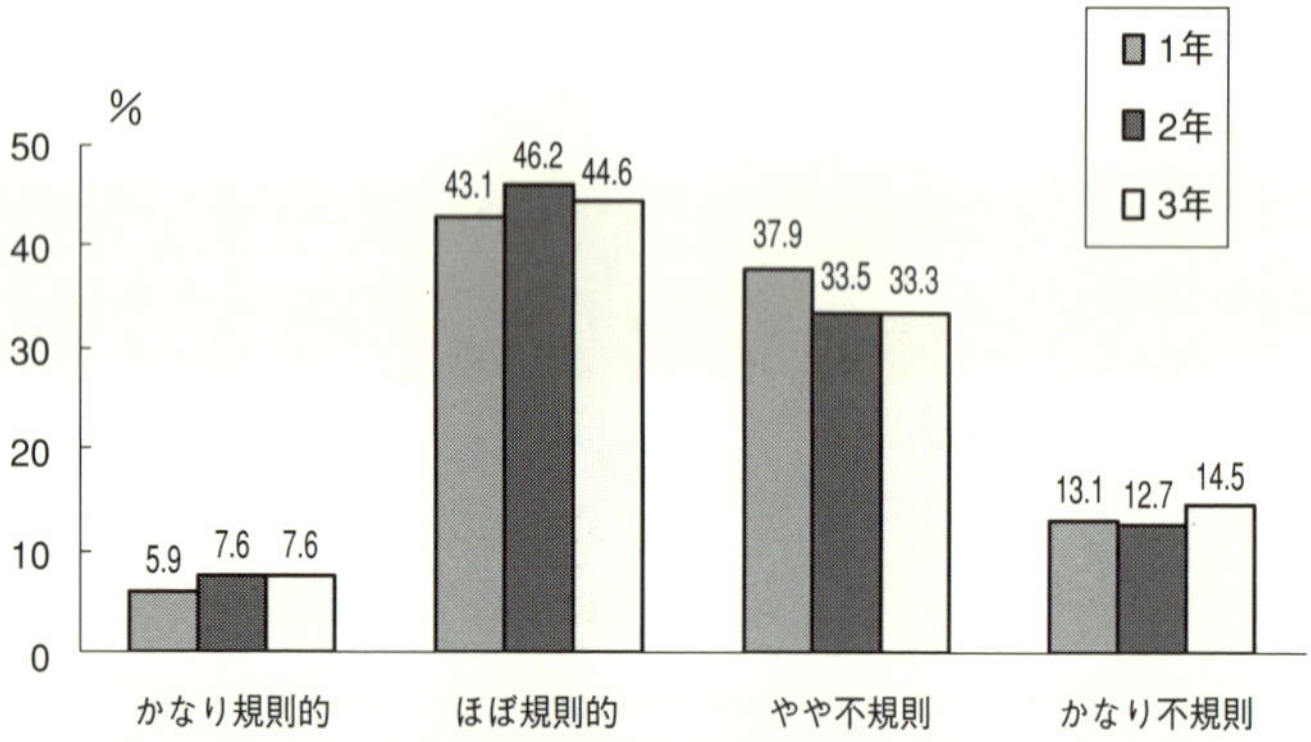

睡眠時間の規則性（学年別）

図6　広島県高校生（4533名）の睡眠状況

ムや睡眠状態を把握することも重要である。広島県呉地区のいくつかの高校では、生徒への指導パンフレット（図7、8）作成、睡眠アンケート実施、保健だよりなどを使っての全体指導や、個別対応など体系的に取り組んでいる。

睡眠時間が不規則な生徒群と規則的な生徒群の心身健康や生活習慣を比較した研究では、ぐっすり眠れない、なかなか寝付けない、朝起きられない、疲れがとれない、睡眠時間不足という愁訴が不規則な生徒に圧倒的に多く（図9）、また、頭が重い、ぼんやり、だるい、横になりたい、考えがまとまらない、肩こり、腰痛の訴えが不規則な生徒で多いこと（図10）が指摘されている。また、ストレスを感じやすく、人や物に当たる、暴飲暴食などストレス対処もうまくない生徒が多いこと、また、睡眠時間を不規則にしている生活習慣として、表3（261ページ）以外に、テレビ、ビデオや携帯・メールに費やす時間などが関係していること（図11）も明らかになった。以上の結果から考えると、これまでのように、しっかり眠りなさい、早く寝なさい、早く起きなさいという指導だけでは、実際の学校、家庭での生徒の行動変容になかなかつながりにくく、まず、睡眠時間の不規則化に関わる生活習慣（ストレス対処と生活リズム）を少しでも改善することから指導するほうが効果的なようである（表3）。なお、適正な睡眠時間には個人差があるので、まずは自分にあった睡眠時間を知ることから始めるのが良い。目安としては、六〜九時間の間で、翌日の頭のさえ具合、体調から、自分にあった睡眠時間を判断し、その時間を規則的に守ることに心がけることが大切である。

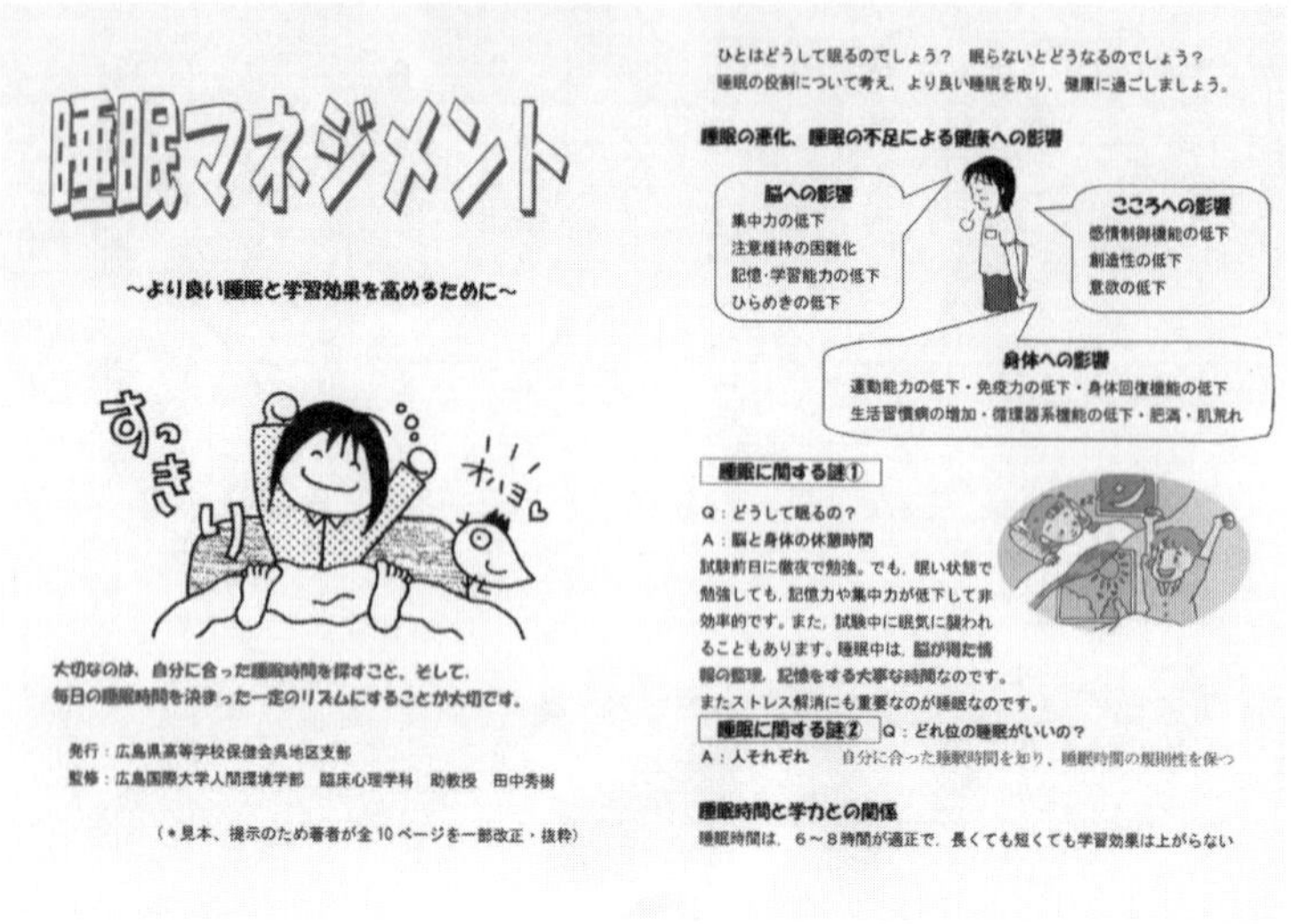
睡眠マネジメント
~より良い睡眠と学習効果を高めるために~
すっきり
オハヨ♡
大切なのは、自分に合った睡眠時間を探すこと。そして，
毎日の睡眠時間を決まった一定のリズムにすることが大切です。
発行：広島県高等学校保健会呉地区支部
監修：広島国際大学人間環境学部　臨床心理学科　助教授　田中秀樹
（＊見本、提示のため著者が全10ページを一部改正・抜粋）
ひとはどうして眠るのでしょう？　眠らないとどうなるのでしょう？
睡眠の役割について考え，より良い睡眠を取り，健康に過ごしましょう。
睡眠の悪化、睡眠の不足による健康への影響
脳への影響
集中力の低下
注意維持の困難化
記憶·学習能力の低下
ひらめきの低下
こころへの影響
感情制御機能の低下
創造性の低下
意欲の低下
身体への影響
運動能力の低下・免疫力の低下・身体回復機能の低下
生活習慣病の増加・循環器系機能の低下・肥満・肌荒れ
睡眠に関する謎①
Q：どうして眠るの？
A：脳と身体の休憩時間
試験前日に徹夜で勉強。でも，眠い状態で勉強しても，記憶力や集中力が低下して非効率的です。また，試験中に眠気に襲われることもあります。睡眠中は，脳が得た情報の整理，記憶をする大事な時間なのです。
またストレス解消にも重要なのが睡眠なのです。
睡眠に関する謎②　Q：どれ位の睡眠がいいの？
A：人それぞれ　自分に合った睡眠時間を知り、睡眠時間の規則性を保つ
睡眠時間と学力との関係
睡眠時間は，6～8時間が適正で，長くても短くても学習効果は上がらない

図7　睡眠指導教材

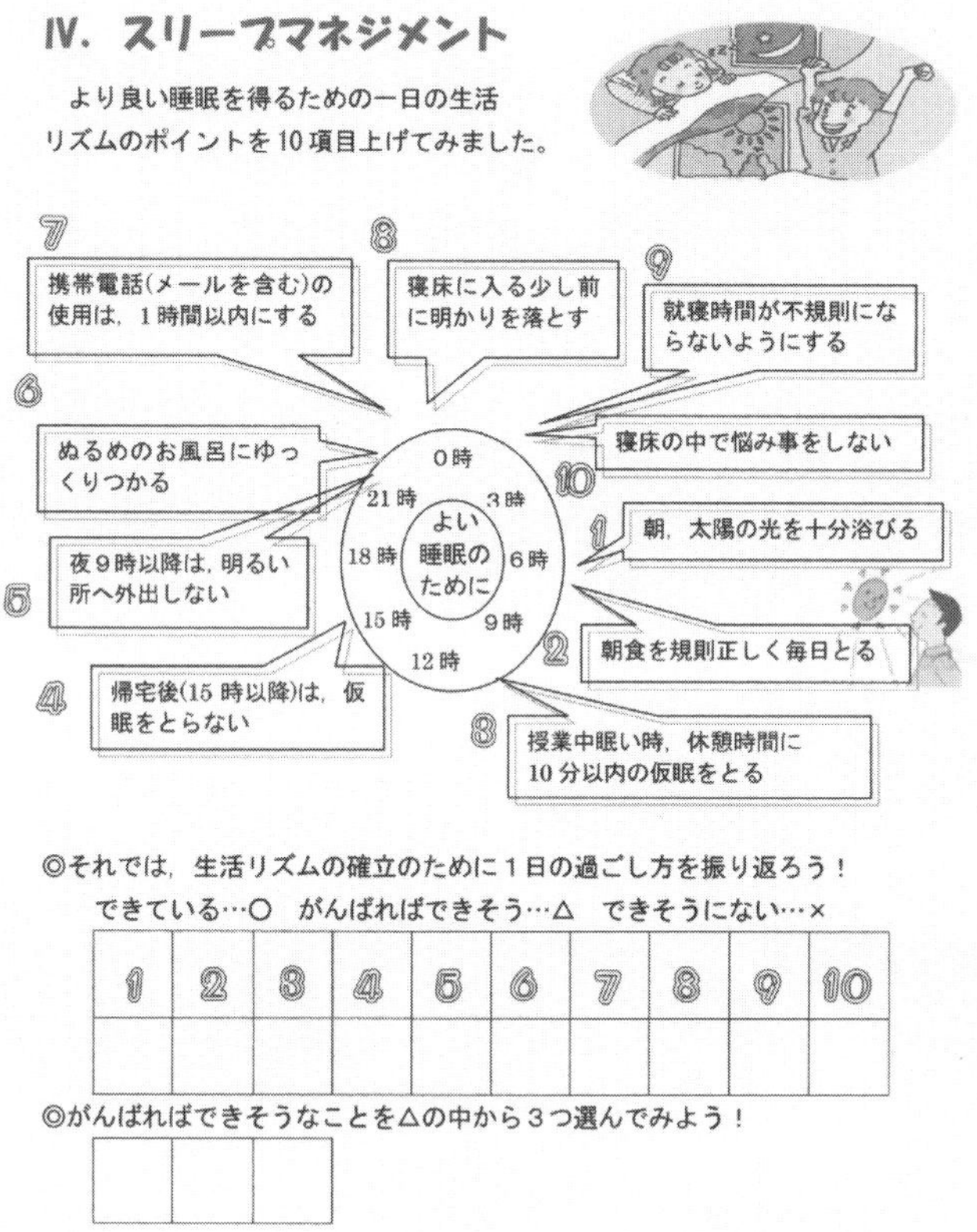
IV. スリープマネジメント
より良い睡眠を得るための一日の生活
リズムのポイントを10項目上げてみました。
7 携帯電話(メールを含む)の使用は，1時間以内にする
8 寝床に入る少し前に明かりを落とす
9 就寝時間が不規則にならないようにする
6 ぬるめのお風呂にゆっくりつかる
10 寝床の中で悩み事をしない
0時
3時
6時
9時
12時
15時
18時
21時
よい睡眠のために
1 朝，太陽の光を十分浴びる
5 夜9時以降は，明るい所へ外出しない
2 朝食を規則正しく毎日とる
4 帰宅後(15時以降)は，仮眠をとらない
3 授業中眠い時，休憩時間に10分以内の仮眠をとる
◎それでは，生活リズムの確立のために1日の過ごし方を振り返ろう！
できている…○　がんばればできそう…△　できそうにない…×
◎がんばればできそうなことを△の中から3つ選んでみよう！

1	2	3	4	5	6	7	8	9	10

図8　目標行動記入シート

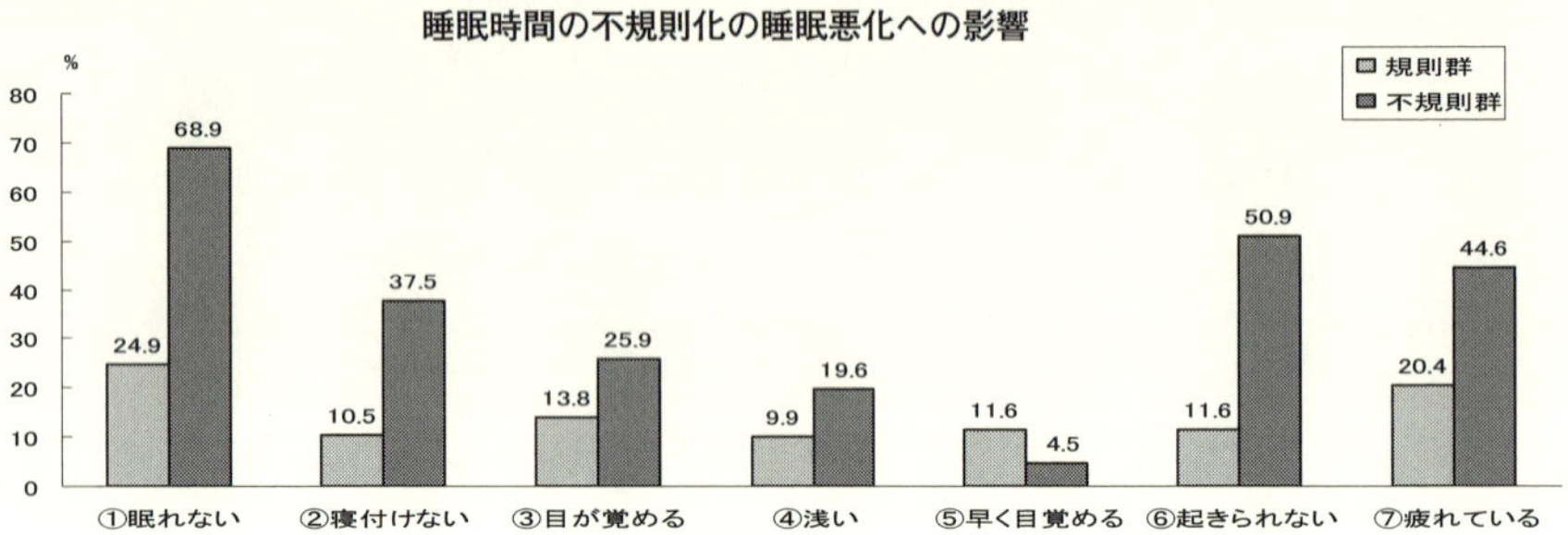

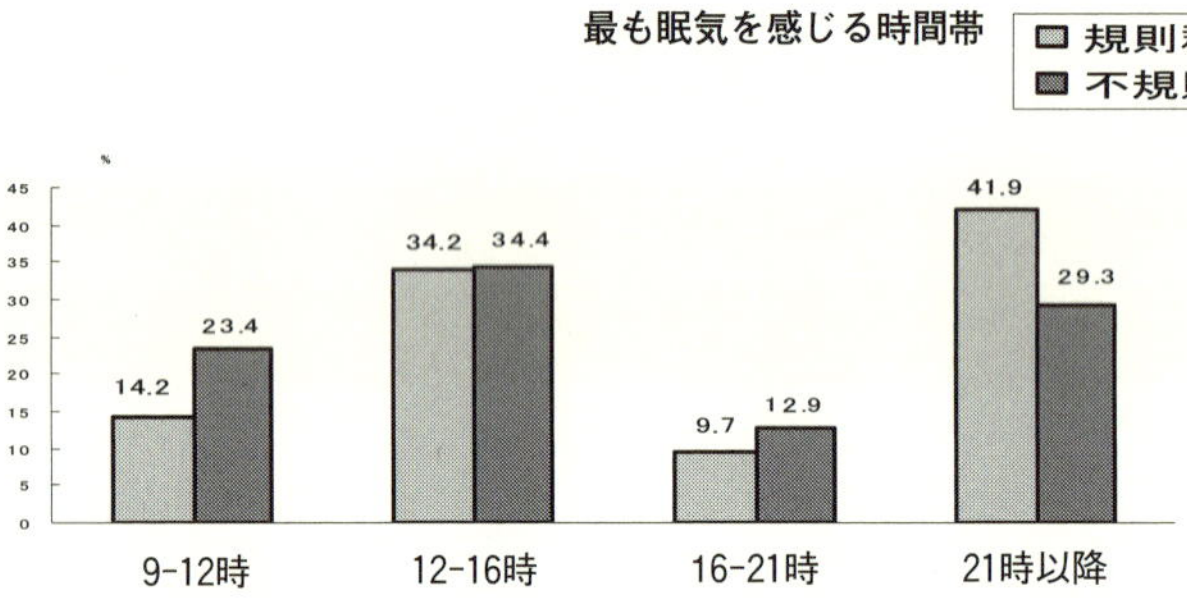

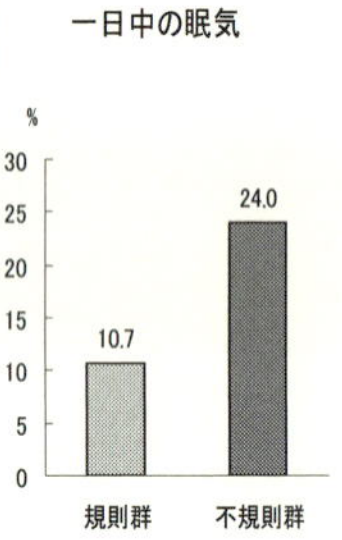

図９　睡眠時間の不規則化による睡眠の質、眠気への影響

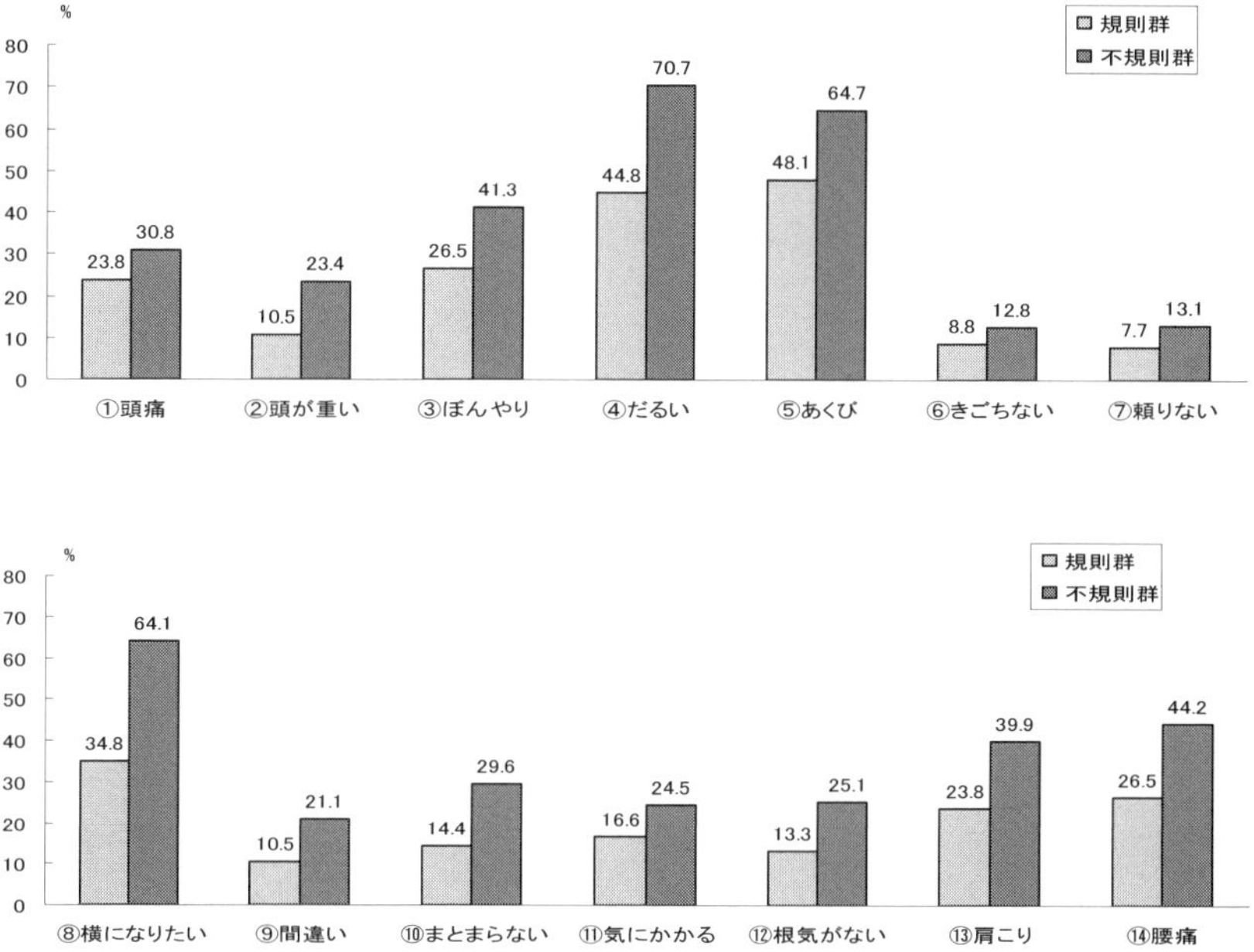
%
規則群
不規則群
①頭痛
②頭が重い
③ぼんやり
④だるい
⑤あくび
⑥きごちない
⑦頼りない
23.8
30.8
10.5
23.4
26.5
41.3
44.8
70.7
48.1
64.7
8.8
12.8
7.7
13.1
⑧横になりたい
⑨間違い
⑩まとまらない
⑪気にかかる
⑫根気がない
⑬肩こり
⑭腰痛
34.8
64.1
10.5
21.1
14.4
29.6
16.6
24.5
13.3
25.1
23.8
39.9
26.5
44.2

図10　疲労自覚症状

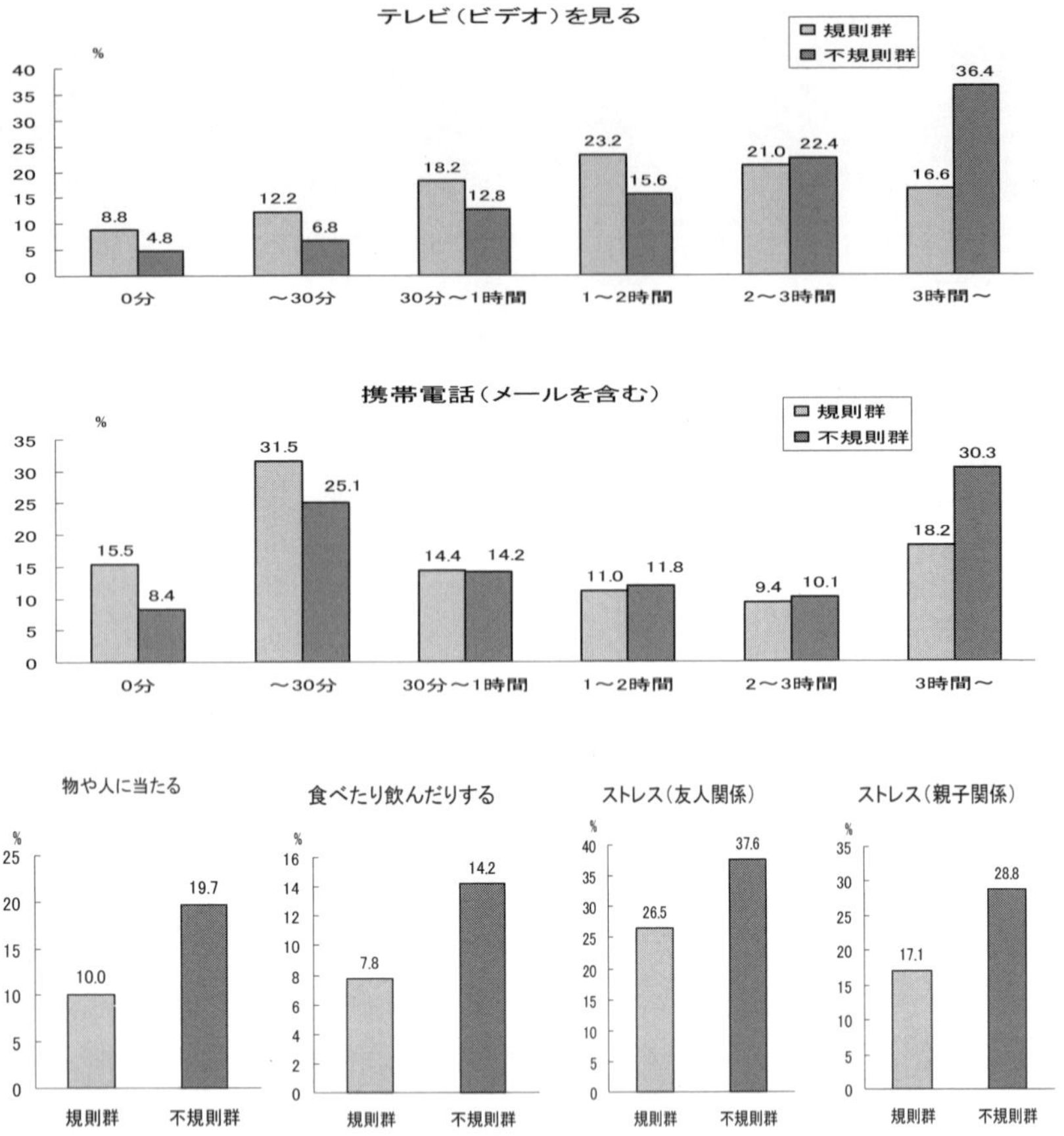

図11　不規則化の要因（上・中段）とストレス対処への影響（下段）

8　生徒の睡眠マネージメントのポイント

一般的にスリープマネージメントのポイントは、ライフスタイルの改善と睡眠環境の整備であるが、学校現場に即した生徒の睡眠マネージメントのポイントを**表3**に示す。

「2　授業の合間、昼休みの短時間仮眠」と「3　帰宅後の仮眠をつつしむ」についてですが、仮眠（昼寝）は、とるタイミングと長さによって異なる効果をもっている。従来、夜間睡眠を障害すると考えられていた昼寝は、睡眠慣性（寝起きに気分が悪く、頭がぼうっとする状態）を引き起こすような一時間以上の長い昼寝（深い睡眠が出てしまうため悪影響がある）であったり、夜間睡眠の時間帯に近い居眠りであることが明らかになっている。最近、三〇分以下の短時間の昼寝は、眠気や疲労感を抑え、課題成績や脳波活動も改善することや血圧を下げる効果などがあることが報告されており［白川ほか、1999／Tamaki et al., 1999など］、生徒の場合では、深い睡眠に入る速度が速いので、一五分以内が望ましい。午後三時までにとる、授業の合間の机に伏せての一〇分仮眠、あるいは昼休みの一五分の短い仮眠は脳の疲労や眠気改善に有効である。実際に、昼休みに一五分仮眠を導入している久留米の明善高校では、集中力や学習効率の向上が報告されている。

一方、帰宅後の居眠りは、夜型化を促進するので控えるほうが望ましい。大手受験産業では、帰宅後、夕方に長い仮眠をとり、夜遅くまで勉強することを推奨しているところもある。その影響は大きく、中学生・高校生自身は睡眠不足をおぎなうために、むしろ積極

表3　生活リズム、ストレス対処のための生徒へのスリープマネージメントとポイント

1．朝、生体リズムを整える、特に、光、食事

2．授業の合間、昼休みの短時間仮眠

3．帰宅後の仮眠をつつしむ

4．就床前は、脳と心身をリラックス
光環境、悩みごと、脳・心身の興奮事項

5．チェックリスト、日誌による生活指導
―達成できそうな習慣行動目標―

的に帰宅後仮眠をとっている生徒も多い。中学・高校生で、昼寝（意図的な仮眠）をとる割合は、中学生の49％、高校生の54％であり、このうちの60～70％は、一七時以降に一時間以上の仮眠を取っていることが報告されている。しかし、先述のように、帰宅後、夕方以降にとられる長い仮眠は、夜間睡眠の寝つきを悪くするばかりでなく、眠りそのものを浅くしてしまう傾向がある。

また、恒常性（睡眠圧　眠るためのエネルギー）の観点からも、夜間眠りたい時間と同じ時間ほど、就床前にしっかり覚醒し続けておくことが大切である。たとえば、夜二三時から七時間しっかり眠りたい人は、二三時より七時間の前の一六時以降は、仮眠、居眠りをせず、しっかり起き続けておくことで、眠るためのエネルギーを貯めるように心がけたほうがよい。もし、一九時から二〇時まで居眠りしてしまうと、眠るためのエネルギーは、二〇時から二三時までの三時間しかためることができず、寝つきが遅くなるうえに、寝つけても三時間ほどで（深夜二～三時くらいに）、目が覚めてしまう。就床前にどれだけ眠るためのエネルギーを貯めるかが夜の睡眠時間の長さを左右することに留意する必要がある。

「4　就床前は、脳と心身をリラックス」とあるが、寝床に入る一時間前には、体や脳が興奮することは避けたり、部屋の明かりを少し落とすことが必要である。悩みごとなどがあり眠れない場合は、悩みごとノートを作って、枕元に置き、「明日起きたら、あるいは学校で、〇〇について悩むことにする」と書く、眠たいときに考えても悪い方向にしか考えないので、「いいアイデア、解決法は浮かばない」と開き直って眠ることを心がける。

悩み続けて睡眠不足になると、翌日も気分や体調が悪くなり、ますますストレスに弱くなり、悪循環に陥ることになる。

これらのポイントをふまえつつ、生徒に対しては、具体的な習慣行動を提案する方が実際に理解が高く、行動変容を促しやすいようである。また、睡眠日誌や睡眠に関する重要な習慣行動のチェックリスト（**表2、3**）を併用するのも有効である。本人が実行可能な目標行動を三つ程度選択させ、達成感を持たせ、継続させることが重要である。

図12は、先述の養護教諭が中心となって行われた広島県の二四校四、五三三人の高校生のデータを基に、睡眠時間帯が不規則な生徒群と規則的な生徒群の習慣行動を比較したものである。できている習慣行動には○、できていないがんばれそうなものには△、がんばってもできそうにないものには×で回答してもらった。がんばれそうなものを示す△が指導のポイントとなる。×を○に変えようとする高すぎる目標ではなく、できていないががんばれそうなもの△を○に変えようと目標にすることが大切なのである。目標は、人それぞれ違うが、たとえば、「太陽の光を浴びる」や「寝る前に脳と体をリラックスさせる」などの項目は、規則性群と不規則性群で、○に顕著な差があり、かつ、不規則性群で△「できていないががんばれそう」と回答するものが多いことから、生徒指導場面で特に推奨できそうな目標行動項目といえる。基本的には、習慣行動のチェック項目、すべてが○になることが理想的だが、できていないが、がんばれそうなもの△の中から二、三個づつ長期的視野にたって根気強く、達成を賞賛したり、目標設定の助言を行いながら指導していくことが大切である。また、入眠困難、睡眠維持困難など、愁訴に対応した目標推奨ができ

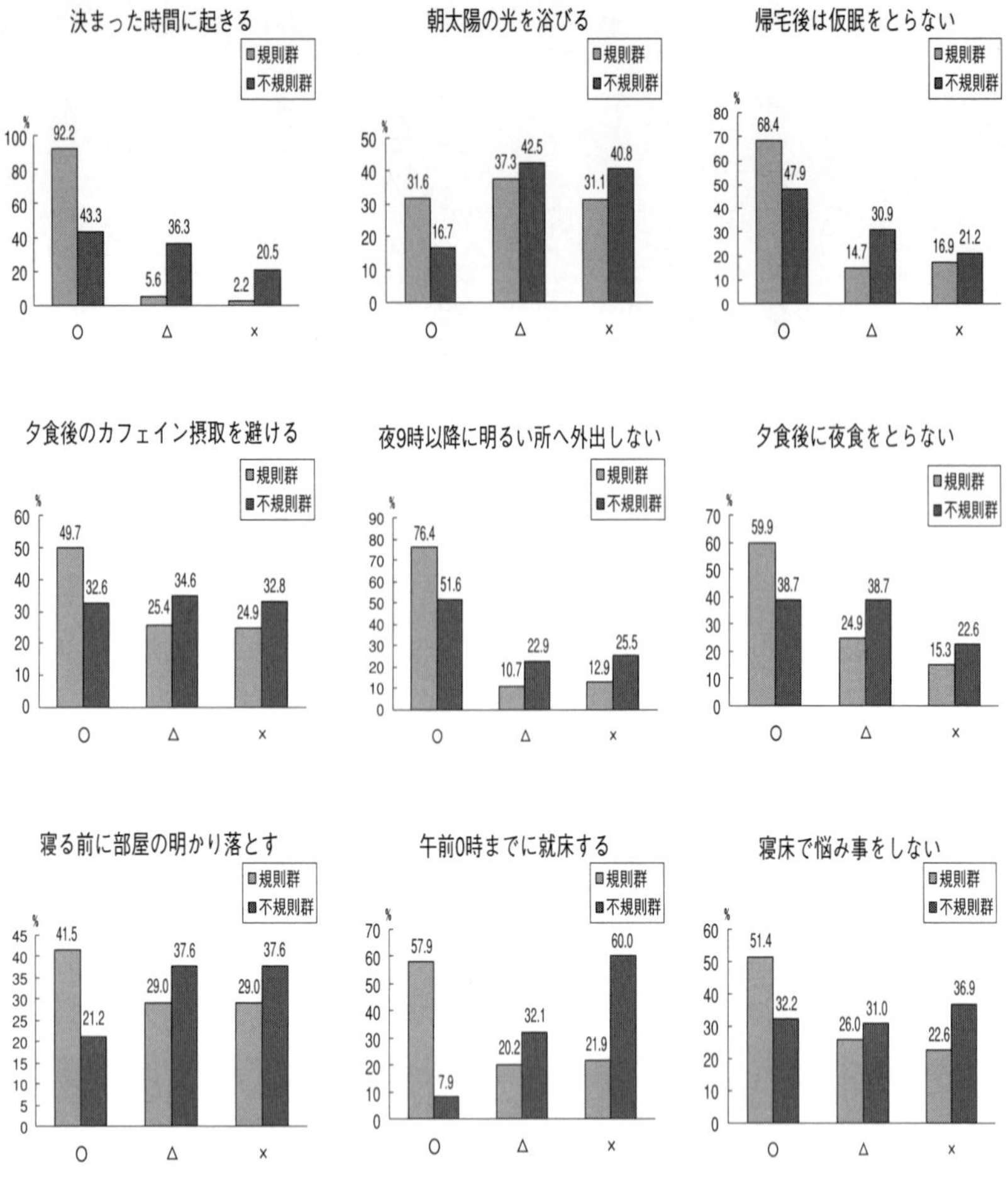

図12　睡眠時間の規則性と習慣行動

ることが望ましいが、そのためには、指導者自身が、睡眠に関する知識を深めておくことが重要となる。より効果的なマネージメントを実現させるためにも本章以外の部分も精読されることをお勧めする。

最後に、ヒトの睡眠は、前頭葉を充分に休息させ、その機能を適正に機能させるために発達してきた。睡眠と前頭葉機能は、密接な関連をもち、心の時代といわれる二一世紀、睡眠の重要性を再認識することは、生徒の脳、心身健康を考える上で不可欠といえる。体系的な睡眠健康教育システムを導入することを、真剣に考える時期に差しかかっているのかもしれない。

（田中秀樹・古谷真樹）

引用・参考文献

荒川雅志・田中秀樹・白川修一郎ほか　2001　「中学生における睡眠・生活習慣と夜型化の影響」『学校保健研究』第43号　388-98p.

Bonnet, M. H.　1994　Sleep deprivation. In Kryger, M. H. et al（Eds.）, ***Principals and practice of sleep medicine.*** WB Saunders. 50-67.

Chiba, Y.　1984　A school refuser : His rest-activity rhythm involved multiple circadian components. *Chronobiologia,* 11, 21-27.

Drake, C. L., Roehrs, T. A., Burduvali, E. et al 2001 Effects of rapid versus slow accumulation of eight hours of sleep loss. *Psychophysiology,* 38, 979-987.

福田一彦 2003 「教育と睡眠問題」高橋清久（編）『睡眠学—眠りの科学・医歯薬学・社会学』じほう 89-96p.

Fukuda, K. & Hozumi, N. 1987 A case of school refusal : Rest-activity cycle and filial violence. Psychological Reports, 60, 683-689.

Fukuda, K. & Ishihara, K. 2002 Routine evening naps and nighttime sleep in junior high and school students. *Psychiatry Clin Neurosci,* 56,231-232.

Hayashi, M., Ito, S.& Hori, T. 1999 The effects of a 20-min nap at noon on sleepiness, performance and EEG activity. *Int. J. Psychophysiol.,* 32, 173-180.

堀 忠雄 1998 「睡眠習慣の実態調査と睡眠問題の発達的検討」『平成七～九年度 文部省科学研究費補助金基盤研究（A）』課題番号 07301013

石原金由 2001「夜型社会が子どもの世界まで広がった」堀 忠雄（編）『眠りたいけど眠れない』昭和堂 23-40p.

石原金由・福田一彦 2004 「思春期—睡眠習慣とその問題点」『診断と治療』 第92巻第7号 1201-1205p.

Kohyama, J. 2002 Late nocturnal sleep onset impairs a melatoninshower in young children, *Neuroendocrionl Lett,* 23,385-386.

神山 潤 2003 『睡眠との生理と臨床』診断と治療社

神山 潤 2005 『「夜ふかし」の脳科学—子どもの心と体を壊すもの』中央公論新社

大井田 隆 2002「わが国の中校生の睡眠問題に関する全国調査」『厚生科学研究費助成金・障害保

健福祉総合研究事業　平成一三年度研究報告書』13-15p.
Randazzo, A.C., Muehlbach, M.J., Schweitzer, P.K. et al. 1998 Cognitive function following acute sleep restriction in children ages 10-14. *Sleep,* 21,861-8.
白川修一郎・駒田陽子・山本由華吏ほか　2001　「睡眠障害研究の一側面」『夜尿症研究』第６号 11-18p.
白川修一郎・高瀬美紀・田中秀樹・山本由華吏　1999「計画的昼寝の不眠高齢者に対する夜間睡眠改善効果」『臨床脳波』第141号　101-105p.
鈴木健修・大井田　隆　2004　「睡眠障害の疫学、睡眠の科学、臨床神経科学」 *Clinical Neuroscience,* 22, 83-85.
Takahashi, M. & Arito, H. 2000 Maintenance of alertness and performance by a brief nap after lunch under prior sleep deficit. *Sleep,* 23,813-819.
Tamaki, M., Shirota, A., Tanaka, H. et al. 1999 Effects of a daytime nap in the aged. *Psychiat Clin Neurosci,* 53,273-275.
田中秀樹　2002a「睡眠確保からの脳とこころのヘルスプロモーション　睡眠・ライフスタイルと脳・心身の健康」『地域保健』第６号　5-26p.
田中秀樹　2002b　「不眠」上里一郎（監修）『これから始める臨床心理学』昭和堂　129-146p.
田中秀樹　2005「思春期（中学生・高校生）の睡眠と心身健康─睡眠健康教育の必要性」上島国利（編）『睡眠障害診断のコツと落とし穴』中山書店　98-101p.
田中秀樹　2006　「睡眠習慣と健康心理臨床　ライフスタイルにおける健康の心理臨床的な問題」小林芳郎（編）『健康のための心理学』保育出版社　173-179p.
田中秀樹・白川修一郎　2004「現在の子供の睡眠、睡眠の科学、臨床神経科学」*Clinical Neuroscience,* 22,86-88.

Tanaka, H. & Shirakawa, S. 2004 Sleep health, lifestyle and mental health in the Japanese elderly. *Journal of Psychosomatic Research*, 56,465-477.

田中秀樹・平良一彦・荒川雅志ほか　2000a「沖縄県の中学生における夏休み中の睡眠習慣―生涯健康の観点からの検討」『精神保健研究』第46号　65-71p.

田中秀樹・平良一彦・荒川雅志ほか　2000b　「思春期における心身の健康保全に係わる適正な睡眠確保の為の生活習慣についての検討」『学校メンタルヘルス』第３号　57-62p.

Tanaka, H., Taira, K., Arakawa, M. et al. 2002 An examination of sleep health, lifestyle and mental health in junior high school students. *Psychiatry and Clinical Neurosciences*, 56,235-236.

第11章　女性の睡眠とその障害

女性の一生は多くのホルモンに支えられており、ホルモンの一生と言っても過言ではない。卵巣ホルモンを中心とする性ホルモンの推移により小児期・思春期・性成熟期・更年期・老年期に分類される。性ホルモンの加齢にともなう長期的変化と、性周期や妊娠・出産など短期的変化が女性の睡眠に大きく影響し、睡眠障害をきたすことが多いことが近年の報告や我々の研究でわかってきた。しかしながらこの女性に特有の睡眠障害についてはは睡眠障害国際分類［American Sleep Disorders Association, 1994］の項目でも述べられているようにその多くが詳細不明であり、検討段階にある。本章では月経周期、妊娠・分娩・産褥《じょく》期、更年期という女性特有のライフサイクルにともなう睡眠障害について解説する。

1　月経周期と睡眠障害

女性は一〇歳ころよりエストロゲンの急激な増加とともに初経が発来し思春期を迎える。第二次性徴*の出現とともに乳房や陰毛の発育や、脂肪沈着が見られ、女性ホルモンの更なる産生とともに排卵機能が備わる（性成熟期）。視床下部—下垂体*から分泌されるゴナドトロピンの刺激により卵巣内の卵胞が成熟し子宮内膜が増殖する。卵胞より産生されるエストロゲンのポジティブフィードバックによりLH surgeが惹起され、月経開始後約二週間で排卵が起こる。排卵後の卵胞は黄体化しエストロゲンとプロゲステロンを産生し、子宮内膜はホルモンの刺激により受精卵を受け入れるべく分泌期像を示すが、未受精の場合

第二次性徴
性染色体およびそれに由来する内・外生殖器の男女差を第一次性徴というのに対し、性ホルモンの差により生じる性器以外の男女それぞれの特徴をいう。女子は乳房の発育、恥毛および脂肪沈着などで、男性は声変わり、喉頭隆起、髭、陰毛、筋肉発達などである。

視床下部—下垂体
視床下部からは下垂体性ＦＳＨやＬＨ、ＰＲＬの放出・抑制ホルモンを分泌し、これらは下垂体門脈を介して前述の下垂体前葉ホルモン（ゴナドトロピン）をコントロールし卵巣を制御する。卵巣ホルモンは視床下部や下垂体よりのホルモン分泌を調節するフィードバック機構が備わっている。

約二週間で性ホルモンの血中濃度は急減し、子宮内膜の破綻とともに、月経が生じる。このような性周期は妊娠・授乳期間を除き閉経まで繰り返される（**図1**）。

ゴナドトロピンおよび性ホルモンの睡眠に対する作用はよくわかっていないが、内分泌リズムが睡眠時リズムと相関しており、性差、年齢、月経周期により変化する。プロゲステロンには睡眠作用があり、黄体期の眠気や妊娠初期の眠気はプロゲステロンの作用と考えられている。月経周期と睡眠の関係は、女性の約三割が月経時の腹痛、頭痛などにより、また約一割が月経前一週間に、気分不快、落ち込み、乳房腫脹、浮腫などにより睡眠が障害される。後者は月経前症候群（ＰＭＳ：Premenstrual Syndrome）といい、近年若い女性に多く見られ、プロゲステロンやプロラクチン、メラトニンの変動との関連が考えられている。ドライバー（Driver）とベイカー（Baker）はＰＳＧにおいて黄体期のレムおよびノンレム睡眠の減少を報告し、月経時においてもレム睡眠の減少および睡眠効率の低下が指摘されている。

このように女性の性周期と睡眠は密接に関わっており、睡眠障害が増悪因子となって女性の健康を害する恐れがある。月経痛・頭痛に対しては鎮痛剤などの対症療法以外に、子宮筋腫、子宮内膜症*の治療、漢方療法、低用量ピルなどホルモン療法に、少量の睡眠剤を併用する。月経前症候群では、同様に漢方療法、低用量ピルやＳＳＲＩやＳＮＲＩを含む抗うつ薬やベンゾジアゼピン系の抗不安薬、睡眠薬が用いられる。睡眠環境を整えることや、ストレスの緩和に努め、女性特有の病態の理解に努めることが肝要である。近年思春期女性のボディイメージに対する偏った考えから生じる摂食障害*患者が増加している。低

子宮内膜症

子宮内膜様組織が本来の正常な位置、すなわち子宮腔内面以外の組織や臓器などに異所性に存在し増殖するために生じる病態をいい、発生部位により内性子宮内膜症（子宮腺筋症）と子宮外に発生する卵巣子宮内膜症（チョコレート嚢胞）などの外性子宮内膜症に分類される。一般女性の5～10％に発生するといわれる。

摂食障害

神経性食欲不振症（anorexia nervosa）と神経性過食症（bulimia nervosa）に大別される。前者は拒食症とも呼ばれ、若い女性でやせ願望からほとんど食べず、著しいやせと無月経などをともなう。その根底に大人への成熟拒否があるといわれる。後者は短時間内にむちゃ食いするもので、大抵は吐いたり、下剤を乱用したりしてやせており、近年増加してきている。

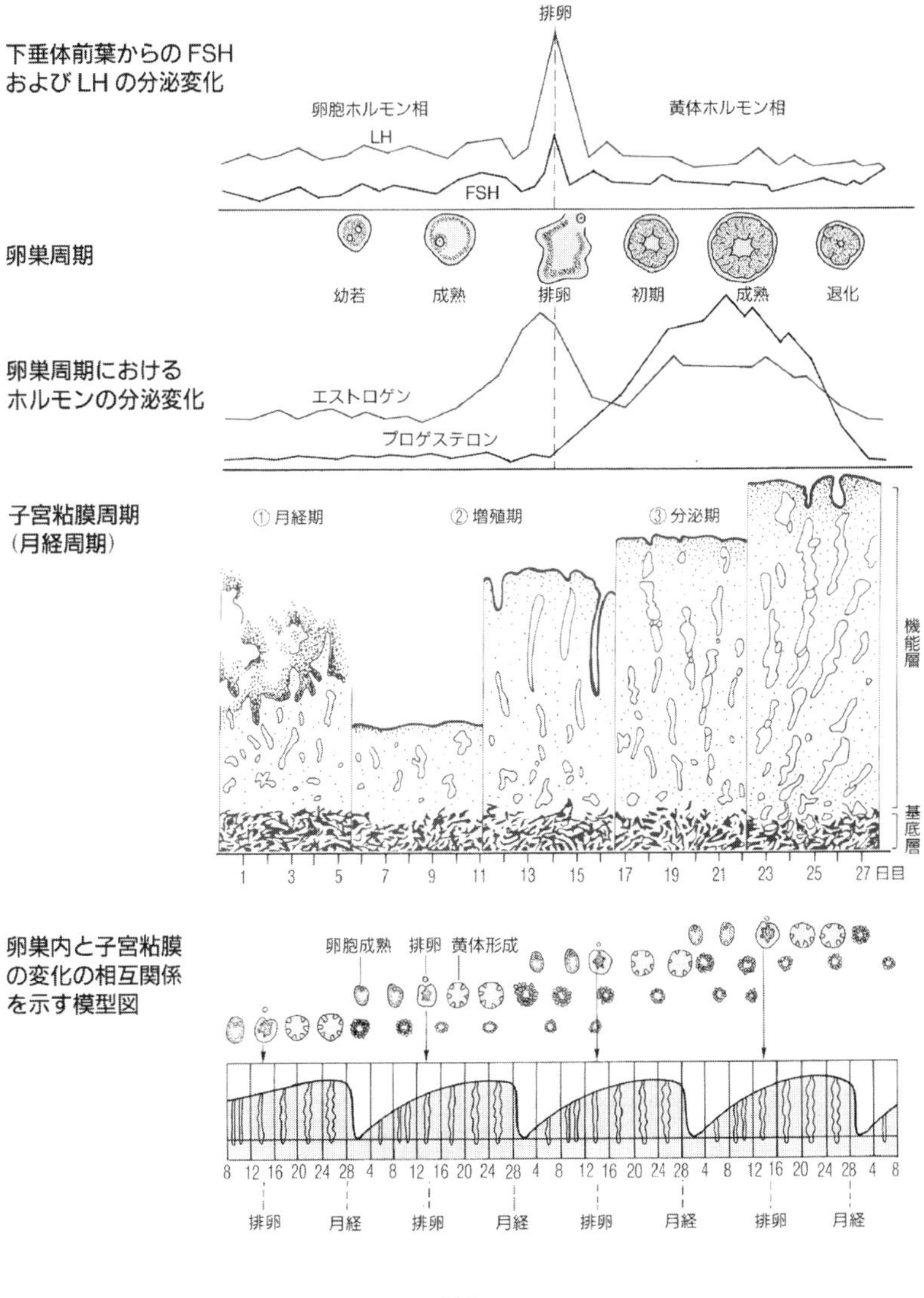
下垂体前葉からのFSH
およびLHの分泌変化
排卵
卵胞ホルモン相
黄体ホルモン相
LH
FSH
卵巣周期
幼若
成熟
排卵
初期
成熟
退化
卵巣周期における
ホルモンの分泌変化
エストロゲン
プロゲステロン
子宮粘膜周期
(月経周期)
① 月経期
② 増殖期
③ 分泌期
機能層
基底層
1 3 5 7 9 11 13 15 17 19 21 23 25 27 日目
卵巣内と子宮粘膜
の変化の相互関係
を示す模型図
卵胞成熟 排卵 黄体形成
8 12 16 20 24 28 4 8 12 16 20 24 28 4 8 12 16 20 24 28 4 8 12 16 20 24 28 4 8
排卵
月経
排卵
月経
排卵
月経
排卵
月経

図1

栄養、骨粗鬆症《しょう》や、間脳―下垂体異常に基づく無月経、自律神経失調、夜間覚醒の増加、SWSの減少をともなう睡眠障害を症状とし、難治性である。

2　妊娠と睡眠障害

妊娠・分娩は女性にとってこの上ない大きなイベントであるが、大きなストレスにもなる。妊娠により女性の身体やホルモン環境、心理構造は重大な影響をうけ、そのため睡眠も大きく変化する。生命現象の基本に生体リズムがあり、約二四時間の周期で繰り返し生じる現象をサーカディアンリズムという。メラトニン、コルチゾールなどのホルモン分泌や深部体温、心拍数などのリズムがあげられ、睡眠・覚醒リズムもその一つで、仕事などの社会規制や精神的な影響を受ける。妊娠中はホルモンや心身の変化により睡眠・覚醒リズムも乱れやすく睡眠障害を引き起こす。睡眠障害国際分類によると、妊娠中に生じる不眠あるいは過眠は妊娠随伴睡眠障害と定義されている。

一般に二相性の経過をたどり、過眠で始まり、重度の不眠へ進展する。まれに悪夢、夜驚症、産後精神病を呈することがある。妊娠初期（first trimester）は眠気および倦怠感を訴え、総睡眠時間は延長するが、プロゲストーゲンの作用が考えられている。

しかしながらこの時期には妊娠悪阻症状により、睡眠障害をきたすこともある。中期（second trimester）に入ると睡眠は正常化するが、後半には中途覚醒が増大する。末期（third trimester）には睡眠潜時（就床から睡眠開始までの時間）が延長し、中途覚醒頻度が明らかに増大する。これらの睡眠障害の原因は、妊娠子宮の増大にともない、心地よい睡眠体位がとれないことや、背部痛、膀胱圧迫による頻尿の出現、胎動および子宮収縮、サーカディアンリズム異常などが考えられる。

終夜睡眠ポリグラフの所見は特に妊娠末期において総睡眠時間の減少、頻回の覚醒と睡眠効率（総睡眠時間／総就床時間）の減少が報告されている［American Sleep Disorders Association, 1994］。妊婦三六七名および非妊婦一九四名の睡眠調査では、妊娠各期で起床時間の遅延、睡眠時間の延長を認めた［駒田ほか、2002］（図2）。また夜間頻尿が一因で睡眠維持が悪化しており、妊娠末期の睡眠障害はマタニティブルーズ*発症に特に影響を及ぼす可能性が示された。鈴木らが全国一六、五二八名の妊婦にアンケート調査を行ったところ、妊娠月数の経過とともに入眠が障害され、中途覚醒、早朝覚醒が増加し、昼間の眠気が増加した。また妊娠中の仕事や喫煙、飲酒により睡眠の自己評価が悪く、妊娠回数が増すごとに睡眠時間は有意に減少したことを報告し、幼児を抱える経産婦の睡眠確保の問題点を指摘している［鈴木ほか、2003］。これ以外にも、妊娠中にはカルシウムの減少と体重増加に関連する夜間下肢こむらがえり、血中遊離鉄の減少と、脳内ドーパミン異常に起因するといわれるむずむず脚症候群（RLS：Restless Legs Syndrome）、肥満妊婦や中毒症との関連が推察される睡眠時無呼吸症候群（SAS：Sleep Apnea Syndrome）などが報告されている。特にRLSは海外では五五歳以上の一般人口で4～5％であるのに対し、妊娠末期23％にのぼるという報告もあるが、我々の妊婦三六七名の検討では妊娠中期9.0％、全期間で5.4％と低値であり、欧米と異なる可能性が示唆された。

夜間こむら返りに関しては妊娠全期間を通じて20％以上が経験しており、対処法につ

マタニティブルーズ
産褥《じょく》期に見られる軽度で一過性の抑うつ、涙もろさを主症状とした症候群で多くは産褥三～五日頃より症状出現し、二週間内で軽快するといわれる。

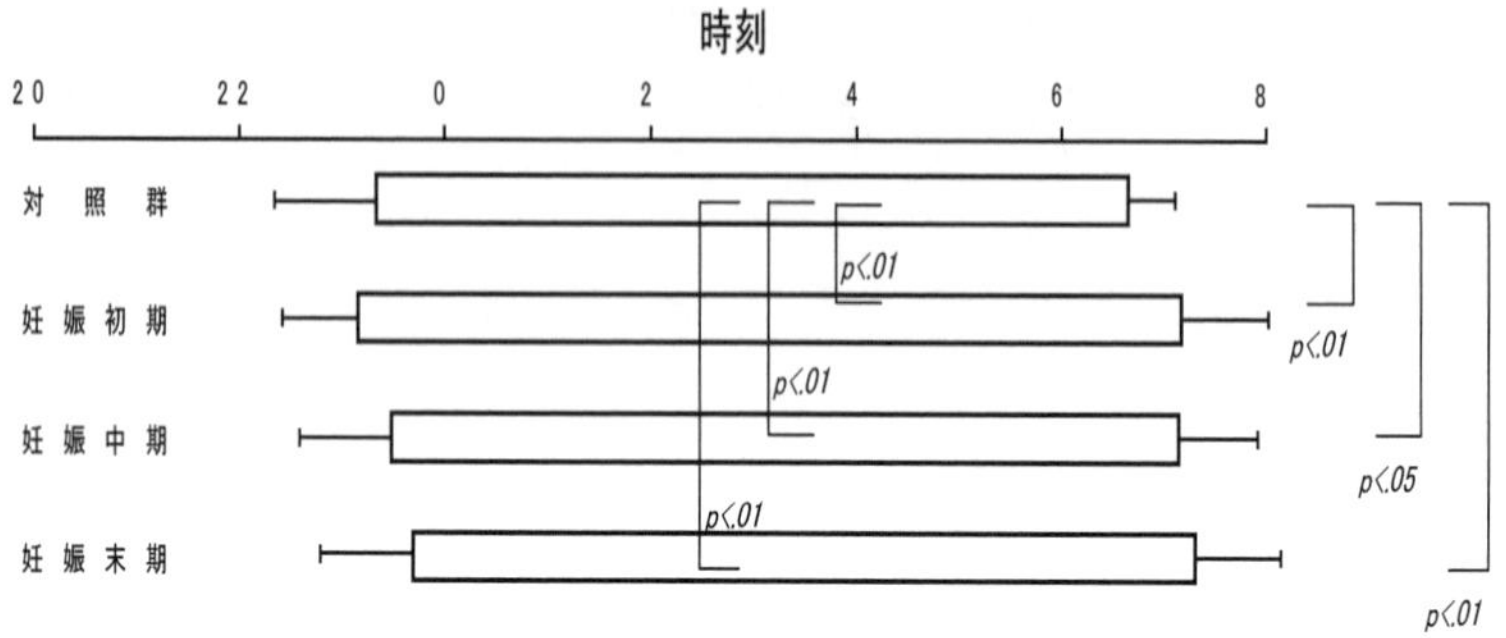

図２　妊娠各期における臨床時刻・起床時刻・睡眠時間の比較

対照群および妊娠各期における就床時刻・起床時刻・睡眠時間を示した。

平均就床時刻±標準偏差は、対照群では23:26±1:00、妊娠初期では23:21±0:59、妊娠中期では23:27±1:02、妊娠末期では23:29±1:04であり群間に差はなかった。平均起床時刻±標準偏差は、対照群では6:20±0:42、妊娠初期では6:50±1:12、妊娠中期では6:45±1:11、妊娠末期では6:52±1:14であり、妊娠各期いずれも対照群に較べて起床時刻は遅延していた。平均睡眠時間±標準偏差は、対照群では6:40±0:57、妊娠初期では7:11±1:04、妊娠中期では7:10±1:10、妊娠末期では7:18±1:10であり、妊娠各期いずれも対照群に較べて睡眠時間は延長していた。

いて更なる検討が必要である。また重度肥満妊婦や妊娠中毒症妊婦などの上気道の浮腫・閉塞により発症したＳＡＳによる低酸素症が胎児に及ぼす影響（胎児発育遅延など）に関しては欧米ではしばしば報告されている。日本ではその頻度は少ないと考えられているが、今後の報告が待たれる。

　妊娠中の睡眠障害は、母体の心身両面での健康を損なうリスクになると同時に、胎児の健全な発達も阻害するリスクとなる。それゆえ、睡眠問題は妊産婦の健康を考える上で必要不可欠であり、十分かつ充実した睡眠の確保に努めることが肝要である。妊娠初期には過眠傾向になるため車の運転は控え、不眠を訴える場合も特に器官形成期（妊娠四〜八週）には睡眠薬はできる限り控え、昼寝などで代償する。妊娠中のこむら返りに対しては、正常な妊娠過程でも生じることを説明し、適度な下肢の運動とカルシウム摂取を心がける。ＲＬＳには鉄分や葉酸の補給を行い、日中に適度な運動をすることで軽減できる。妊娠中期以降にはクロナゼパム（リボトリール®）や重症例にはドーパミンアゴニスト（ブロモクリプチン）などが処方される。妊娠後期には睡眠時間を確保できるような周囲の理解と支援、環境整備が必要であり、夕方以降の過量の水分やカフェイン含有飲料の摂取を控えるようにし、睡眠指導を行う。非薬物療法でも睡眠障害が改善せず、苦痛・不安・うつ傾向が強い場合は産褥《じょく》うつ病などの産褥《じょく》精神障害を予防する上でも薬物療法が必要となる。子宮の増大が顕著となる妊娠中期以降はほとんどの妊婦は側臥《が》位で睡眠をとる。市販の枕はほとんどが仰臥《が》位用のものであるため、高めの枕に変更し、腰痛対策に蒲団やマットレスは硬めのものを使用する。妊娠末期には夜間覚醒が多くなり睡眠不足となるため、可能なら昼寝で不足分を補うのがよい。一時間から一時間半を目安に、就寝時刻の八時間前までに目覚めるようにする。例えば、就寝時間が夜の一一時であれば、午後一時半か二時頃から昼寝し、午後三時頃には起床する。それ以外に眠い場合は一五分程度の仮眠をとる。

不眠症の治療薬は主に睡眠薬が用いられ、抗不安薬も不安をともなう睡眠障害に用いる場合もあり、ともにベンゾジアゼピン系および類似の作用を持つ薬剤である。睡眠薬の分類および特性を表示する(**表1**)。

多くの薬剤が添付文書で、妊娠初期における投与は奇形児の疫学的報告があり、治療上の有益性が危険を上回ると判断される場合にのみ投与することと記載されている。また妊娠末期に連用した場合には、新生児に哺乳困難、筋緊張低下、嗜眠、黄疸の症状の恐れが、分娩前連用では新生児の禁断症状(神経過敏、振戦、過緊張)の報告が記載されている。要は妊娠初期(四~一六週、特に臨界期である四~八週)は催奇形のため、十分な情報提供と説明を行い、慎重に投与する。妊娠中・末期には薬物の胎盤通過により多量服薬の胎児毒性、離脱症状が問題となるため必要最小量を投与する。

マタニティブルーズの発症に睡眠障害が関わっていることが明らかであり、ひいては睡眠障害が産褥《じょく》うつ病、育児ノイローゼにも影響することが推察され、妊婦の睡眠状態に関心を払い、睡眠健康の維持に努めることが肝要である[広瀬ほか、2000]。また産褥《じょく》期の睡眠薬の連用は、薬物が乳汁中に移行するため、母乳を避けさせることが望ましい。

不眠の薬物投与に関しては、国立精神・神経センター国府台病院において過去一〇年間に精神疾患合併妊婦一四五例のうち、妊娠初期にベンゾジアゼピン系薬を含む向精神薬を

表１　睡眠薬の分類

１．短時間作用型（有効半減期・数時間前後）	
トリアゾラム（ハルシオン）	１日　0.25～0.5mg
ゾルピデム（マイスリー）	１日　5～10mg
ブロチゾラム（レンドルミン）	１日　0.25mg
ゾピクロン（アモバン）	１日　7.5～10mg
リルマザフォン（リスミー）	１日　1～2mg
ロルメタゼパム（エバミール、ロラメット）	１日　1～2mg
２．中時間作用型（有効半減期・24時間前後）	
ニトラゼパム（ベンザリン、ネルボン）	１日　5～10mg
エスタゾラム（ユーロジン）	１日　1～4mg
ニメタゼパム（エリミン）	１日　3～5mg
フルニトラゼパム（サイレース、ロヒプノール）	１日　0.5～2mg
２．長時間作用型（有効半減期・２～５日）	
フルラゼパム（インスミン、ダルメート）	１日　15～30mg
ハルキサゾラム（ソメリン）	１日　5～10mg
クアゼパム（ドラール）	１日　20mg

不眠のタイプによって選択：

１）短時間作用型→就寝困難型不眠

２）中時間・長時間作用型→早朝覚醒型不眠

３）長時間作用型→連用後の反跳性不眠、退薬症状の軽減

（　）内は商品名。

服用した六三例の検討を行ったが、先天性奇形は心室中隔欠損症の一例のみで、これも薬物との因果関係を指摘できなかった。現在使用されている睡眠薬や抗不安薬には催奇形性の明らかなものはないと考えられ、常用量では問題ないことを説明し、むやみに人工妊娠中絶を勧めることはつつしむべきである。

3　更年期と睡眠障害

女性は四〇歳代から更年期を迎え、性腺機能が徐々に衰退し、五一～五二歳をピークに閉経する。女性の平均寿命は大正時代が約四〇歳であったのが八〇年後の現在には八四・六歳と約二倍に延長した。昔は生殖可能な性成熟期を過ぎる更年期で世代交代し、死を迎えていたが、現代医学や栄養、衛生学の進歩などにより、寿命が飛躍的に延長した今、閉経後約三〇年の後半の人生を女性はホルモン欠乏状態で過ごすことになる。更年期障害は更年期に現れる多種多様の症候群で、器質的変化に相応しない自律神経失調症をいい、性線機能の変化が視床下部の神経活動に変化をもたらし、神経性・代謝性のさまざまな生体変化を引き起こすことによると考えられている。

のぼせ、発汗、冷え性などの血管運動神経症状を中心とするが、睡眠障害、動悸、めまい、耳鳴りなどの自律神経症状や、抑うつ、不安感、精神不安定、記憶力減退などの精神症状、その他肩こり、関節痛、腰痛などの運動器官症状、消化器症状、皮膚症状、易疲労性などの不定愁訴症候群でもある。この中で睡眠障害は発症率が高く重要な症状であり、厚生省の「睡眠障害の疫学・診断・治療に関する研究班」は、睡眠に関する問題を抱えて困っている者の数は五〇歳以降の女性のほうが高率であったと報告しており、更年期障害患者と同年代の一般患者（対照群）計二七五名を対象とした調査でも、障害群は対照群に比し睡眠障害は有意に高頻度で出現し、睡眠障害は更年期障害のみならず、一般更年期女性でも無視できない愁訴である［白川ほか、1996］。更年期不眠は睡眠障害国際分類で現在提案中の睡眠障害としてとりあげられており、更年期障害によるもの、ストレスによるもの、精神障害によるものなどに分類されるが、発症要因の確定はまだ十分ではなく、報告は少ない。

今回我々は睡眠障害を強く訴え、ホルモン補充療法（ＨＲＴ：hormone replacement therapy）を施行した更年期障害の二つの症例を提示する。症例1、五八歳主婦、子宮筋腫にて四五歳に子宮摘出既往あり。主訴は不眠および足のほてり、発汗、肩こり、めまい、吐き気、全身倦怠感。初診一ヶ月前より上記症状を呈し、近医内科受診するも異常指摘されず、X年四月一二日に当科初診。簡略更年期指数（ＳＭＩ：simplified menopausal index）［小山、1998］は46点と高値を示し、ＳＤＳ（self-rating depression scale）［福田ほか、1973］は47点でうつ傾向を呈した。入眠障害および中途覚醒を強く訴えたため、ピッツバーグ睡眠質問票（ＰＳＱＩ）［土井ほか、1998］および睡眠状態評価票を用い、睡眠の評価を行った。血中E_2（Estradiol）は11.5ピコグラム（pg）／ミリリットル、ＦＳＨは68.5ミリ国際単位（mIU）／ミリリットルと卵巣機能の低下を認めた。結合型エストロゲン（プレマリンR）の投与（0.625ミリグラム／日）を開始したところ、開始後二週間でＳＭＩが28点に低下し更年期症状の改善を認めるとともに、睡眠障害も改善された。症例1のピッツバーグ睡眠質問票および睡眠状態評価の得点集計を**図3**に示す。この症例では治療前のＰＳＱＩ総合得点が17と重度の睡眠障害であったがＨＲＴ施行四週後には、まだ睡眠障害が残存しているものの軽度にまで改善していた。睡眠状態評価票については治療前の睡眠の状態は極度に悪く、起床時の眠気や体調、気分、午前、夕方以降の眠気や気分も相当に悪化していた。治療開始一週後の時点で睡眠状態の顕著な改善が認められ、午後の眠気や気分も改善していた。治療二週後には睡眠状態はほぼ良好となり、夕方以降の眠気や体調、気分は顕著な改善が見られた。治療三～四週後にはほぼ良好の状態を保ち、起床時および夕方以降の眠気や体調、気分は顕著に良好となっており、午前、午後の状態もほぼ良好であった。この症例では、更年期障害による睡眠の悪化、日中の眠気の増大や気分の悪化がＨＲＴにより顕著な改善を認めたと評定されるものであった。

症例2、五六歳主婦。主訴はほてり、発汗、足の冷え、めまい、不安感、全身倦怠感、不眠。閉経は五四歳で更年期症状は四九歳頃より発現。生花の師匠をしていたが二年前転居で失職し症状悪化。うつ病の診断でスルピリド、ロラゼパム、ブロチゾラムを処方されるも改善されず、Ｘ年四月三日当科初診。ＳＤＳは69点、ＳＭＩは94点でともに高値。血中E_2は7.7、ＦＳＨは76.8と卵巣機能低下を認めており、エストロゲン貼付薬（エストラーダムＴＴＳ[R]）を開始し、服用二週間で発汗が著明に改善し、睡眠薬が効くようになった。更年期障害と更年期うつ病の鑑別は難しく、軽症のうつ病や仮面うつ病は更年期障害と診断されやすく、逆に更年期障害は精神疾患と診断され向精神薬を投与されることもある。症例2は明らかにうつ病であったが、向精神薬にＨＲＴを追加して精神症状の改善を見たものである。ほてり・発汗および脱力感も強く日常生活が不可能な状態で、このまま死ん

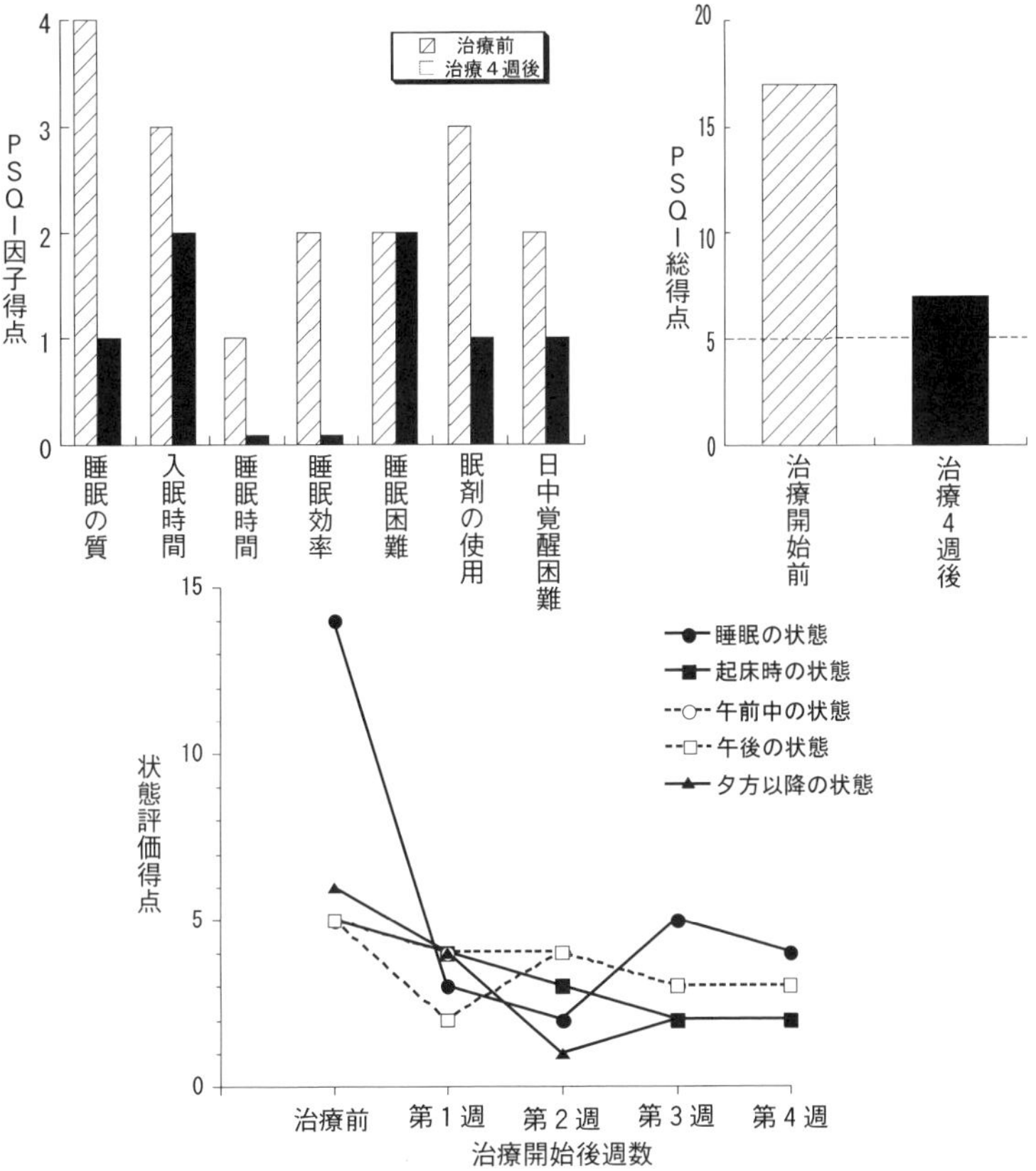
治療前
治療４週後
ＰＳＱＩ因子得点
4
3
2
1
0
睡眠の質
入眠時間
睡眠時間
睡眠効率
睡眠困難
眠剤の使用
日中覚醒困難
20
15
10
5
0
ＰＳＱＩ総得点
治療開始前
治療４週後
15
10
5
0
状態評価得点
睡眠の状態
起床時の状態
午前中の状態
午後の状態
夕方以降の状態
治療前
第１週
第２週
第３週
第４週
治療開始後週数

図３

でしまうのではという不安も強かった。ＨＲＴにより血管運動神経症状であるほてり・発汗が改善され、自律神経症状が緩和されると同時に中枢神経症状も緩和され睡眠障害に対する治療反応性が改善した可能性がある。エストロゲンは脳のモノアミン酸化酵素（ＭＡＯ：monoamine oxidase）の分解やセロトニンの輸送を促進することが報告されており、抑うつ症状に有効であると考えられ、室岡ら［1999］はほてり・のぼせをともなう症例においてはＨＲＴが精神症状にも有効であったと報告している。また、エストロゲンを用いたＨＲＴが、更年期障害の睡眠障害に有効である［Bliwise, 2000］との認識は、近年定着している。症例１では一ヶ月の睡眠の状態を評価し国際的に多用されているピッツバーグ睡眠質問票と医師の問診内容に合致させ一週間の状態を評価させる睡眠状態評価票による治療経過の評定を用いて、ＨＲＴによる睡眠障害の改善をみた症例である。睡眠の評価には睡眠日誌やＰＳＧなどを用いる場合があるが、患者への負担が大きく、そのため症状の改善後に通院しなくなる例が多い。また、更年期障害患者は多数にのぼり、産婦人科のようにＰＳＧ検査の定着していない科では困難をともなうことも多い。多数例の検討に耐えうることも含め、更年期障害で睡眠愁訴を有する患者には、治療経過の検討も容易であるので、上記のような簡便な評価票を用いるのが有用であろう。

ＨＲＴに関しては、六三人の閉経女性に三ヶ月のＥＲＴ（エストロゲン補充療法）と三ヶ月のプラセボ投与を一ヶ月の休薬期間をおき施行した結果、ＥＲＴにより入眠が容易になり、夜間の睡眠障害が軽減するという睡眠に対する直接効果（$p<0.001$）と日中の疲労感が改善するという効果（$p<0.001$）が見られ、開始時の不眠症が重度であるほどＥＲＴ

による改善効果が大きかったというＥＢＭがある［Bliwise, 2000］。ＨＲＴは卵巣機能の低下が明らかで（血中エストラジオールが10ピコグラム／ミリリットル以下）、ほてり・のぼせや発汗などの血管・運動神経症状をともなう不眠に対して有効であるが、閉経前後の婦人では不正性器出血をきたす場合があり、長期投与による血栓症や肝機能障害、乳がんや子宮体がんなどホルモン依存腫瘍に対する配慮（定期検診）が必要である。最近ＷＨＩ（The Women's Health Initiative）のＨＲＴの長期投与に対する副作用報告がでているが［The Women's Health Initiative, 2004］、ＨＲＴは更年期障害の治療として行うべきであり、ＨＲＴ施行中は定期的に血液凝固能、肝機能、コレステロールなどの血液検査や子宮頚がん、子宮体がん、乳がんなどのがん検診を受ける必要があることは言うまでもなく、これらの点に注意を怠らなければ、ＨＲＴは有効な治療法であると考えられている。

　われわれはＨＲＴに代わる更年期睡眠障害の治療に副作用の少なく、かつ更年期障害および睡眠障害に有効な代替療法としてセドロールに注目した。セドロール（セダーウッドオイルの香気成分）はスギやマツに含まれる香りの成分で、最近セドロールに自律神経系、特に交感神経系の異常亢進を抑制し自立神経失調症状を改善すること、大脳の情動中枢に働き鎮静作用をもたらすことが判明した。そこで更年期障害に特有なのぼせ、発汗、息切れ、動悸など自律神経症状の改善にセドロールの果たす役割につきオープントライアル試験を行った。更年期外来通院中の睡眠障害を訴える患者一五名（平均五四・五歳）に十分な説明と同意の上、セドロール顆粒を内蔵した器具タイマーをセッティングし、夜八時から翌朝五時まで枕元におき揮散させ、効果判定にはＳＭＩおよびＰＳＱＩを用い開始前お

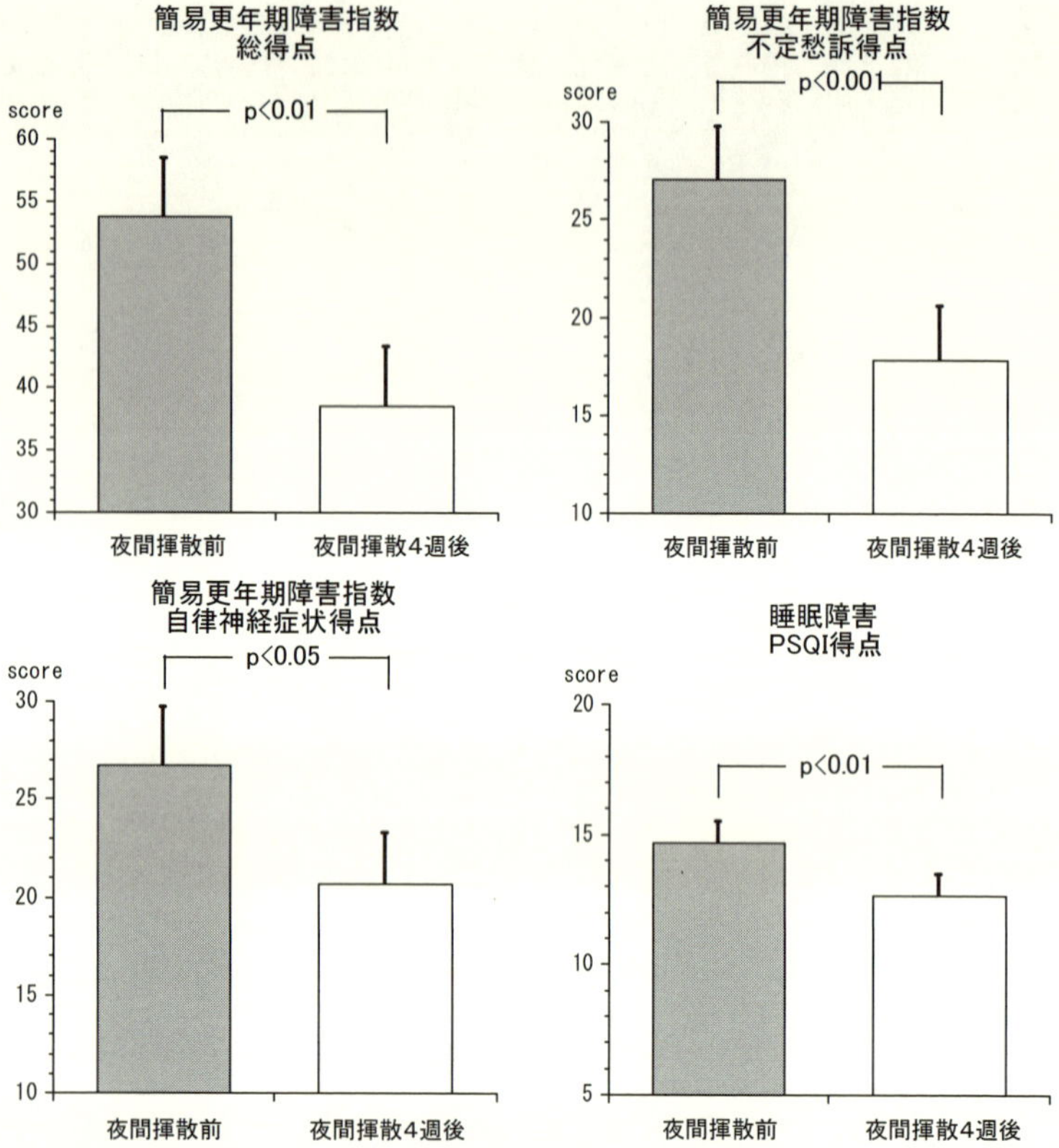
簡易更年期障害指数
総得点
score
p<0.01
60
55
50
45
40
35
30
夜間揮散前
夜間揮散4週後
簡易更年期障害指数
不定愁訴得点
score
p<0.001
30
25
20
15
10
夜間揮散前
夜間揮散4週後
簡易更年期障害指数
自律神経症状得点
score
p<0.05
30
25
20
15
10
夜間揮散前
夜間揮散4週後
睡眠障害
PSQI得点
score
p<0.01
20
15
10
5
夜間揮散前
夜間揮散4週後

図 4

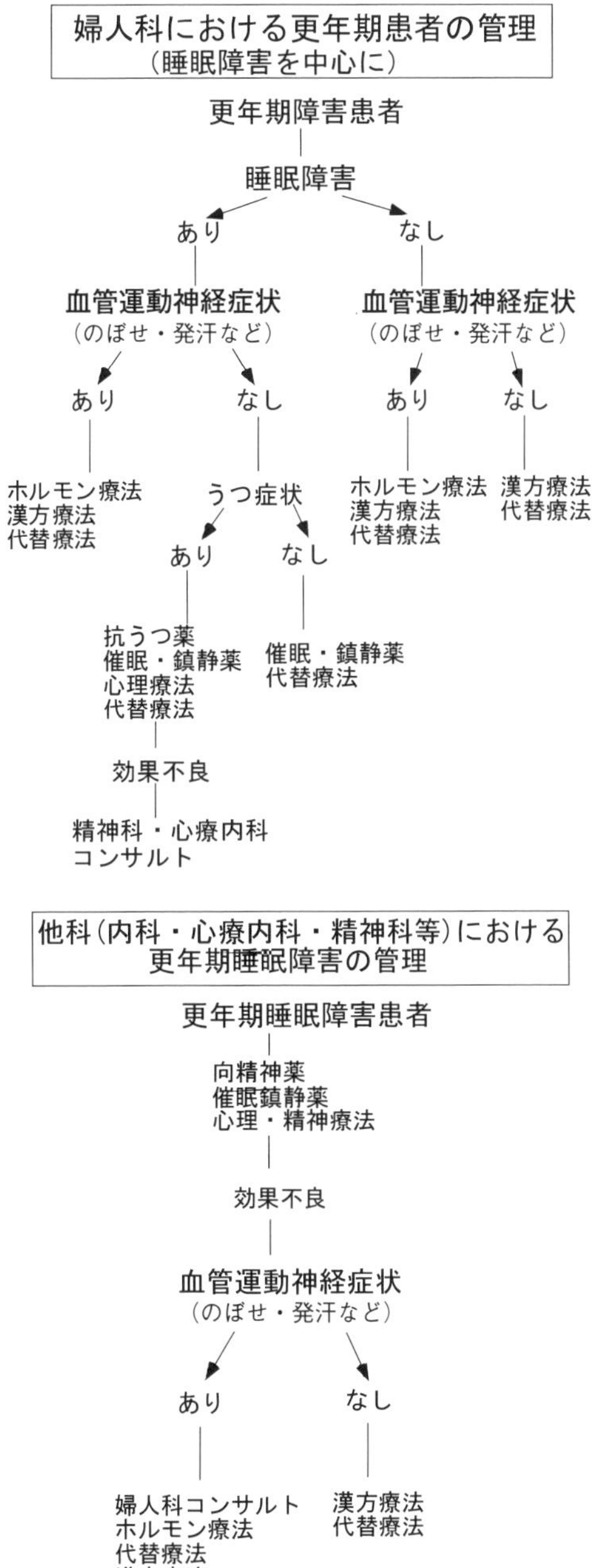
婦人科における更年期患者の管理
（睡眠障害を中心に）
更年期障害患者
睡眠障害
あり
なし
血管運動神経症状
（のぼせ・発汗など）
あり
なし
ホルモン療法
漢方療法
代替療法
うつ症状
あり
なし
抗うつ薬
催眠・鎮静薬
心理療法
代替療法
効果不良
精神科・心療内科
コンサルト
催眠・鎮静薬
代替療法
血管運動神経症状
（のぼせ・発汗など）
あり
なし
ホルモン療法
漢方療法
代替療法
漢方療法
代替療法
他科（内科・心療内科・精神科等）における
更年期睡眠障害の管理
更年期睡眠障害患者
向精神薬
催眠鎮静薬
心理・精神療法
効果不良
血管運動神経症状
（のぼせ・発汗など）
あり
なし
婦人科コンサルト
ホルモン療法
代替療法
漢方療法
漢方療法
代替療法

図5

よび開始四週後に自記式に記入し集計したところ四週間のセドロール揮散によりＳＭＩ総得点は52.3から33.6と有意に低下（p＜0.001）、不定愁訴得点においても25.5から14.3に有意に低下（p＜0.0001）、自律神経得点も26.8から19.3に有意に低下した（p＜0.002）。ＰＳＱＩ得点においても14.9から12.6に有意に低下した（p＜0.01）（**図4**）。更年期障害の愁訴および睡眠障害の改善にセドロールは有用であることが明らかとなった。更年期睡眠障害に対する治療のフローチャートを示す（**図5**）。

4　まとめ

女性はライフサイクルにおいて性ホルモンの大きな変動を受ける。卵巣ホルモンは上位中枢である視床下部―下垂体に支配されており、視床下部に中枢をもつ睡眠・体温リズムや自律神経と密接な関わりがあり、その機能障害は容易に睡眠・リズム、自律神経障害をきたしやすい。女性の睡眠障害に関してはようやく問題提起されたばかりであり、これらの病因解明・治療法やジェンダースペシフィックな問題の究明はこれからの課題である。

（廣瀬一浩）

引用・参考文献

American Sleep Disorders Association　1994　Menstrual and pregnancy-associated sleep disorder. *The International classification of sleep disorders diagnostic and coding manual.* 186-189

Bliwise, D. L.　2000　Normal aging. In Kryger, M.H., Roth, T.& Dement, W.C.(Eds.), ***Principles and practice of sleep medicine,*** Third edition. Philadelphia : W B Saunders Co. 26-42.

土井由利子ほか　1998　「ピッツバーグ睡眠質問票日本語版の作成」『精神科治療学』 第113巻第6号 755-763p.

福田一彦ほか　1973　「自己評価式抑うつ性尺度の研究」『精神神経誌』　第75巻第10号　673-679p

廣瀬一浩ほか　2000　「産褥期睡眠障害とマタニティブルーズの経時的推移に関する研究」『日本産科婦人科学会誌』　676-682p.

駒田陽子ほか　2002　「妊婦の睡眠習慣と睡眠健康に関する横断的探索的研究」『女性心身医学』 第7号　87-93p.

小山嵩夫　1998　「私の更年期指数」『産婦人科治療』　第77巻第1号　104-107p.

室岡 等ほか　1999　「婦人科と精神科の連携による更年期障害の臨床的研究」『精神科治療学』 第14巻第8号　877-881p.

白川修一郎ほか　1996　「全国総合病院外来における睡眠障害と睡眠習慣の実態調査」『睡眠障害の診断・治療・疫学に関する研究』（厚生省精神・神経疾患研究委託費平成七年度研究報告書）7-23p.

鈴木健修ほか　2003「本邦における妊婦の睡眠問題に関する疫学的研究」『日本公衛誌』　第50号 526-539p.

The Women's Health Initiative　2004　Steering committee effects of conjugated equine estrogen in postmenopausal women with hysterectomy : The women's health initiative randomized controlled trial. *JAMA,* 291,1701-1712.

column

時差ぼけの対処法

時差のある外国に旅行する場合に、国内で旅行前に行っておくと良い事項が幾つか存在する。旅行前の睡眠が不足していると、時差症状による睡眠障害がより強く出現するので、①海外に旅行する前に、十分に睡眠を確保しておく。旅行先で適切な時差への対処を行うために、②自己のサーカディアンリズムの位相を確認しておく。自己のサーカディアンリズムの位相は、便宜上、日本での習慣的な就寝時刻をサーカディアンタイム0(CT0)とする場合が多い。③海外の生活リズムにあわせて、自己のサーカディアンリズムを微調整しておく。

時差への対策は、サーカディアンリズムを現地時間に早く同調させることがその基本となる。東行の場合には自己のサーカディアンリズム位相の前進を補助する方策を、西行の場合にはリズム位相の後退を補助する方策をこうずる。一般に、位相を前進あるいは後退させるための方策として、高照度光、メラトニン、超短時間作用型睡眠薬が用いられることが多い。高照度光、メラトニンを位相変移に用いるためには、日本でのサーカディアンリズム位相を確認しておくことが重要である。自己のリズム位相のCT0前後で高照度光を受光するとリズム位相は後退する。CT0から五~九時間後の時間帯で受光するとリズム位相は前進する。位相の移動量は、前進方向の方が大きいが、受光時間帯のリズム位相のポイントや照度、受光時間に左右される。外光では三〇分~一時間程度、人工の高照度光(二五〇〇ルクス以上)では、一~二時間程度を目安とする。メラトニンの作用は、光とは逆で、CT0の一~二時間前の1ミリグラムの服用では位相前進を、CT0から五~九時間後の時間帯での服用では位相後退を引き起こす。旅行先に到着した直後には、日本でのCT0から四時間後頃に強い眠気に襲われる場合が多い。この時間帯での事故や盗難被害が多いことも知られており、可能であれば、安全な場所で短時間の仮眠を取ると、それ以後の耐え難い眠気を予防することができる。

column

第12章　ストレスと睡眠

心身症や抑うつ症では、病態が明瞭となる以前より不眠が見られることがきわめて多い。また、症状の改善に先だって睡眠が改善する。睡眠は、ストレスが原因となって引き起こされる、脳やこころの疾患の鋭敏なマーカーである。心身症や抑うつ症は、初期のうちに適切に対応できれば回復も容易である。

1　ストレスとは

ストレスは、もともと物理学の用語として使用され、外界からの荷重をうけたときに、その荷重に応じて物体の内部に生じる抵抗力（応力）を示す述語であった。医学用語としての定着は、一九三〇年代後半のセリエ（Selye, H.）の精力的な研究による。物理的、化学的に有害な刺激にさらすと、共通した身体的病理変化（消化器潰瘍や出血、胸腺・リンパ節の萎縮や副腎皮質の肥大など）が現れてくる。下垂体—副腎皮質系内分泌機能の働きを中心とした汎《はん》適応症候群の反応症状とされ、その状態をセリエはストレス状態と呼んだ。

現在では、ストレスとは生体内のひずみの状態を示し、体外からの有害要因（ストレス源、ストレッサー）と、ストレッサーに対応して生じた生体防御反応の両方をさす。ストレッサーとしては、物理的（暑熱、寒冷、放射線、騒音など）、化学的（環境ホルモン、薬物・薬品、酸素欠乏など）、生物的（寄生虫、細菌感染など）、心理的（事故、死、手術、受験・試合、人間関係など）な情動ストレスも含まれる。ストレッサーが加わると、脳内下垂体から副腎皮質刺激ホルモン（ＡＣＴＨ：adrenocorticotropic hormone）が分泌され、その作用により副腎皮質ホルモンの分泌が促され、全身に働いて一連の非特異反応（汎《はん》適応症候群）が起こる。ストレスにさらされた際のパッシブな損傷やショック症状と、損傷や症状に対するアクティブな生体防御の状態が、急性の警告反応期である。次いで、ストレッサーへの安定した抵抗状態を示す抵抗期となり、この時期には副腎皮質は肥大する。この時期は加えられたストレッサーへの生体の抵抗性は増大しているが、他のストレッサーに暴露された場合の抵抗性は低下する。第三期は疲憊《はい》期である。強い刺激性を持つストレッサーに長く暴露され閾値を超えると、生体の抵抗能が疲弊し、生体内のひずみが限界となり適応力を消失する。この概念に基づいて勘案すると、心身症とは心理的ストレッサーに長く暴露され、ひずみの閾値を超え心身に不適応が生じ、病的症状が発症した状態と考えることもできる。

一方で、ストレス概念は医学・生物学の発展や時代の変遷とともにさまざまな議論がなされ、有害な刺激により生じる一見非特異的な身体的反応の発生の説明にストレスを持ち出す必要はなく、詳細に検討すればストレスというあいまいな概念を用いて説明する必要はないとする説もある。しかし人間の場合には、ストレッサーがどのような性質のものであろうとも、ストレッサーを意識的（下）に認知し、そのストレッサーの有する性質について「不快」あるいは「自分の能力ではどうにもならない」と感じた場合に、生体防御反応が生じることが判明している。脳の構造や機能について説明するに足る十分な科学的知識が未だ蓄積されていないこと、言及されるストレスの大部分を占めるものが心理的ストレスであることから、ストレスという包括的概念を使って現象を説明していく方が理解しやすい。

ラザルス（Lazarus, R.S.）は、心理的ストレスとして、急性のストレスより慢性のストレスの方が心身の不健康を生じやすいと主張し、心理的に体験される過程においてのみとらえられ、ストレス認知はストレスへの対処行動（コーピング：coping）の過程を形成し、長期的にはストレス認知も変容させるとした。ストレス認知とストレスへの対処行動を考慮すると、必然的にストレスに弱く、症状発症危険度の高い性格特性にいきつくことになる。タイプA行動特性、執着気質などがあげられている。ストレッサーに対する脆弱性や症状発症危険度が顕著に高まることはないと考えられるが、リスクファクターの一つではある。ラザルスは、ストレスへの対処行動を、計画型、対決型、社会的支援模索型、責任受容型、自己コントロール型、逃避型、隔離型、肯定評価型に分類しているが、ここでもストレス特性の認知、性格特性や過去の対処行動の学習履歴などが影響すると考えられ、心理的ストレスに心理的要素自体が影響するという自己撞着的な概念となっている。

2　疲労とストレス

ストレスについての理解は、その概念的複雑性からも難しい面がある。ストレスも説明しにくい概念であるが、疲労も同様である。慢性疲労症候群など、ストレスと疲労との間には密接な関係のあることが知られている。慢性ストレス状態、慢性疲労は睡眠の状態を大きく変容させる。不快な慢性の心理的ストレス、強い不安や身の危険を感じさせる心理的ストレスは、脳神経系に疲労を生じさせる。疲労についての知識を獲得しておくと、睡眠とストレスとの関係についても理解しやすい。

疲労は定義しにくい現象である。一方で、日常的な経験の中で、誰でもが実感できている生理現象でもある。また、疲労はさまざまな心的体験をともなう心理現象でもある。心地よい「疲れ」、ぐったりした「疲れ」、いらいらするような「疲れ」、疲労はその人がおかれた場によって心的発現が異なってくる。分類しがたい体全体の「疲れ」のほかに、筋肉の「疲れ」である筋肉疲労、骨や筋肉の「疲れ」による疲労骨折、眠気として体験する大脳皮質の「疲れ」、挫折による抑うつ感などの心の「疲れ」、自分自身が経験したり、自分のまわりで観察できる「疲れ」は多い。

体を動かしたり、脳を働かせたりなんらかの仕事を行った場合には、必ず「疲労」をともなう。「疲労」という言葉は、「疲れ」現象の科学的用語である。ここで、疲労という現象の定義について辞書や辞典を調べてみると、「生体がある機能を発揮した結果、その機能が低下する現象をいう（最新医学大事典、医歯薬出版）」、「一般的には繰り返し力を出したり運動したときに、その結果、作業能力や運動能力が減退したときと解される（世界大百科事典、平凡社）」などと記述されている。また、疲労の分類には、急性疲労や慢性疲労などの時間を軸とした分類と、筋肉疲労や脳神経疲労などの身体部位を軸とした分類に大別できる。時間を軸とした分類である急性疲労と慢性疲労もさらに細分される。すなわち、急性疲労も、柔道の試合のような数分からサッカーの試合などのような数十分で生じる狭義の急性疲労と、山登りのような数時間で生じる亜急性の疲労に分けることができる。急性疲労は、サッカーの試合での休憩時間のように比較的短時間の休息をとることで回復する。これは、主に筋肉の疲労が主体となる。脳神経の疲労は、狭義の急性疲労は少なく、亜急性の疲労の方が一般に経験しやすい。一時間程度のＶＤＴ作業などで生じる疲労は、筋肉、脳神経両者の急性疲労の典型で、一〇～一五分程度の作業休止で疲労から回復できるものと考えられている。亜急性の脳神経の疲労は、一〇～一五分程度の作業休止での完全な回復は難しく、集中力や作業効率などにあらわれてくる。

慢性疲労は、一日の単位の日周性疲労と一週間を単位とする狭義の慢性疲労に分類されている。さらに一週間を越えるような広義の慢性疲労は、脳の疲労である心理的疲労に多く見られる。日周性疲労は、毎日の生活や仕事、学習などにより生じた能力の減退が、夜のくつろぎや睡眠により回復するような疲労を意味している。狭義の慢性疲労は、一週間の仕事で蓄積した疲労を週末の軽運動や趣味、遊び、睡眠などで回復できるようなものである。厳しい職場環境、強い心理的ストレスに長期間さらされるような人間関係、仕事での高い達成率の要求など、蓄積した疲労をその日のうちに回復できない場合には、週末にまで疲労は持ち越される。さらに、中高年サラリーマンでは、疲労の回復機能が低下している場合は、日周性疲労も持ち越されることになる。一般に、慢性疲労は狭義の急性疲労の蓄積により生じ、その蓄積量の回復可能な時間量で、日周性慢性疲労と一週間を単位とする狭義の慢性疲労、一週間を越えるような広義の慢性疲労に分類されていると考えれば理解しやすい。

さらに、疲労はその生じる部位によって、筋肉（肉体）疲労と脳神経（脳神経）疲労に分類される。一般に、筋肉疲労は容易に発生し回復も早く、脳神経の疲労は発生しにくく回復も遅い。簡単な例が、鉄棒にぶら下がり、どのくらいの時間重力に抗してぶらさがったままでいられるかを考えれば、筋肉疲労の発生の早さが体感できる。一〇分もぶらさがっていることは、握力低下などから一般には困難である。一方、学習などに代表される脳神経の疲労は、年齢により異なる面はあるが、大学の一講義時限が九〇分に設定されているように、分単位ではなく時間単位で発生する疲労である。回復の面から見ると、鉄棒のぶら下がりで発生する急性疲労は一〇～一五分も休息すれば回復する。午前中の試験で生じるような亜急性の脳神経の疲労回復には、一〇～一五分よりも長い昼休みの休憩を必要とし、さらに睡眠をとらない限り、真の意味での回復は困難である。

疲労は、上記のように生じる身体の部位によって分類されているが、戦前のように重筋肉労働の多かった時代には、筋肉疲労が重視されてきた。主婦にしても、洗濯、掃除、炊事などの筋肉労働が多かったが、現在では電化製品や機械の発達で重筋肉労働は減少してきている。近年では心理的作業が大部分を占め、脳神経系（心理的）疲労に重点が置かれるようになってきた。このような面から見ると、脳神経系の慢性疲労と慢性の心理的ストレス状態との間には密接な関係、あるいは重複する関係のあることが明らかである。

疲労はどのような場合でも回復可能な現象と考えることは誤りである。さらに、過大な負荷で疲労が蓄積し病的な状態を呈する場合もあり、過労と呼ばれている。この点も、慢性ストレスとよく似ている点である。病的な疲労は循環器系疾患の発症の原因となったり、突然死を引き起こす要因となることもよく知られている。さらに、正常な精神活動を障害し、場合によっては自殺の原因ともなる。

脳神経系の疲労の蓄積は、その大部分が十分な睡眠を確保できないことから生じるものが多い。脳神経系の疲労回復には、感覚系を遮断すれば幾分の効果が見られるが、睡眠をとることに比べれば、その効率は大幅に低下する。リラクゼーション効果と呼ばれている近年流行の休息効果は、その多くが感覚系の入力遮断と自律神経における交感神経活動の低下をターゲットとしたものである。特に、目をつぶるなどの視覚系入力の遮断は、脳の感覚関連機能の三分の二を休息させる。安楽椅子で休息することにより生じる、亢進した交感神経活動の低下は、血圧を下げ、循環器に対する負担を軽減し、感情などに関係した脳の大脳辺縁系の休息効果を持つことが知られている。

覚醒中の休息以上に、睡眠は脳神経系の疲労に対する積極的な回復効果を有している。すなわち、睡眠は大脳皮質や意識や覚醒の保持機能に関係した脳幹を休息させる役割をもち、より効果は高い。

3　物理的ストレスとしての騒音と睡眠

過大な物理的ストレスに長期間さらされた場合にも睡眠が障害される。よく知られている例が、騒音公害による睡眠の妨害である。イギリスで空港周辺住民四〇〇人を対象として夜間睡眠中の連続活動量を測定するという、客観的指標を用いての大規模な調査が一九九〇年代前半に行われた。この年代のイギリスでは、航空機は二四時間にわたり離発着しており、夜間睡眠中の航空機騒音は最大で95デシベルに達するものであった。なお、空港周辺住民の多くは数年にわたり同一地域に居住していた。思いがけないことに、空港周辺住民の多くに航空機騒音による中途覚醒の増大という影響はあまり認められなかった。また、睡眠実験室で騒音を負荷した場合の覚醒反応に比べ、空港周辺住民を自宅で測定した場合の方が航空機騒音に対する反応は低かったという。一方で、五〇歳以上の住民、睡眠健康が悪化している住民では、航空機騒音に対する覚醒反応が増大していることも報告している。このことは、多くの空港周辺住民が夜間の航空機騒音に順応し、物理的ストレスと認識しなくなっている状況を示すものであるが、睡眠の質が低下している中・高齢者、睡眠健康不良者では夜間騒音に対する覚醒反応を示す者が多くなり、物理的ストレスとしてとらえられている可能性の高いことを示すものである。人口密集地である日本でも、東京の環状七号線の騒音公害、基地周辺住民の夜間離発着練習による睡眠妨害、新設新幹線による騒音問題など、物理的ストレスが睡眠を妨害する報告は多い。

4　心理的ストレスと不眠

睡眠、特にノンレム睡眠には不必要な記憶を消去する働きがある。レム睡眠にも記憶を整理する働きと同時に、不安な事象や脅威に対し、防御行動や対処行動を脳内でシミュレーションし、将来そのような状態に陥った時に、直ちに適切な行動をとれるように学習する働きがあると考えられている。新生児が、睡眠中、特にレム睡眠にあたるアクティブ（動）睡眠の時期に笑うのは、敵対者（捕食者）に対する防御能をもっていない弱者として、最も脅威の大きい同種の敵対者の攻撃行動を抑止するためのボディサインである笑顔を、時期に応じて直ちに表出できるよう訓練と学習を繰り返していると推定されている。

強い心理的ストレッサーにさらされた場合に、一部の脳の機能にひずみが生じ疲労が発生し、それがストレス状態を引き起こす。脳を効果的に休息させ、生命を維持するためには不必要である不快な記憶の強度を減弱させ、あるいは消去する役割をノンレム睡眠はもっている。さらに、心理的ストレッサーに対する適切な対処行動をレム睡眠中に学習し、次に同類の心理的ストレッサーにさらされた場合に、無意識に適切な対処を行えるようになる。そのためには十分で十全の機能を発揮できるような睡眠が確保されている必要があるが、強い心理的ストレスにさらされた場合には睡眠が妨害され、さらにストレス状態を悪化させるという悪循環に陥ることが多い。そのモデルを**図1**に示す。

ストレス状態に陥りやすい特性を持つ者が、強度の心理的ストレスにさらされた場合、

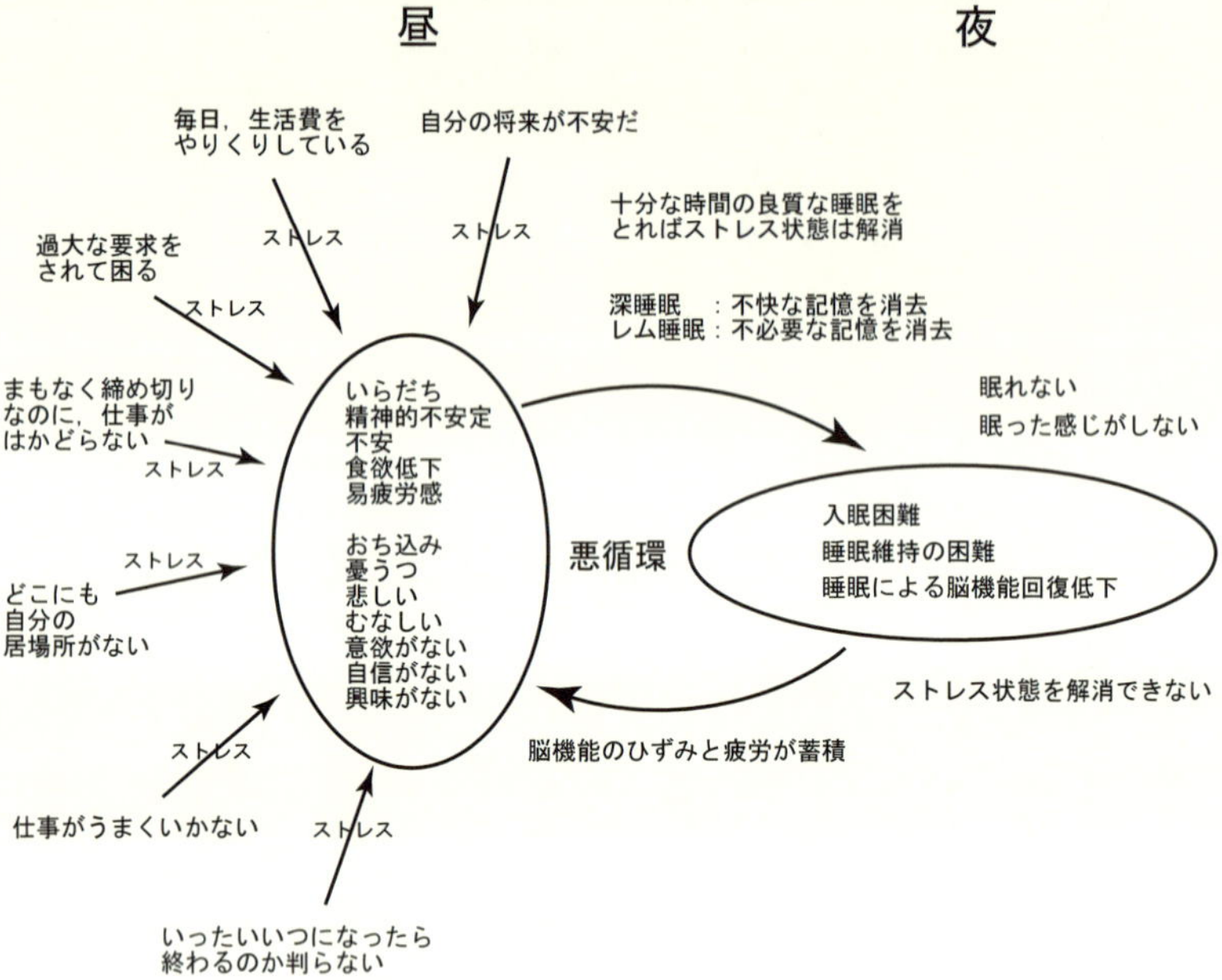
昼
夜
毎日，生活費を
やりくりしている
自分の将来が不安だ
十分な時間の良質な睡眠を
とればストレス状態は解消
過大な要求を
されて困る
ストレス
ストレス
ストレス
深睡眠　：不快な記憶を消去
レム睡眠：不必要な記憶を消去
まもなく締め切り
なのに，仕事が
はかどらない
ストレス
いらだち
精神的不安定
不安
食欲低下
易疲労感
おち込み
憂うつ
悲しい
むなしい
意欲がない
自信がない
興味がない
眠れない
眠った感じがしない
悪循環
入眠困難
睡眠維持の困難
睡眠による脳機能回復低下
ストレス
どこにも
自分の
居場所がない
ストレス状態を解消できない
脳機能のひずみと疲労が蓄積
ストレス
仕事がうまくいかない
ストレス
いったいいつになったら
終わるのか判らない

図１　心理的ストレスと睡眠との関係

短期的には入眠困難や中途覚醒を生じ不眠に陥り睡眠時間が短縮することが多い。ストレス状態に陥りやすいものには、行動特徴として、極端に精力的に活動し、攻撃性が高く、時間切迫感が強いなどがあり、性格特徴として、きちょうめんで緊張しやすく、完全癖があり、イライラしたり怒りやすいなどの特徴を持つ者が多い。一方で、このような特性を持つ者には睡眠にも特徴があり、居眠りをすることができない、寝つきが悪い、熟眠感が少ないなどの睡眠傾向をもち、不規則で極端な夜型の睡眠習慣のものが多い。さらに長期間心理的ストレスにさらされていると、睡眠時間は逆に延長し、日中には耐え難い眠気に襲われることも多くなる。入眠期の寝姿勢は、防御的な胎児型をとるようになる。十分な時間、良質な睡眠をとれればストレス状態は解消するが、一般にこのようなストレス状態では、睡眠は質的に劣化し、悪循環に陥ることになる。適切な手段でストレス状態を解消するか、良質な睡眠をとれるように介入し、悪循環を断ち切ることができない場合には、うつや心身症に転機することもある。

(1) 外傷後ストレス障害（ＰＴＳＤ）と不眠

一九八〇年のＤＭＳ—Ⅲ（American Psychiatric Association：Diagnostic and statistical manual Ⅲ）にはじめて登場したＰＴＳＤ（Post Traumatic Stress Disorder）診断は、日本でも阪神・淡路大震災以降よく知られるようになった。ＰＴＳＤでは、脅威や危機に関連づけられ、危険や恐怖に対する全般的な深い注意や覚醒をともない、軽微な脅威に対しても極端な驚愕反応を示す、トラウマ関連刺激に対して過剰な反応を示すという特有の心因反応が見られる。PTSDでは、患者の60～70％に外傷体験に関わる悪夢が出現し、中途覚醒や熟眠障害を引き起こす。睡眠障害は、PTSDの中核症状の一つである。PTSDでは、症状逃避欲求が高く、そのためアルコールや薬物の乱用に進むことも多く、それが睡眠構造を崩壊させたり、睡眠の分断化や浅眠化を引き起こし、悪循環に陥ることもある。PTSDでは、レム睡眠での筋緊張抑制機構が働かず、筋緊張を維持した状態で急速眼球運動が生じるという、レム睡眠行動障害*と一見似た異常なレム睡眠の現象を示すものもある。

レム睡眠行動障害
中年以降に見られ、レム睡眠の時期に、叫ぶ、殴る、蹴る、飛び起きるなどの防御、逃避的な異常行動を示す疾患。

(2) パニック障害と不眠

かつては不安神経症（anxiety neurosis）と呼ばれていたパニック障害は、動悸、発汗、めまい、呼吸困難感などの自律神経症状と極度の不安を含む発作を主症状とする。発作は激烈で、救急外来などを受診することが多いが、検査では異常を認められない。繰り返し発作をおこすことにおびえて、外出を避け引きこもるようになることもある。パニック発作は覚醒時にもおこるが、夜間睡眠時にもパニック発作をおこすため睡眠が障害される。若年者、特に女性では覚醒時の発作が多いが、睡眠時の発作は高齢男性に多い。パニック障害患者の半数以上で不眠が認められる。

(3) ストレスと睡眠時随伴症

強度の心理的ストレスに長期にわたり曝露された場合、睡眠に随伴した異常行動が増大することが知られている。特に、子どもに多い睡眠時随伴症と心理的ストレスとの関係はよく調べられている。

① 睡眠時歯ぎしり（bruxism）

歯ぎしりは、睡眠段階2で最も多く観察されるが、心理的ストレスの多い状態では、レム睡眠で最も多く出現する例も知られている。歯ぎしりは同室で寝ているパートナーの不快感と、ノイズによる入眠障害や中途覚醒を引き起こすこともある。歯ぎしりはピンクノイズ（一定でない騒音）に属し、空港のジェット機の騒音や線路沿いの電車の騒音のような突発的な騒音である。同室のパートナーも長くなると、このような音に対しても順応するが、人間関係が悪くなると不快に感じ、睡眠が妨害されやすくなる。また、本人もまれではあるが、自分の歯ぎしりで睡眠が中断され、短時間の覚醒が起こることがある。歯ぎしりが習慣化するのは、末梢の問題（未治療の虫歯、歯周病などの歯科的問題や乳歯の生え替わりなど）の他に、心理的ストレス状態に長期間さらされている場合に生じやすい。また、歯ぎしりが毎晩連続して起こることは、あまりない。成人人口の85～90％が一生の間にある程度の歯ぎしりを経験する。

② 寝言

寝言は、うめき声から会話のように明瞭に聞き取れるものまで、さまざまなタイプがある。子どもに多く、発達とともに自然に消えてしまうのが普通だが、大人でも約1％の者は寝言を言う。女性より男性に多いことが知られており、両親が寝言を言う家庭では、子どもも寝言を言うなど、家系的な要素も強い。遺伝学的素因とともに家庭環境、家族関係などが影響する。寝言はレム睡眠の終わりや深睡眠の終わった後の軽睡眠で多く、大きな心理的ストレスにさらされている時などに多い。閉塞型睡眠時無呼吸症候群*での、停止した呼吸が再開する時のうめき声、レム睡眠時に防御的な行動や暴力的行動をとることのあるレム睡眠行動障害での叫び声やうめき声などは、「寝言」と混同される場合がある。笑った時や緊張した時に脱力発作や睡眠発作を起こすナルコレプシー*でも寝言をともなうことが多く、その他、精神疾患でも寝言をともなうことが多い。すなわち、強い心理的なストレスに長期間さらされていると寝言が誘発される場合が多くなる。しょっちゅう寝言を言うような場合には、強い心理的ストレスにさらされている可能性を疑う必要があり、原因の探索や適切な対処行動をとることが望ましい場合がある。

③ 夜驚（睡眠時驚愕症）

夜驚症は、引き裂くような悲鳴や叫びをあげてまわりをびっくりさせる。最も深い睡眠である徐波睡眠（多くは段階4）から急激に覚醒するのが特徴で、この時、強い恐怖を示し、激しい動悸などの自律神経変化や防御的な行動などが見られる。自律神経変化として、呼吸切迫、皮膚の紅潮、発汗、頻脈、筋緊張の亢進などが見られ、外部からの呼びかけなどの刺激には反応せず、むりやり覚醒させると錯乱や失見当識などの状態になる。これは、大脳皮質がまだ眠った状態にあり、抑制系のコントロールが不十分な状態で、脳幹の覚醒

閉塞型睡眠時無呼吸症候群
睡眠中頻回に呼吸が停止する疾患で、気道の閉塞によるタイプ（閉塞性）と呼吸運動そのものが中枢性に停止するタイプ（中枢性）と混在することがある。

ナルコレプシー
耐え難い日中の眠気があり、試験中や商談中など居眠りをしてはいけない状況下でも眠ってしまうような症状が起こる疾患で、怒ったり大笑いしたりする強い感情変化をきっかけに身体の力が抜けてしまうという情動脱力発作をともなう症状を特徴とする過眠症。

系や辺縁系の情動中枢などの活動が亢進するためと考えられている。小児の３％程度に見られ、通常思春期前の小児に起こる。女児より男児に多く、家族性の発現も多い。また、心理的ストレスにさらされていると発症しやすい。成人で起こる場合には、特に心理的ストレスにさらされていることが多く、不安感が高いことが報告されている。夜驚症は睡眠の前半、徐波睡眠の発現とともに出現する。

（白川修一郎）

引用・参考文献

ＡＰＡ　1980　ＤＳＭ—Ⅲ

Diagnostic Classification Steering Committee (Chairman : Thorpy MJ)　1990　*International classification of sleep disorders : Diagnostic and coding manual.* American Sleep Disorders Association.

Ferber, R. & Kryger, M. (Eds.)　1995　*Principles and practice sleep medicine in the child.* W.B.Saunders.

Horne, J. A., Pankhurst, F. L., Reyner, L. A. et al.　1994　A field study of sleep disturbance : Effects of aircraft noise and other factors on 5,742 nights of actimetrically monitored sleep in a large subject sample. *Sleep,* 17, 146-159.

金　吉晴　2004　「心因反応とＰＴＳＤ」『トラウマティック・ストレス』第２号　35-41p.

Lazarus, R.S.& Delongis, A.　1983　Psychological stress and coping in aging. *Am Psychologist,* 8, 245-

254.
Natelson, B. H. 1998 *Facing and fighting fatigue : A practical approach.* Yale University Press.
小木和孝 1994 『現代人と疲労』紀伊國屋書店
高橋 徹 1993 「ストレス概念をめぐって」『精神保健研究』第6号 1-8p.
竹中晃二（編） 2005 『ストレスマネジメント』ゆまに書房
吉竹 博 1990 『現代人の疲労とメンタルヘルス』労働科学研究所出版部

第13章　睡眠障害

本章は、心理学、社会学、教育学、人間科学、運動科学に関わる学生、教師、研究者へ睡眠の科学的知識を供与する目的で編纂《さん》された教科書である。医療における専門的知識の提供を目的としたものではなく、睡眠障害についての一般的知識を習得するために設けられたものである。

不眠や過眠は、疾患あるいは狭義の病気ではない。不眠や過眠は、健常な人間でも普段に起こりうる症状である。主睡眠*の直前にうたた寝や居眠りを取った場合にも、入眠困難や睡眠維持の障害、すなわち不眠は起こりうる。過眠症の疑いで日中の眠気を検査する場合、脳波、眼球運動、筋電位を同時に測定する睡眠ポリグラフ*を用い、一日四回二時間ごとに入眠潜時を測定する検査*（睡眠潜時反復測定検査、Multiple Sleep Latency Test：MSLT）を用いることが多く、四回の検査の入眠潜時の平均が五分未満の場合、重度の眠気があると判断され、五分以上一〇分未満の場合、過度の眠気があると判断される。中等度の睡眠時無呼吸症候群（SAS）では、過度の眠気を示すことが多く、ナルコレプシーやその他の過眠症では、重度の眠気を示すことが多い。しかし、きわめて少ない睡眠時間しか取れず睡眠不足の生活がしばらく続いた場合には、健常な一般生活者でも日中に過度の眠気、すなわち過眠が生じる。不眠あるいは過眠は、ある場合には生理的に通常起こりう

主睡眠
主にまとまってとる睡眠。健常成人では原則として夜間睡眠を指す。

睡眠ポリグラフ
睡眠を脳波学的に観察する生理学的方法。脳波、眼球運動、筋電位、心電図、呼吸などを同時に記録する。

＊就眠許可から入眠するまでの時間を、睡眠ポリグラフを用いて計測。

る現象であり、一方では病的な状態の場合には、医療を必要とする現象である。

睡眠障害の診断には、アメリカ睡眠医学会（American Academy of Sleep Medicine）が提案したInternational Classification of Sleep Disorders［ICSD, 1990］、ＩＣＳＤの一部改訂版であるInternal Classification of Sleep Disorders, Revised［ICSD, Revised, 1997］、ＩＣＳＤの第二版であるInternal Classification of Sleep Disorders, Second edition［ICSD 2 nd Edition, 2005］に従うことが多い。日本では、二〇〇六年現在、ＩＣＳＤ第二版が出版されたばかりであり翻訳されていないため、第一版が基本となっている。睡眠障害の中でも知っておくことが望ましいと思われる睡眠障害について説明する。

1　内因性睡眠障害

(1)　不眠症（原発性不眠症、神経症性不眠症など）

心配事や生活環境の変化など心理的な要因によって不眠は引き起こされることが多い。不一過性で治ることもあるが、要因がなくなった後でも不眠だけが持続することもある。不眠のタイプには、寝つきが悪い（入眠困難）、睡眠中にしばしば目が覚めてしまう（中途覚醒）、まだ眠いのに朝早く目が覚めてしまい再入眠できない（早朝覚醒）、十分な時間眠ったはずなのに熟眠した感じがない（熟眠不全）などがある。また不眠はその持続する日数からも分類されており、数日間の一過性の不眠と一ヶ月以内の短期不眠および一ヶ月以上続く持続性の長期不眠に分けられており、そのタイプにより原因や治療法が異なる場合が多い。一過性の不眠や短期不眠は、その原因として不安、ストレス、睡眠環境要因あるいは時差ボケや夜勤・徹夜などの生体リズムの変調など、はっきりした原因を見つけ改善することが容易なものが多い。問題となることが多い不眠は、一ヶ月以上続くような持続性の不眠である。高齢者で最も多い睡眠障害はこのタイプの不眠である。全国の大学病院の外来での調査によると、持続性の不眠愁訴のある患者は、四〇歳以下では8％程度であるが、五〇歳以降急激に増加し、高齢患者では、15％以上にも達する。高齢者の不眠には、寝つきが悪いタイプよりも、中途覚醒型や熟眠不全型が多い。また、全国二〇歳以上の国民の不眠発生率を調べた二〇〇〇年の報告では、一ヶ月以内に何らかの不眠を経験した者はほぼ20％であるが、六〇歳以上では30％近くになる。

不眠にたいする対策はその原因により異なり、不眠の原因として次の五つに集約されている。①高血圧、アレルギー性疾患、心臓疾患、泌尿器疾患など睡眠を障害する身体的障害、②日常の活動や生活スケジュールの変動、③心理的な問題やストレスあるいは不安、④うつ病や不安障害、アルコールや薬物の乱用、認知症などの精神的障害、⑤降圧剤などのさまざまな薬物が不眠の原因となる。喫煙は入眠を障害し、アルコールはしばしば不眠の原因になる。アルコールには中途覚醒を増大させ、レム睡眠の出現を抑制する作用があり、さらに利尿作用と浅眠化によりお手洗い覚醒を誘発し、再入眠を妨げる。睡眠薬の代用として寝酒を選択すると不眠を増悪させることがある。

一過性の不眠や短期不眠では、睡眠薬の適切な服用が有効な場合が多く、適切な睡眠薬の処方で劇的に改善することが知られている。睡眠薬の投与は、服薬時間、投与量が高齢者では重要で、習慣的な就寝時刻直前の服薬とすみやかな就寝、アルコール同時摂取の禁止と少量からの服薬開始などのきめ細かな注意が必要とされる。また、高齢者は精神安定薬、βブロッカー、抗パーキンソン病薬などの鎮静作用を有する薬物などを服用している場合もあり注意を要する。加齢現象も不眠の大きな原因となる。歳をとるにつれ、朝早く目覚める、夜しばしば目覚めて熟睡できない、など高齢者にはさまざまな形で不眠が見られる。一方で、夜間の不眠により昼間にはボーッとしてうたた寝や居眠りばかりしているという状況にも陥りやすく、高齢者の不眠はQＯＬ(quality of life)やＡＤＬ(activity dayly living)を低下させる大きな原因ともなる。高齢者の不眠は五〇歳以降急激に増加し、女性の多く、七〇歳以上の高齢者の15～35％が何らかの原因により長期の睡眠障害に罹患している。高齢者の睡眠は、若者と異なり、わずかな妨害でも障害され、そのため高齢者では睡眠維持の障害による不眠が多い。

さらに、高齢者では夜間頻尿の問題がある。高齢者の夜間頻尿は、夜間睡眠が障害されている場合にも、中途覚醒後に心配で手洗いに行くなどの泌尿器科的な原因によらない場合も知られている。排尿量はサーカディアンリズム*に支配される抗利尿ホルモン分泌により夜間は抑えられるのが正常な生理現象である。サーカディアンリズムに乱れが生じると、夜間の排尿量が増え中途覚醒が起きやすくなる。

サーカディアンリズム
→49ページ。

(2) 睡眠呼吸障害

睡眠呼吸障害は、睡眠中頻回に呼吸停止が起こる疾患で、気道の閉塞によるタイプ（閉塞性）と呼吸運動そのものが停止するタイプ（中枢性）に分けられる。特に前者は肥満者や顎形成異常に多く見られ、アルコールや睡眠薬は症状を増悪させる。睡眠呼吸障害には、閉塞性睡眠時無呼吸症候群、中枢性睡眠時無呼吸症候群、中枢型肺胞低換気症候群、上気道抵抗症候群が知られている。中年では閉塞性睡眠時無呼吸症候群が多く、高齢者では閉塞性睡眠時無呼吸症候群と中枢性睡眠時無呼吸症候群が混在し増加する。閉塞性睡眠時無呼吸症候群は、睡眠中に上部気道の閉塞により呼吸が停止し、動脈血酸素飽和度の低下が反復しておこり頻回に睡眠が妨害される症候群で、日中の過度の眠気、不眠とともに特徴的ないびきを主症状とする。日中の過度の眠気は、重大な交通事故の原因となり、このような症状を示す中年・高齢者の車の運転は、危険をともなう。中年期に多く、三〇～六〇歳男性で人口の４％、女性では２％前後である。症状として、強い眠気があるが、本人は自覚しない場合がある。大きく特徴的なイビキは必ず観察され、朝の頭痛、覚醒時の口渇、幼児では睡眠中の胸壁の陥没が見られることがある。症状の重さにもよるが、夜間の睡眠分断による影響で、交通事故や労働災害、家庭内外の事故、学業や作業能力の低下、記憶や意欲の減退、抑うつ状態、家庭や社会生活上の問題を引き起こしやすい。

中枢性睡眠時無呼吸症候群は、睡眠中に呼吸中枢の活動停止が生じ、呼吸運動が消失し、動脈血酸素飽和度の低下が生じ、軽度なものを含めると高齢者の25％に見られるという報告もある。高齢者の睡眠時無呼吸の中には加齢による生理的変化によって生じたものも存在し、無呼吸が頻回に生じ、睡眠が障害され、低酸素血症や高血圧および心臓になんらかの変化を生じた場合にのみ病的と考えられる。

(3) 周期性四肢運動障害、むずむず脚症候群

周期性四肢運動障害は、四肢に反復性の周期的な運動が睡眠中に生ずることが特徴である。しばしば中途覚醒が生じ、起床時の爽快感が失われる。むずむず脚症候群の特徴は、下肢の深部に生ずるなんともいえない不快感で、このような異常感覚が出現する時には、ほとんどいつもじっとしていることができず、たえず下肢を動かさざるをえないので、この名称がついている。この異常感覚は、「むずむずする」、「虫が這うような」、「ひりひりする」、「違和感がある」、「じりじりする」などと訴えられることが多く、しばしば傾眠期に生じ、入眠困難による不眠を訴えることが多い。また、症状の発現傾向には概日リズム性が認められ、真夜中から午前四時の間にピークがある。睡眠と覚醒状態に完全に対応するものではない。むずむず脚症候群の患者の80％以上が、周期性四肢運動障害を併発する。透析患者の20～40％に認められるという報告があり、一般高齢者でも4～5％が罹患していると推定されている。周期性四肢運動障害、むずむず脚症候群とも自覚的には不眠や日中の過度の眠気および抑うつを訴えることが多く、持続性の不眠と誤診されやすく、主治医も漫然と睡眠薬を投与しやすいので注意を要する。カフェイン摂取の制限や禁煙・禁酒、入浴や軽運動、昼寝などの就寝時刻の変更で、症状が軽減する場合が多い。

(4) 過眠(ナルコレプシー、特発性過眠症)

過眠は不眠とほぼ対極の状態を示す専門用語で、さまざまな状況で生じる。ここでは、代表的な過眠の疾患について記述する。過眠の生理検査法には、前述した睡眠潜時反復測定検査(MSLT:multiple sleep latency test)が用いられ、主観的(心理的)検査ではエプワース眠気尺度(ESS:Epworth Sleepiness Scale)がよく用いられる。ナルコレプシーの場合には、MSLTで短い潜時でレム睡眠が出現(入眠時REM期、sleep onset REM period:SOREMP)する。ESSは、八項目から構成され、日常生活に則した具体的な状況をイメージして回答する形式となっている。八項目の得点を単純累計し総合得点とし一一点以上を過度の眠気ありと評価するが、上記のMSLTの検査結果とは、かならずしも一致しない。

ナルコレプシーは、耐え難い日中の眠気があり、試験中や商談中など居眠りをしてはいけない状況下でも眠ってしまうような症状が起こる疾患で、怒ったり大笑いしたりする強い感情変化をきっかけに身体の力が抜けてしまう情動脱力発作をともなう症状を特徴とする過眠症である。ナルコレプシーの日本での発症頻度は、0.16~0.59%で、特徴的な四つの症状が知られている。①日中反復する居眠りがほとんど毎日見られる(日中の過度の眠気、睡眠発作)。②強い情動にともなっておこる姿勢筋緊張の突然の両側性の喪失(情動脱力発作)。③覚醒と睡眠の移行期に見られる、口をきくなど体を動かすことが一過性にできなくなる状態(睡眠麻痺)。この状態は一~数分間で回復する。④睡眠開始時におこる鮮明な知覚体験（入眠時幻覚）、側に人がいる、何か霊のようなものが身近に立っているというような実在感をともなうことも多い。視覚的、聴覚的、触覚的、運動感覚的な現象も体験することが多く、この時には不安や恐怖を感じることが多い。③と④の状態は入眠期にレム睡眠が出現するためで、一般の人でも不規則な生活をしたり徹夜の後の昼寝などで金縛りとして体験することがある。適切な治療を行えば、通常の生活をおくることが可能である。

特発性過眠症は、ナルコレプシーより発症頻度はかなり低い。ナルコレプシーより日中の眠気は弱く睡眠発作も少ない。しかし、いったん眠り込むと、長い時間（多くは一時間以上）目覚めることができない。目覚めた後も爽快感がなく、目覚めること自体が困難である。長時間にわたる夜間の睡眠や頻回な日中の睡眠、過度の眠気あるいは過度に深い睡眠の訴えを特徴とする。この過眠症では、十分に長い時間眠らせても、日中の過度の眠気が消失しないという特徴をもつ。また、一部では目覚めがはなはだ困難で、目覚めた後も見当識障害*を経験することも多い。

2　外因性睡眠障害

不眠の外的要因として、カフェイン、タバコ、アルコールなどの摂取、就寝前の過剰な運動などがある。寝室の騒音、温度、明るさなど睡眠環境が悪くても不眠は生じる。薬物によって不眠が引き起こされる場合もある。睡眠導入剤を長期に連日服用している場合に

見当識障害
自分がどこにいるのか、何をしているのかわからない、今どのような状況にあるのかわからないなどの症状を示す錯乱性覚醒。

は、急に中断することにより強い不眠（反跳性不眠）が生じる。Ｌ―ＤＯＰＡなどの抗パーキンソン薬やβブロッカーなどの降圧剤は不眠を惹起する。

3　概日リズム睡眠障害（睡眠覚醒リズム障害）

概日リズム睡眠障害は、生体リズムが外界のリズムにうまく同調できないことによって生じる睡眠障害である。海外旅行などで経験する時差症候群（時差ボケ）や交代制勤務などによる交代制睡眠障害などがこれに含まれる。医療関係者のような不規則交代勤務者の睡眠障害については、生体リズムと睡眠覚醒スケジュールが脱同調*した状態にあるため、易疲労感、胃腸障害、肩こり、頭痛などの自律神経障害、中途覚醒の増加や持続時間の短縮などの睡眠障害が出現する。このためヒューマンエラーによる事故を引き起こすリスクが上昇する。また、近年注目を集めている疾患として睡眠相後退症候群がある。この疾患は、夜なかなか寝つかれず朝はなかなか起きられないという、いわば「宵っぱりの朝寝坊」の極端なものである。普通はこのような極端な夜型でも、朝起きなければならないときは目覚められるのが通常であるが、この疾患は生体リズムが遅れた状態で固定してしまっているために起きようと思ってもどうしても目覚めることができない。このような概日リズム睡眠障害は、学業や社会生活に支障をきたす。不登校の児童が、二次的に睡眠相後退症候群になる場合、極端な例では昼夜が逆転して、努力しても睡眠覚醒スケジュールを元に戻せず、学校関係者や家族が対応に苦慮する場合も知られている。再登校できるような学

脱同調
人間には生体リズムを示す多種類の生命現象がある。また、生体リズムは複数の体内時計に支配されており、正常な状態では同調している複数のリズム間の同調関係が崩れ、それを脱同調と呼ぶ。生体リズム間で起こる場合を内的脱同調と呼び、生体リズムと外部環境のサイクル変動との間で起こる場合を、外的脱同調と呼ぶ。

校環境や家庭環境の整備、心理的な治療と同時に、概日リズム睡眠障害への対策を行うことで、再登校が容易になるとの報告も多い。

社会的な大きな問題として、認知症高齢者に見られる夜間行動異常やせん妄がある。認知症高齢者では、不眠や過眠、昼夜逆転した生活などが見られ、夜、家族が眠っている間に外に出てしまう、大声を出すなど問題となる行動が見られる。このような認知症高齢者に見られる不眠と行動異常には、生体リズムの障害によって引き起こされているものがある。認知症高齢者の生体リズムが、昼夜の区別がつかなくなった状態にある場合、サンダウンシンドロームとも呼ばれることのあるように、薄明期から深夜にかけて行動異常が生じやすくなる。認知症高齢者では、不規則な生活や社会的接触の減少、太陽の光を浴びる時間が非常に少ないことなど、生体リズムを強化する因子が少なくなっていることが要因になっている。睡眠が分断し、夜昼なく睡眠が出現するような概日リズム睡眠障害は、不規則型睡眠・覚醒パターンと呼ばれる。起床後に2500ルクス以上の高照度光を二時間以上照射する高照度光療法や午前中の日光浴、介入による日中の覚醒状態の確保などで生体リズムの規則性が保たれ、症状が改善する場合も多い。

4　睡眠時随伴症

(1)　覚醒障害

深い睡眠からの覚醒時に覚醒が不完全なため、奇妙な錯乱性の行動が出現する疾患である。錯乱性覚醒は睡眠酩酊ともいい、飲酒による酩酊状態に似た錯乱状態を呈す。睡眠時遊行症（夢中遊行）や睡眠時驚愕症（夜驚症）も含まれる。睡眠時遊行症や夜驚症は主に小児に見られ、通常は成長と共に軽快する。

① 夜驚（睡眠時驚愕《がく》症）

夜驚は、引き裂くような悲鳴や叫びをあげてまわりをびっくりさせ、最も深い睡眠である徐波睡眠（多くは段階４）から急激に覚醒するのが特徴である。この時、強い恐怖を示し、激しい動悸などの自律神経系の変化や防御的な行動などが見られる。外部からの呼びかけなどの刺激には反応せず、むりやり覚醒させると錯乱や失見当識などの状態になる。大脳皮質はまだ眠った状態にもかかわらず、抑制系のコントロールが不十分な状態で、脳幹の覚醒系や辺縁系の情動中枢などの活動性があがってしまうためと考えられている。

②夢中遊行（睡眠時遊行症）

睡眠時遊行症は、一連の複雑な行動から構成され、徐波睡眠に始まり覚醒で終わるパターンが一般的である。普通、睡眠の前半に出現するが、徹夜の後や海外旅行先のホテルでの睡眠など、徐波睡眠の出現パターンに乱れのある時も、起こりやすい。小児の場合は、夜驚症を伴うこともある。発症は、歩行可能になるとすぐ起こるが、多くは四歳～八歳がピークである。成人でも見られる。

(2) 睡眠・覚醒移行障害

入眠期など睡眠—覚醒の移行期に起こるものとして、小児の入眠期にしばしば見られる頭頸部の律動性の常同運動、下肢の突然の屈曲運動、寝言などが分類されている。寝言は子供の多くに見られ、心理的ストレス状態にさらされている時に起こりやすく、一種のストレスの発散とも考えられる。

(3) レム睡眠関連睡眠時随伴症

レム睡眠中に起こるものとしては、悪夢、金縛りなどがよく知られている。レム睡眠中は筋の緊張が抑制されており、夢の体験が行動となって現れることはない。しかし、この筋緊張が抑制されず、夢に左右されて行動してしまう状態がレム睡眠行動異常である。中年以降に見られ、レム睡眠の時期に、叫ぶ、殴る、蹴る、飛び起きるなどの防御、逃避的な異常行動を示す。脳血管障害、大脳変性疾患、認知症などにともなって出現する場合もある。

(4) 睡眠時歯ぎしり

歯ぎしりは正常な乳幼児の50％以上で、乳歯の生える時期や乳歯から永久歯に生え替わる時期に見られる。また、精神性ストレス、かみ合わせの不都合、歯肉症なども原因となる。

(5) 夜尿（睡眠時遺尿症）

睡眠時遺尿症は睡眠中の不随意の排尿を特徴とし、繰り返して起こる。五歳までの遺尿は治療を必要とされていない。五歳を過ぎても遺尿が続く場合には、夜尿症を専門に治療する医療機関を受診することが望ましい。五歳までの排尿訓練がきちんと行われない場合、アレルギーをもった子どもの一部、機能的に容量の少ない膀胱や過敏性の膀胱を持つ子ども、閉塞性睡眠時無呼吸症候群の症状を示す子どもなどにも見られる。発症率は、四歳で30％、六歳で10％、一〇歳で5％、一二歳で3％と報告され、一八歳でも1～3％で、男性に多い。

5 内科、精神科的障害関連睡眠障害

(1) 精神障害関連

統合失調症、感情障害（うつ病・躁うつ病）などの精神障害や神経症、アルコール症などの精神障害で不眠が出現する。統合失調症や感情障害などでは、発病初期や再発時の症状として不眠が最初に出現してくることもあり、診断や治療の重要な手掛りになる。多くは不眠を示すが、感情障害の一部には過眠を呈するものもある。

(2) 神経学的障害関連

神経内科疾患で不眠が生じるものとして、種々の大脳変性疾患、脳血管障害、認知症、感染性疾患などがある。原疾患の直接の症状として不眠が出現することもあるが、不随意運動や頭痛などによって二次的に不眠を生ずることも少なくない。また上記の疾患や高齢者などでは、不眠に続いてせん妄状態を呈することが多く、不眠には十分注意を払う必要がある。

(3) 他の内科的障害関連

喘息の発作は睡眠により誘発されることがあり、発作によって中途覚醒がしばしば起こる。消化器系の疾患では、逆流性食道炎、胃十二指腸潰瘍などが夜間の痛みや胸やけにより中途覚醒や不眠の原因となる。また夜間狭心症は、明け方に起こることが多く、虚血性心疾患の発症のピークの時間帯は、明け方の睡眠時から起床三時間後までとされる。

6 女性に特有の睡眠障害

月経周期は、脳下垂体から卵胞刺激ホルモン（ＦＳＨ）と黄体形成ホルモン（ＬＨ）が規則正しく周期的に血中に分泌されて形成される。卵胞刺激ホルモンは、卵胞を刺激して成熟させ、排卵直前に分泌がピークになり、卵胞ホルモン（エストロゲン）を卵胞から分泌させる。多量のエストロゲン分泌は、間脳・脳下垂体にフィードバックをかけ、黄体形成ホルモンが多量に分泌され排卵が起こる。黄体形成ホルモンにより黄体が形成され、黄体ホルモン（プロゲステロン）が分泌される。エストロゲンは子宮内膜を肥厚させ、プロゲステロンは子宮内膜の分泌活動を促進し、排卵直後から月経開始直前までのほぼ一四日が分泌期で、この時期が高体温期で、夜間に深部体温があまり低下しない。排卵された卵子が受精しなかった場合に、黄体の萎縮、卵巣ホルモンの分泌の急激な減少が生じ、子宮内膜が剥離出血して、月経が始まる。これが、月経周期である。月経周期は、成熟女性でおよそ三〇・四±六・五日で、正常な範囲は二五～三八日間とされている。この月経あるいは妊娠により引き起こされる睡眠の変化が、女性特有の睡眠障害である。

　月経周期とともに日中の眠気の増大する時期が、大多数の成人女性に見られる。主に月経二～三日前と月経開始直後に強い眠気を感じるものが多く、排卵期にも月経前ほどではないが眠気を訴える者がある。また、排卵期から月経期まで夜間睡眠中の深部体温が高く、そのため熟眠感が低下することもある。

　妊娠初期のつわりの時期に低頻度であるが夜間睡眠が障害され、中期には夜間睡眠の障害の頻度が20％程度に増え、末期になると30％を超え症状も悪化する。睡眠障害の症状が重い妊婦では、社会的サポートが不十分であるとマタニティブルースになりやすい。また、夜間の排尿回数も増え、二回以上の者は初期で20％以上、中期、末期で30％程度になる。夜間排尿回数の増加が、中途覚醒を増大させ睡眠の障害感を増悪させる原因の一つとなっている。妊娠末期では、腹水の増加により仰臥《が》位での睡眠がとりにくく、横臥《が》位での睡眠姿勢をとるものが多い。妊婦で夜間睡眠が妨害され不足している者では、日中に習慣的な昼寝を補充睡眠としてとることで、睡眠不足がかなり改善される。

更年期障害は更年期に現れる多種多様の症候群で、器質的変化に相応しない自律神経失調症をいい、性線機能の変化が視床下部の神経活動に変化をもたらし、神経性・代謝性のさまざまな生体変化を引き起こすことによると考えられている。のぼせ・発汗、冷え性などの血管運動神経症状を中心とするが、睡眠障害、動悸、めまい、耳鳴りなどの自律神経症状や、抑うつ、不安感、精神不安定、記憶力減退などの精神症状、その他肩こり、関節痛、腰痛などの運動器官症状、消化器症状、皮膚症状、易疲労性などの不定愁訴症候群でもあり、閉経期女性の20％程度に見られる。また、更年期障害愁訴者の50％以上に不眠愁訴が認められる。更年期障害の要因は女性ホルモンの低下による内分泌学的要因以外に社会心理学的要因があり、後者による睡眠障害にはカウンセリング（心理療法）や精神療法も有用である。更年期障害は、ホルモン補充療法で劇的に改善する者も多いが、副作用も多く、産婦人科医のもとで行われるべき治療である。一方でこの時期は、入眠困難や入眠前の過緊張、日中の自律神経症状、心理的症状も多く、鎮静作用のある香りなどが改善作用を示す場合もある。

7　子どもに特有の睡眠障害

(1) 乳児突然死症候群（SIDS）

乳児突然死症候群は、睡眠中におこる予期できない突然死で、死亡前の病歴や病理解剖によってもその死因を明らかにすることができないものが多い。発症は一歳以下で、一〇～一二週齢がピークとされており、やや男児に多い傾向がある。寝姿勢と乳児突然死症候群の関係はよく知られており、うつ伏せや側臥《が》位の寝姿勢でリスクが高まる。乳児突然死症候群の危険因子は、胎児期、乳児期のタバコの煙の暴露が最もよく知られており、若年で低い経済階層の母親や早産・多胎妊娠の経歴のある母親からの出産が危険性を高くすることも知られている。乳児突然死症候群と脳内の呼吸中枢の未熟成との関係も報告されているが、原因は明らかではない。

(2) 小児睡眠呼吸障害

子どもでは、顎形成の未発達や睡眠時に舌根が深く落ちやすいことや筋緊張の低下により上気道が狭窄しやすいことなど、閉塞性無呼吸症候群を発症しやすい要因が多い。扁桃・アデノイドの肥大などでは上気道が閉塞しやすいので注意が必要で、子供で常習的にいびきをかき、睡眠中に呼吸が止まるなどの症状が観察された場合、耳鼻咽喉科を受診する必要性は高い。日中の過度の眠気により、心身の発達の遅れ、学習障害、学業成績の低下、多動をともなう行動障害がしばしば見られる。

(3) しつけ不足睡眠障害症候群

しつけ不足睡眠障害は、親による子供の就床時刻のしつけが不適切な場合に起こる。眠らなければならない時刻になっても、時間をかせいだりして就床を拒否し、なかなか眠らなくなる。しつけ不足睡眠障害が、小児の概日リズム睡眠障害の発症誘因となっている場合も多く、親の自覚が必要な小児の睡眠障害である。親が子供を放任する、親の夜型化生活を子供に押しつける場合などに起きやすく、子供の正常な発達を障害する場合もある。

（白川修一郎）

引用・参考文献

American Academy of Sleep Medicine 2005 *The international classification of sleep disorders : Diagnostic and coding manual.* Second Edition. American Academy of Sleep Medicine.

Diagnostic Classification Steering Committee 1990 *The international classification of sleep disorders : Diagnostic and coding manual.* American Sleep Disorders Association.

Kryger, M.H., Ferber, R. & Sheldon, S.H.(Eds.) 2005 *Principles and practice of pediatric sleep medicine.* Elsevier Saunders.

Kryger, M.H., Roth, T., Dement, W.C.(Eds.) 2005 *Principles and practice of sleep medicine.* Elsevier

Saunders.
太田龍朗・大川匡子（編） 1999 『睡眠障害』中山書店
白川修一郎（編） 2000 『おもしろ看護睡眠科学』メディカ出版
睡眠障害の診断・治療ガイドライン研究会（内山 真） 2002 『睡眠障害の対応と治療ガイドライン』じほう

column

高齢者のお手洗い覚醒時の注意事項

高齢者の二人に一人は、夜間、お手洗いのために目が覚めてしまう。夜間、二〜三回以上お手洗いにいくような場合には、不眠を訴えることが多い。このお手洗い覚醒による不眠の原因は、老化による膀胱容量の減少、睡眠機能の低下により軽度の覚醒刺激でも睡眠の中断が生じる場合、男性の前立腺肥大症による残尿量の増加など、さまざまな原因が知られている。また、睡眠の機能も老化し、睡眠の維持が困難になる場合もある。一般に、高齢者では浅い睡眠が増え、わずかな覚醒刺激でも目が覚めてしまい、なんとなく心配でお手洗いに行ってしまう場合も多い。寝具の中の温度は、寝床内温度と呼ばれており、一般に冬季でも33℃前後になっている。冬季に寝室内の室温が10℃以下になるような地域では、寝床内と寝室内の温度差が20℃を越え、急激な血圧上昇を引き起こす。睡眠中は、覚醒時と比べ血圧が低下しており、強い寒冷刺激による急激な血圧の上昇は、循環器系に障害がある高齢者にとっては危険である。経済的な余裕がある場合には、寝室やトイレ、廊下を適度な室温に保っておく方が安全である。また、睡眠中の中途覚醒時には、血圧は低下しており、深部体温も低くなっている。さらに、筋の緊張も睡眠の働きで低下しており、姿勢制御に関連する頭頂連合野や小脳の働きも低下している。その上、大脳皮質の機能も、睡眠からの覚醒直後には、大幅に低下している。転倒予防の運動をしていても、夜間のお手洗い覚醒時に、わずかな段差や畳や布団の端に躓いて転び骨折してしまうことが多いのは、バランスを崩しやすく防御姿勢がとれず、転倒した場合に緊張した筋による衝撃の吸収ができないため、骨へ直接衝撃が加わったり、不自然な姿勢で転倒することが多いためである。対処法としては、覚醒直後にお手洗いに行かず、数分間布団の上に座り、血圧の上昇と脳機能の回復を待つのが望ましいが、この場合には完全に目が覚めてしまい再入眠が困難になるという難点を持つ。次策としては、寝具の場所からお手洗いまで、躓きの原因となるような障害物を完全に無くし、毎晩就床前に確認する習慣を付けるとともに、就寝直前にお手洗いをすませる習慣を持つと危険率は大幅に低下する。

column

第14章　睡眠相談と睡眠障害の認知・行動療法

1　睡眠相談の効果的な進め方

睡眠は日常的な現象であり、生理的・心理的な影響を受けやすく、生活習慣によって大きく左右される。また、人間にとって睡眠は、心身の休息を確保するための生物学的な機能であり、健康の保持・増進にとって欠かせないものである。しかしながら、睡眠に関して誤った知識・認識を持つ者は少なくない。睡眠相談では、相談者の症状・愁訴を聞き、その背景にある問題点を探るとともに、睡眠に関する正しい科学的知識を伝えながら、より良い睡眠をとれるように指導していくことが大切である。この章では、睡眠相談を行う上でどういった点に気をつければよいか、睡眠相談の効果的な進め方などを紹介していく。

(1)　睡眠習慣の把握

睡眠相談を行うといっても、どう始めればよいのか、何から聞いてよいのか、迷ってしまうことがある。まずは、相談者が普段どのような睡眠習慣を送っているかを把握することが重要である。「普段、何時頃寝て、何時頃起きていますか？」この質問を投げかけることによって、睡眠の規則性や睡眠の量・質を確認することができる。人によっては、「だいたい二四時頃に寝ることが多いけれど、日によって二時になったり二二時になったり一定しない」と答える場合もあるだろうし、「布団に入るのは二二時だけれど、実際に眠れるのは二四時を過ぎる」と訴える場合もあるかもしれない。簡単な質問ではあるが、さまざまな問題点を探ることができる。

まず、就床・起床時刻が不規則な場合は、そうした不規則な睡眠習慣が睡眠の質悪化をもたらすことを理解してもらう。私たちの脳の中（視床下部）には体内時計が存在し、私たちが意識しないところで、地球の自転にあわせて昼間明るい時期に効率よく活動し、夜暗くなると眠るよう調節をしている。朝起きて、目から太陽の光が入ると体内時計は朝を認識する。それと同時に体の内部の温度を上昇させ、体を日中の活動に適した状態にする。そして、朝を認識してから一四～一六時間ほどすると、体内時計は眠りの準備を始める。手や足の指先から熱を逃がし、脳や身体深部の温度を下げ休息をつくりだすのである。これは、眠る前の乳児の手足が暖かくなるのと同じことである。同様に、脳の奥にある松果体に指令を出し、メラトニンというホルモンを血液中に分泌させる。メラトニンは全身に働きかけ、脈拍、血圧を下げ、眠りの準備を助ける。そして、徐々にだるく眠気を感じるようになり、通常一～二時間のうちに眠りに入ることになる。体内時計が朝を認識してから二一～二二時間経つと体温は上昇に転じ、次の朝に向けて目覚める準備が始まる。このように体内時計の仕組みによって、眠りにつく時刻が決まり、さらに眠っているうちに目覚める準備が始まる［内山、2004］。海外旅行をすると、現地時間の昼間に眠くなって観光バスの中で眠ってしまったり、夜ホテルで寝つけなかったりという時差ボケを体験する。普段の就床・起床時刻が不規則であるということは、自ら時差ボケになるような環境をつくりだしているのである。こうした時差ボケの例をあげると、相談者にとってわかりやすいかもしれない。

また普段、平日の就床・起床時刻はある程度一定であるが、週末になると夜更かしをしたり、休みの日にはお昼まで寝ている、という人がいる。こうした例も、体内時計のリズムを狂わせ、心身の不調の原因となる。平日と週末の睡眠時間の差が二時間以上ある場合には、普段の睡眠が不足していると考えられるので、平日の睡眠時間を増やす工夫を一緒に考えていく。平日の睡眠不足を休日に取り戻そうと考えがちであるが、睡眠は体内時計のリズムで調整されているので、寝だめをするという発想は誤りである。休日に朝寝坊をして太陽の光を浴びる時間がずれてしまうと、体内時計の調整がうまくいかなくなる。そのために体内時計のリズムが遅れてしまい、夜の寝つきが悪くなり、それが次の週に影響を及ぼしてしまう。休日に朝寝坊することで日頃の睡眠不足を解消するのではなく、休日も平日と同じような時間帯にいったん起きて、午後昼寝をとる方がよい。

次に、就床時刻すなわちベッドに入る時刻は一定であるが、なかなか寝つけないという場合には、就床時刻が早すぎる可能性がある。人は身体が必要とする以上の睡眠をとることはできない。必要以上に長時間ベッドの上で過ごしていると、横になった状態で覚醒している時間が増加し、眠れないと不眠を訴えることになる。また、いつも入眠している二～三時間前は一日の中で最も寝つきにくい時間帯であり［Lavie, 1986］、早い時間帯に寝ようとしても寝つくことはできず、やはり不眠と感じる。

「普段、何時頃寝て、何時頃起きていますか？」簡単な質問であるが、相談者の睡眠に関する問題を引き出し、解決策を探る糸口となることも多い。

(2) 睡眠日誌をつけてみる

「普段、何時頃寝て、何時頃起きていますか？」という質問をしても、答えが曖昧だったり、よくわからないと答える相談者もいる。また、答えと実際の生活に食い違いがあることも多い。そこで、睡眠日誌をつけることを勧めるとよい。睡眠日誌は、自分の生活習慣、睡眠習慣を見直すことに非常に役立つ。二週間～一ヶ月にわたり、就床時刻（入眠時刻）、起床時刻（覚醒時刻）、夜間中途覚醒、日中眠気のあった時間帯などを記入してもらう。（図1）あまり細かく厳密に記入しようとすると、かえって眠れなくなってしまう相談者もいるので、だいたいでよいので経過を観察するつもりで記入してもらう。睡眠習慣だけでなく、食事をとった時間帯や運動、散歩などの記録、薬の服用状況、一日の体調なども一緒につけてもらうと、相談者が自分の生活を見直す際に有用な情報となる。

(3) 食事や運動などの生活習慣について

記入してもらった睡眠日誌を相談者とともに見ながら、改善した方がよい生活習慣、改善できそうな生活習慣について話し合ってみる。食事習慣や運動習慣などの生活習慣は、睡眠の質やタイミングに大きく影響する。私たちの脳の中（視床下部）に体内時計が存在

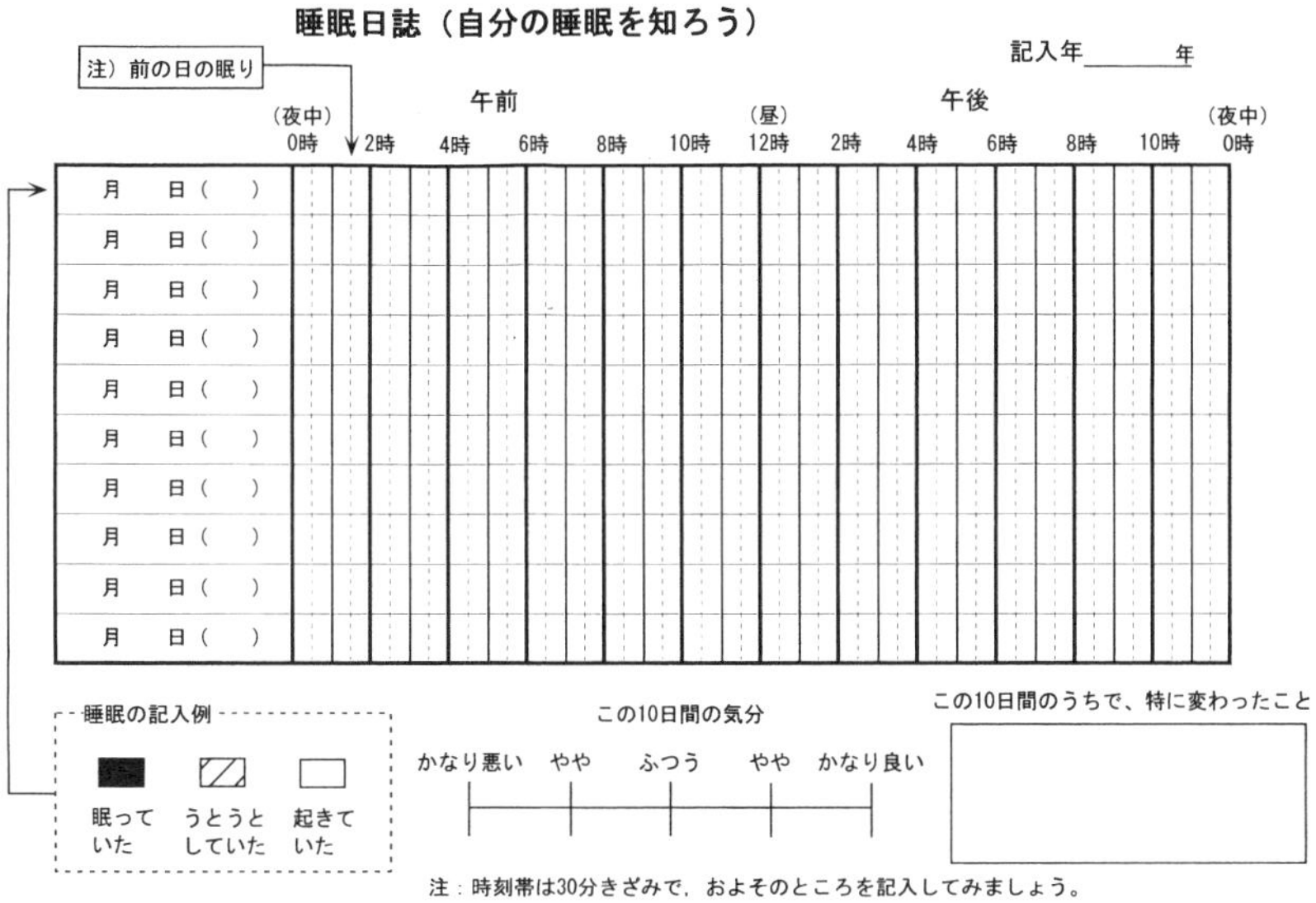
睡眠日誌（自分の睡眠を知ろう）
記入年＿＿＿＿年
注）前の日の眠り
午前
午後
（夜中）0時
2時
4時
6時
8時
10時
（昼）12時
2時
4時
6時
8時
10時
（夜中）0時
月　日（　）
月　日（　）
月　日（　）
月　日（　）
月　日（　）
月　日（　）
月　日（　）
月　日（　）
月　日（　）
月　日（　）
睡眠の記入例
眠っていた
うとうとしていた
起きていた
この10日間の気分
かなり悪い
やや
ふつう
やや
かなり良い
この10日間のうちで、特に変わったこと
注：時刻帯は30分きざみで，およそのところを記入してみましょう。

図１　睡眠日誌の例

することは先に書いたが、脳の中だけでなく内臓にも時計があることがわかってきた。朝食を抜いたり、食事時間が不規則な生活をしていると、体内時計を調節することが難しくなる。相談者が「朝、起きたばかりは何も食べる気がしない」「朝食をとるより、少しでも長く眠っていたい」と言う場合にも、朝食の大切さを説明し「まずはヨーグルト一つでもよいので、何か口に入れてみよう」と提案してみるとよい。朝食をきちんと摂ることで、眠っていた心身を目覚めさせ、活動状態にすることが可能になる。反対に、眠る直前に夜食を摂ってしまうと、胃腸が働き続けることになるので避けるべきである。就床時は、満腹であっても著しい空腹であっても睡眠が妨げられる。夕食のタイミングや夜食の習慣についても確認しておく。仕事が忙しく残業して帰宅した後に夕食を摂り、直後に寝るような習慣をもつ人も少なくないが、早めに夕食を摂る工夫をすることで、スムーズに眠れるようになる。

運動習慣もまた良い睡眠をとるために重要である。日常生活において定期的な運動習慣がある人は、中途覚醒しにくく、不眠になりにくいことがわかっている。運動習慣のない人に、運動を勧めてもなかなか実行できないことが多い。また、どんな運動をやってよいかわからない人もいる。体温の高い時間帯（夕方頃）に三〇分程度、少し息が切れ、汗ばむ程度のウォーキングをするとよいことを伝える。足腰が悪い人には、負担の少ない水泳などを提案する。就床直前の激しい運動は避けるべきである。運動習慣について、その種類や時間、行う時刻について確認し、アドバイスをすると良い。

就床直前の運動と同様、就床直前の入浴にも注意が必要である。就床直前に熱い風呂に長く入ると、血圧が上がると同時に眠気を覚ましてしまい、入眠やその後の睡眠に悪い影響を及ぼすことがある。逆に、39℃～40℃程度のぬるめの入浴は、睡眠に促進的に働き、深い睡眠が増えることも報告されている。睡眠日誌を見ながら、入浴の時間帯や入浴している時間、湯の温度がぬるめか熱めかなどについても確認し、その影響や効果について説明する。

就床直前には心身を興奮させることを避け、リラックスすることが大切である。音楽を聴いて過ごしたり、好きなアロマを楽しむこと、日中あった嫌なことを考えすぎないこと、ストレッチをして体をほぐすことなど、各人に合ったリラックス方法を取り入れる。カフェイン摂取や喫煙についても確認しておく。カフェインは入眠を妨げ、睡眠を浅くし、その作用は四～五時間持続する。緑茶、コーヒー、紅茶、ウーロン茶、ココア、コーラ、栄養ドリンク、チョコレートなど多くの飲料、食品にカフェインが含まれている。こうしたカフェイン含有飲料や食品を、就床前に摂取しないよう気をつけることが必要である。また、就床直前の喫煙は覚醒作用をもたらし、不眠の原因となる。就床前の喫煙は避けた方がよい。

(4) 日中の過ごし方と昼寝のとり方

睡眠と覚醒はそれぞれ独立の現象ではなく、睡眠―覚醒のサイクルとして互いに影響を及ぼす相互補完的な関係にある。昼間しっかり起きて活動することで、夜に良い眠りを得ることができ、また夜に良い眠りを得ることができれば、昼間しっかり活動できることになる。不眠を訴える人の中には、夜十分に眠れないから昼間の調子が悪く横になってしまう、という人が少なくない。しかし、昼間の活動量が少ないと、夜の睡眠が十分に得られないという悪循環に陥りやすい。日中の覚醒の状態が良好であれば、夜間の睡眠の質も良好になることを理解してもらうことが大切である。日中はできるだけ意欲的な生活を心がけ、まずは昼と夜のメリハリをつけることを目標にする。

睡眠の長さや質は、睡眠前の覚醒の状態により大きく左右されることが、これまでの研究からわかっている。望ましい就床時刻に近い時点でのうたた寝や仮眠は、正規の睡眠における入眠を妨害し、睡眠の維持・安定性を障害し、夜間睡眠の質的な低下を引き起こすことが判明している。夕食後にどうしても眠くなってしまう、テレビを見ながらついついうたた寝してしまうという人は多い。こうした人には、昼間に計画的な昼寝をとる習慣をつけるよう指導するとよい。午後の覚醒を維持するための昼寝のとり方としては、昼食後二、三時間の間で、三〇分程度（若い人であれば一五分程度）が最適であると考えられている。過去の研究では、一三時前後に短時間の昼寝取得習慣を有する高齢者には睡眠が良好な者が多く、昼寝を忌避し、夕方に居眠りやうたた寝が混入するような高齢者には睡眠が不良な者が多いことが判明している［白川ほか、2002］。さらに、睡眠不良を訴え昼寝取得習慣をもたない高齢者に、計画的に昼寝を取得させた場合、夕方から宵にかけての居眠りが減少し、夜間睡眠中の中途覚醒が減少し、睡眠が質的に改善され、その結果、起床時の睡眠感が良好になることが示されている［田中ほか、2000］。日中の特定の時間帯に眠気が増大することは人の自然な生命現象であり、不安を抱かず、上手に昼寝をとるよう指導することも大切である。

(5) 睡眠薬とアルコール

睡眠薬を服用すると「呆ける」「依存症になる」「薬よりも寝酒の方が安全」など誤った知識を持っている者も多い。そのため、自分の判断で服薬量を決めたり、勝手に服薬を中断してしまって、かえって睡眠障害を長引かせているケースも見受けられる。近年主に使用されているベンゾジアゼピン睡眠薬や非ベンゾジアゼピン睡眠薬は、適正な量・用法を守って使えば、重篤な副作用は少なく安全性の高い薬物であり、長期に連用しても耐性が生じにくい。とはいえ、漫然と睡眠薬を使用するのではなく、睡眠薬の減量や中止を試みることも大切である。しかし、睡眠薬を急に減量したり中断したりした場合、以前よりもさらに強い不眠（反跳性不眠）が出現することがある。従って、睡眠薬の減量や中止については、決して自己判断によってはならない。医師に十分に相談した上で、その指示をしっかり守ることが大切である。

睡眠薬が怖いと言ってアルコールを代用する人がいる。いわゆるナイトキャップ、寝酒であるが、睡眠薬代わりにアルコールを連用すると、次第に耐性が生じ、だんだんと飲酒量が増えてくるという悪循環を起こしやすい。アルコールは、摂取後数時間経つと睡眠を浅くする効果があり、寝つきの悪い人がすぐ眠れる量まで使用した場合、入眠できたとしても中途覚醒が増えて睡眠は浅くなり、かえって熟眠感は低下する。従って、眠る目的でアルコールを使用してはならない。また、アルコールと睡眠薬の併用の危険性についても十分に説明しておく。アルコールと睡眠薬を併用することにより、互いに両者の作用を強め合ってしまうことになる。アルコールに関しては、酩酊状態となりやすくなり、睡眠薬に関してはその作用も副作用も増強される。両者の併用によって、記憶障害が起こることが指摘されており、併用後の記憶がまったくなくなってしまうこともある［睡眠障害の診断・治療ガイドライン研究会、2002］。また、不安が非常に強くなって興奮状態となったり、時として錯乱状態を呈することもある。翌日の眠気、ふらつき、めまい、脱力など睡眠薬の副作用が増強されるため、睡眠薬とアルコールは決して併用してはならないことを説明しておくことが必要である。

(6) 睡眠環境を整える

睡眠に対する知識が不十分で、不適切な睡眠環境により睡眠が妨害されている場合も見受けられる。良好な睡眠環境を整えることが大切である。良好な睡眠環境を整えるとは、自分にあった寝具を選ぶこと、静かで暗く適度な室温、湿度の寝室環境を維持することである。十分寝返りができる程度のスペースと反発力のある硬さのベッド、軽くて保温性や通湿性のよい掛け寝具、個別に高さを調節できる枕を選ぶ。また、手足の冷えやほてりによる入眠困難がある場合には、皮膚表面からの熱放散が阻害され、その結果入眠に必要な深部体温低下が妨げられることが原因の一つと考えられている。一方で、高すぎる寝床内の温度は、皮膚表面からの熱の放散を抑制する。また、寝床内気候が暑すぎたり寒すぎたりすると体性感覚からの覚醒刺激が入眠を阻害する。最適の寝床内気候は、皮膚表面の気温が29℃前後、湿度50％前後と考えられており、寝具内の温湿度環境がこの条件になるよう、寝室環境を調節するとよい。

寝室は、騒音が入らない静かな環境であることが望ましい。明るい光は入眠を障害し、中途覚醒後の再入眠を困難にし、早朝覚醒を引き起こす原因となる場合があり、雨戸やシャッター、遮光カーテンを用いるよう指導する。サーカディアンリズムや生理的な眠気に関連するメラトニンは、睡眠前から血中レベルが上昇し夜間にその分泌が頂点となるが、目から入射する光により分泌が抑制される。寝床につく一～二時間前にはメラトニン分泌への影響が少ない50ルクス程度に生活照明を落とし、寝るときには照明を10ルクス以下にすることが望ましい。

2　健康な眠りを得るために

(1)　認知行動療法の導入

睡眠相談の中で得られた相談者の問題点や情報を整理し、どうすればより良い睡眠が得られるか、日常生活で改善できる項目にはどういったものがあるかを相談者とともに具体的に考えていく。睡眠は日常的な現象であり、生理的・心理的な影響を受けやすく、生活習慣によって大きく左右される。健康な眠りを得るためには、睡眠環境と生活スタイルの見直し、改善がまず大切になってくる。認知行動療法は一般に、薬物療法のような即効性はないが、効果の持続性に優れていることが知られている。また、薬物療法と併用が可能であるとともに、薬物離脱に際しても臨床的に有用である。

相談者が現在どのような生活、睡眠習慣を送っているかを把握するために、簡単なチェック表を用いると便利である。**図2**で示したようなチェック表に○×で答えてもらうと、問題点を把握することができる。ここでは、最近の二週間をふりかえって答えてもらっている。○×をつけることによって、相談者自身が自分の問題点を認識することにもつながる。また、良い睡眠をとるために、チェック表にあげられた項目に気をつけることが必要であると認識することができ、行動の変容につながっていくことを期待できる。

慢性的な不眠を訴える人の中には、「また今日も眠れないのではないか」「きっと眠れないに違いない」「眠れないと明日にさしつかえるし、体がつらい」などと、眠りに対して過度に考えすぎ、そのことによってますます眠れなくなっている人がいる。あたかも眠りの精が存在して、追いかけると逃げていってしまうかのようである。先のチェック表では、就床時刻のこだわりとしてチェック項目を設けている。眠ろう眠ろうと意気込みすぎると、かえって頭がさえ、体が緊張してしまい眠れなくなってしまうことを理解してもらう。こうした慢性不眠症患者に話を聞いてみると、寝室以外の場所（例えばテレビを見ながらソファーでくつろいでいるときや旅先など）では眠ることができるが、いざ寝室で眠ろうとすると眠れないということが多い。こうした場合、床について眠れなかったという、これまでの体験や記憶に条件づけられ、床につくという行動でかえって目が覚めてしまう。就床時刻が近づくといらいらしたり不安になってしまうという条件不眠に陥っている。こうここ２週間を振り返り、だいたい当てはまっていれば○を、当てはまらなければ×をカッコ内につける。

規則正しい生活に関して
1（　　）朝だいたい決まった時間に起きる。１時間以上変動しない。
2（　　）休日も起きる時間は平日とあまり変えないようにしている。２時間以上変動しない。
3（　　）規則正しく３度の食事をとる。

昼間の活動に関して
1（　　）朝、明るい光を浴びる。窓際の明るい日差しであれば30分、窓から１ｍ離れたところの明るさであれば１時間程度。

2（　　）日中はできるだけ人と接触し、いきいきと過ごす。

3（　　）夕方、30分程度の少し汗ばむくらいの運動やウォーキングをする。

4（　　）夕食後にうたた寝、居眠りをしない。

5（　　）午後３時以降に、１時間以上の昼寝やうたた寝をしない。


眠る前のリラックス、眠りへの準備に関して
1（　　）夕食は就床３時間前までに済ませておく。

2（　　）就床３時間前以降にカフェイン（お茶、コーヒー等）摂取しない。

3（　　）就床１時間前以降に喫煙しない。

4（　　）睡眠薬代わりに飲酒しない。

5（　　）就床間近に激しい運動、心身を興奮させることをしない。

6（　　）就床間近に熱いお風呂に入らない。

7（　　）眠る前１時間はリラックスして過ごす（音楽鑑賞、読書、ストレッチなど）。

就床時刻のこだわりに関して
1（　　）眠たくなってから床に就く。
2（　　）眠れなければいったん床から出たり、眠る部屋を変える。
3（　　）あまり眠ろうと意気込みすぎない。

眠る環境に関して
1（　　）静かで暗く、適度な室温・湿度で、ホコリの少ない寝室環境を維持する。
2（　　）ベッド（寝床）は狭すぎない。
3（　　）自分にあった寝具、枕を使う。
4（　　）寝室を別の用途（仕事、食事等）で利用しない。

図２　睡眠健康維持に重要な項目のチェック表

した条件づけられた悪循環を断つために、睡眠を妨げる条件反射を引き起こすような刺激をすべて取り除くことが必要となる。具体的には、寝室や寝具は夜間睡眠以外に使わないようにする。さらに、寝室で眠れずに苦しむという望ましくない条件づけの形成を防ぐため、就床しても入眠できないときはいったん床から離れることを指導する。この方法は、刺激制限療法（Stimulus control）として、認知行動療法的な治療として用いられている。刺激制限療法により、寝室でリラックスできるという条件づけが強化される。刺激制限療法の具体的な指導としては、(1)眠たくなってから床につくこと、眠たくないのに床についてはいけない、(2)眠る以外の目的でベッドまたは床の上で過ごさない（読書しない、テレビを見ない、ものを食べない、嫌なことがあったからという理由で床に入らない）、(3)およそ一〇分以上（高齢者の場合は二〇分以上）入眠できなかったら、いったん床を離れ、リビングルームなどで自分なりにリラックスできることを行い、眠気を感じたら再び床につく、(4)何時間眠れたかに関わりなく、平日も休日も必ず同じ時刻に起床し、速やかに光にあたる、(5)日中横になって過ごしたり、だらだらと昼寝をしない、などを確認し、理解してもらうことである。治療法の目的は、就床から入眠までの時間をできる限り短くすることであり、睡眠障害の中でも特に入眠障害と中途覚醒に効果がある。しかし、不眠を治そうという患者の強い動機づけが不可欠であるので、この治療法の原理を説明するとともに、常に患者を励まし続けることが必要である。

また、不眠症患者は、少しでも眠ろうと長時間ベッドの中で過ごしていることが多い。そのために逆に睡眠が浅くなってしまったり、中途覚醒が増えてしまっている場合がある。

そこで、就床から起床までベッドで過ごす時間（床上時間）を制限して、床上時間と実際に眠れる時間とのギャップを少なくしていくことが必要になってくる。これを睡眠時間制限療法（Sleep restriction）というが、軽度の断眠効果を利用することで不眠を改善し、熟眠間を得られるようにすることを目的としている。具体的には、問診や睡眠日誌（**図1**）から、ここ二週間における実際の平均睡眠時間を算出する。床上時間を算出された平均睡眠時間プラス一五分に設定する。床上時間が五時間を切るような場合には五時間に設定する。その後五日ごとに床上時間のうち、どのくらい実際に眠れたかを評価して、75％以上睡眠がとれるようになったら、一五分床上時間を延長するという操作を繰り返していく。日中横になることや、だらだらと昼寝をすることは禁止する。八時間眠らないといけないといった誤った考えや、睡眠時間そのものに対するこだわりを修正していくことが大切である。必要な睡眠時間は個人で異なっており、長ければ長いほどよいというわけではない。睡眠時間そのものではなく、あくまで睡眠の質を重視することが必要である。「前はぐっすりと眠れていたのに」、「以前ほど眠れなくなった」といって若い頃の睡眠と比較してしまうことがあるが、人は年をとるにつれて必要な睡眠時間がだんだんと減っていき、深い眠りも少なくなっていくという事実を認識してもらう。睡眠時間の目標としては、六〜七時間程度に設定するが、高齢者の場合には五〜七時間とやや短めに設定する方がよい。

図3は、高齢者が適正な生体リズムと健康な睡眠を確保するための生活習慣についてまとめられたものである。睡眠健康増進に関する研究で、ほぼ良好な結果の得られている事実が一日の生活習慣の中に取り込まれている。毎日必ずすべての項目を行う必要はなく、

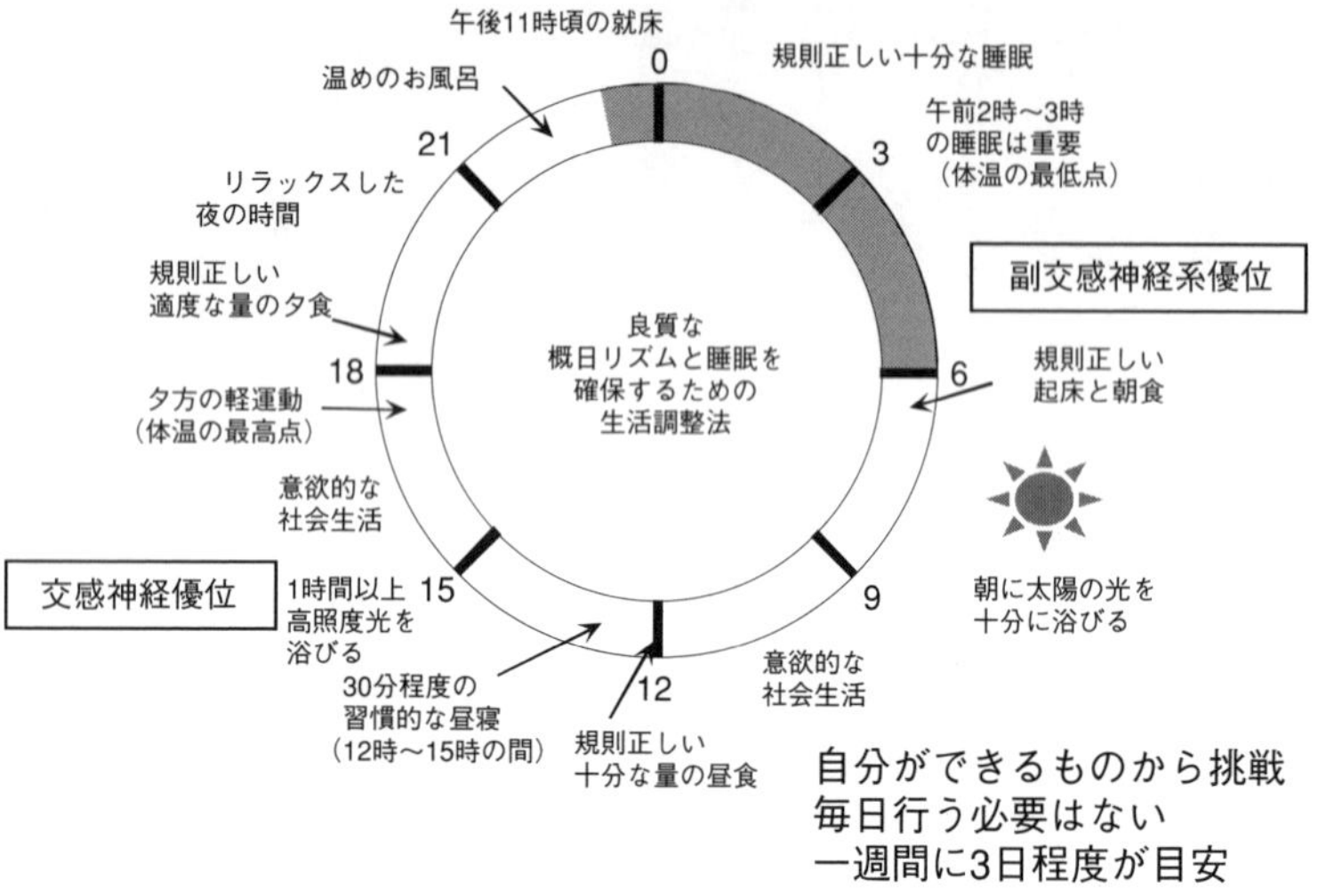

図3　健康な睡眠と生体リズムを確保するための生活習慣（高齢者用）
（白川より改変）

可能なものから週三回程度行っていくよう指導することで、健康な睡眠、生活習慣を持続できる。

認知行動療法に基づく睡眠に関わる生活習慣のセルフマネージメント方式睡眠改善介入によって、より簡易で効果的な方法で睡眠健康が改善されることが示されている。これは、四～八週間にわたり、起床時刻や食事時間の規則性、夕方の軽運動、昼間の活動性や短時間の昼寝、起床後および日中の光受容など、睡眠健康向上に貢献する七項目の生活習慣を毎日夕食後にチェックするという方法である。**図4**のように、A４用紙一枚に一週間の記録ができるようになっており、○の数の合計を一週間単位で本人が記載する。七項目中五項目について週三回以上できることを目指して、できるものから実行するよう指導する。高齢者八五名を対象とした検討の結果では、生活習慣を自己チェックする介入方法によって、四週間程度の短期間で睡眠維持や寝つきが良好となり、睡眠健康を改善できることが明らかとなっている（**図5**）。このように、科学的事実に基づいた睡眠に関わる生活習慣のセルフマネージメント方式睡眠改善介入が心身の健康に役立つこと、少ない負担で多数の対象者に睡眠健康改善効果をもたらす可能性が示されている。

(2)　地域での取り組み

地域の高齢者を公民館に集め週三回四週間にわたり運動指導士・保健士らが軽運動の実施や健康指導を行う介入によって、日中の眠気が低減し、夜間の睡眠が改善することが報告されている［田中ほか、2000］。

生活の中での睡眠改善のための工夫

第　1　週目

毎日、夕食後に記入してください。

まず日付を書き、各項目ができていた場合には、その欄に○をつけてください。

最後の第７日まで書き終わりましたら、各項目について○の数が３個以上であれば、週全体欄に○をつけその○の合計を一番下の欄に記入してください。それがあなたの達成度になります。

	第１日 月　日	第２日 月　日	第３日 月　日	第４日 月　日	第５日 月　日	第６日 月　日	第７日 月　日	週全体
１．目覚めた後、太陽の光があたる場所に30分以上いましたか？	○	○	○		○	○	○	○
２．お昼頃から午後３時頃までの間に30分程度の昼寝をしましたか？		○		○	○		○	○
３．午後、屋外ないしは太陽の光の入る明るい場所で３時間以上過ごしましたか？	○	○			○		○	○
４．一日、生き生きと過ごせましたか？		○		○	○			○
５．夕方に簡単な体操や散歩など、軽く体を動かしましたか？	○						○	
６．朝、決まった時刻（だいたい前後30分以内）に、起床しましたか？	○	○		○		○	○	○
７．朝、晩の食事は決まった時刻(だいたい前後30分以内)にとりましたか？		○	○	○	○	○		○

○の数の合計を記入してみてください→　**6**

５点以上を目指すよう、できるものから実行してみましょう。

図４　睡眠健康のためのチェックリスト

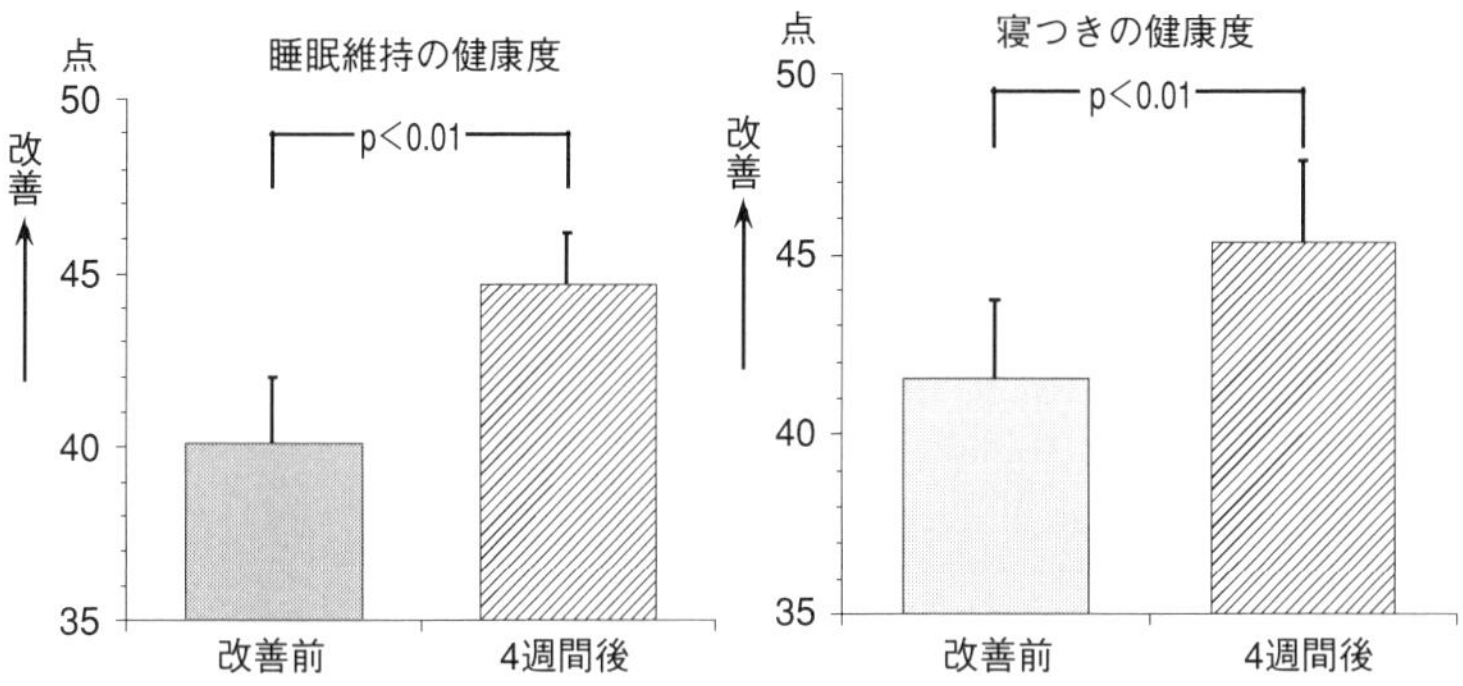

図５　セルフマネージメントで改善した睡眠健康

東京圏と沖縄那覇圏に居住する高齢者について、生活習慣と睡眠健康を比較した研究によると、睡眠障害で非常に困っている者の頻度は、東京圏居住高齢者の12.1％に対し、沖縄那覇圏居住高齢者では1.0％と十分の一以下であった。沖縄那覇圏居住高齢者は、ほぼ毎日規則的な睡眠時間を確保しているのに対し、東京圏居住高齢者では平日の睡眠時間が不足し、その不足を休日に返済するという不規則な睡眠習慣を示していた。また、昼寝習慣については、沖縄那覇圏居住高齢者が東京圏居住高齢者の約一・六倍、運動習慣は約二・六倍、夕方の散歩は約七・二倍と、両地域で生活習慣に関して際だった差が観察された。運動習慣や夕方の散歩習慣、昼寝習慣が、日中や就床前の覚醒状態の質を改善しており、こうした生活習慣を通して、生体の概日リズムの規則性を強化している可能性がうかがわれる。このように近年、睡眠改善には生活習慣の見直しが効果的であることが示され、地域での取り組みも始まっている。

広島県では、高齢者の日中の適正な覚醒の確保からの快眠法に注目した、新しいミニ・デイサービスプラン（快眠ミニ・デイサービス）が行われている［田中ほか、2004］。この取り組みは、昼食後の短時間昼寝および夕方の軽運動、グループワークなどを行うものである。短時間昼寝の目的は不眠を予防することである。近年、健康な高齢者ほど短い昼寝を習慣的にとっていることや、三〇分以下の昼寝が不眠を予防することが明らかにされている。また、三〇分以下の昼寝は痴呆の発病の危険性を五分の一以下に軽減させること、一方、一時間以上の昼寝は、アルツハイマー型痴呆の危険性を二倍に増加させることが指摘されている。つまり、習慣的な短時間の昼寝は効果的であるが、長すぎる昼寝は逆効果

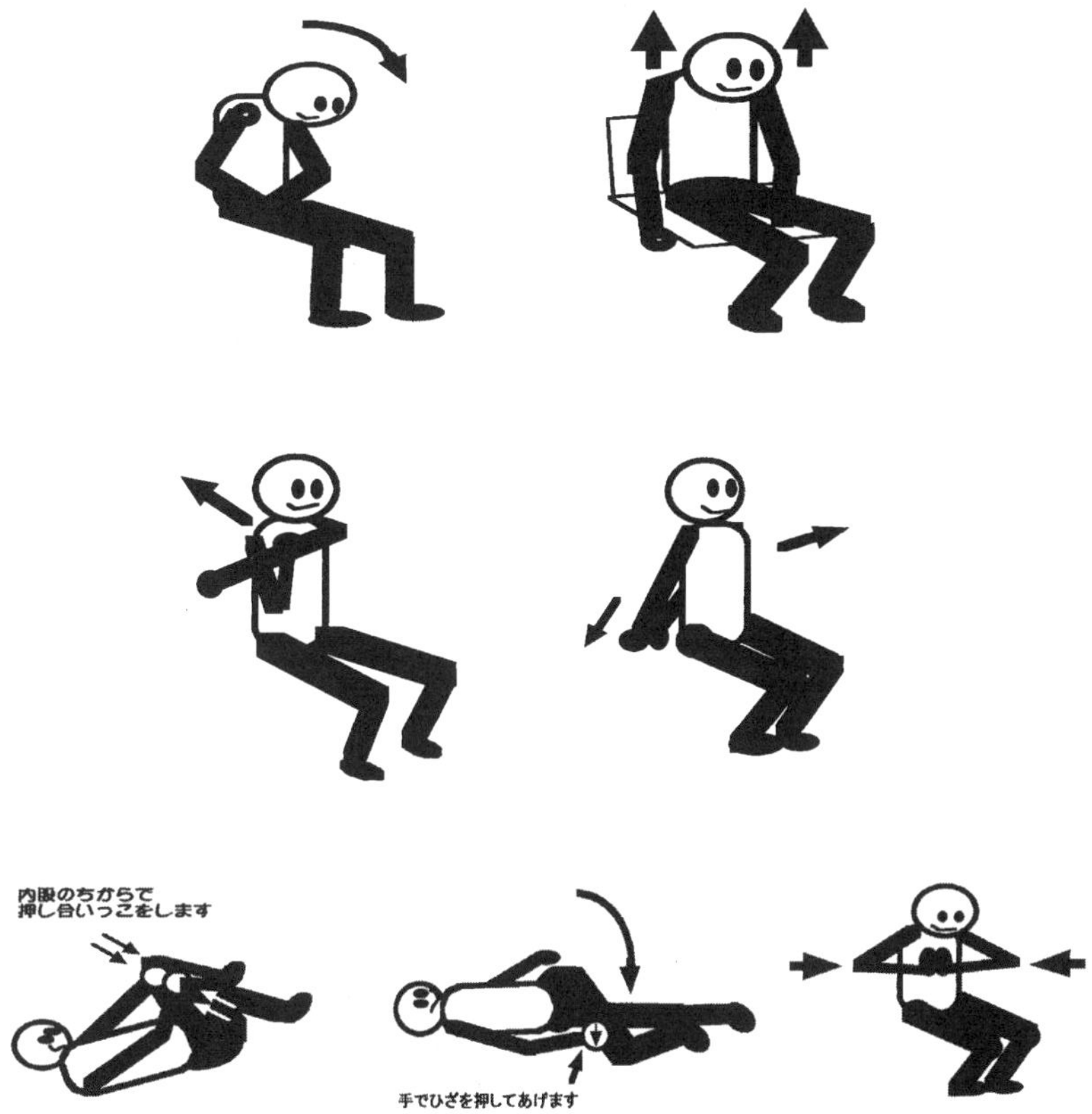
内股のちからで
押し合いっこをします
手でひざを押してあげます

図 6　福寿体操の例

になる危険性がある。三〇分以下の昼寝が、発病の危険性を低減する要因としては、昼寝で脳の疲労が軽減することや、睡眠が改善することによって免疫機能が上昇する可能性などが考えられている。次に、夕方の軽運動では、図6に示したような福寿体操を取り入れている。福寿体操は、座っても寝てもできる軽いストレッチや腹式呼吸で、覚えやすく習慣づきやすいものである。快眠ミニ・デイサービスでは、昼寝終了後、夕方の福寿体操までの時間帯にグループワークやレクリエーションを行うことによって、夜間睡眠に影響しやすい午後三時以降の覚醒維持をより確実にしている。こうしたミニ・デイサービスは、病院、施設でのリハビリなどにも応用可能であり、高齢者の健康・福祉に役立つことが期待されている（写真1）。

なお本章では、一般的な認知行動療法については取り扱っていない。この点についてはコクランのデータベースなどを参照されたい［Montgomery et al., 2002］。

3 認知障害と睡眠

(1) 高齢者の睡眠障害とその影響

年をとるとさまざまな身体的機能が低下するが、睡眠や生体リズムについても例外ではない。加齢による睡眠の変化は三〇歳代から徐々に進行し、普通に社会生活を送っている健康高齢者でも、さまざまな睡眠の障害が増加してくる。睡眠自体が浅くなり、トイレが

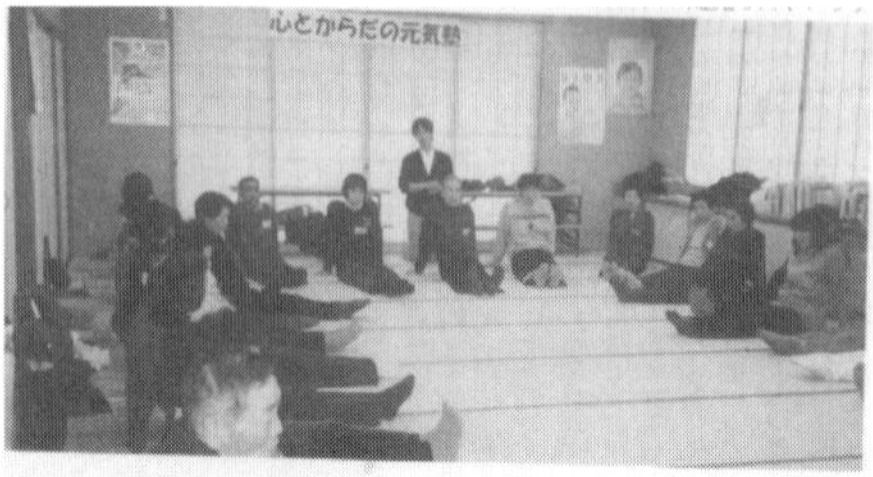

写真1　快眠ミニ・デイサービスの模様

近くなったり、腰痛や神経痛のために夜何度も目が覚め、不眠がちになる。また、外出や運動が減り、日中の活動が少なくなるため、適度に疲れることができず、昼夜のメリハリをつけるのに重要な太陽の光を浴びることも少なくなるため、夜眠りづらくなる。睡眠や覚醒それ自体を維持する能力が低下し、昼間持続的に覚醒して夜間に深い睡眠をとる単相性睡眠から、何度も睡眠と覚醒を繰り返す多相性睡眠へと変化していく傾向も見られる。これは、生体リズムの昼夜のメリハリが希薄になるという機能低下とも関連があると考えられている。このような機能低下は、不眠や中途覚醒などの夜間睡眠の質的低下をもたらすだけでなく、日中の覚醒の質的低下による事故の増加や、意欲低下・社会的活動の阻害といったQOL*（Quality of Life）の低下をもたらすという問題を生じる。睡眠が障害されると、記憶・学習機能が低下すること、注意・維持機能や姿勢制御・運動機能などの脳機能を障害し、家庭内外での骨折などの事故発生の危険率を増大させることなどが指摘されている。また、生体の修復機能と防御（免疫）維持機能が低下することから、感染症の罹患リスクを増大させる［Monjan et al., 1994／Bonnet, 1994］。これらの機能低下は、痴呆高齢者にしばしば見られるように、睡眠の昼夜逆転や不規則化などの睡眠―覚醒リズム異常や夜間徘徊、せん妄などの異常行動につながる可能性も報告されている［大川、1992］。

高齢者に見られるこうした睡眠の質的低下や昼夜のメリハリの減弱化は、本人の健康状態に影響を及ぼすだけでなく、周囲にも悪影響を及ぼす。高齢者施設では同室の人々の睡眠や健康状態に支障をきたすことになるし、家庭では介護にあたる家族の疲労を増大させる。ところが、高齢者の場合、若年者に比べて薬物療法の適用が難しく、薬物療法のみで

QOL
↓41ページ。

夜間睡眠を改善することができない場合も多い。高齢者では、睡眠薬の体内への蓄積が起こりやすいだけでなく、睡眠薬に対する感受性自体が亢進しているといわれている。すなわち、高齢者では若年者に比べて、睡眠薬の有効作用時間が延長しやすく、翌日への持ち越し効果や健忘、脱力などの副作用も出やすくなるからである。大多数の睡眠薬は、高齢者の認知機能に何らかの悪影響を及ぼすとともに、長期にわたる服用は健康を障害する可能性も疑われている［Kripke et al., 2002］。また睡眠障害と記憶の関係では、ベンゾジアゼピン系、非ベンゾジアゼピン系にかかわらず、睡眠導入剤の副作用として記憶障害が生ずることが指摘されている［Roth et al., 1992］。そのため、高齢者の睡眠障害の治療場面では、さまざまな非薬物療法が試みられている。

(2) 光療法の効果

一九八〇年代から精神医学の領域で高照度光照射を利用する新しい手法が試みられるようになった。春夏には症状が見られないのに、秋冬になると特に要因もなく、うつ状態となり過眠や過食をともなうこともある冬型の季節性感情障害（ＳＡＤ）に対して、冬の日照不足を補うための光照射の有効性が示されている［Rosenthal et al., 1984］。明け方にならないと眠れず、午後ようやく目覚めるという極端な夜型（睡眠相後退症候群：ＤＳＰＳ）や、睡眠―覚醒のサイクルをどうしても二四時間周期に合わせられず、毎日少しずつサイクルがずれていく障害（非二四時間型睡眠覚醒障害：ｎｏｎ-24）など概日リズム睡眠障害の治療にも光療法がしばしば適用されている。こうした医療分野での光の利用は、「光

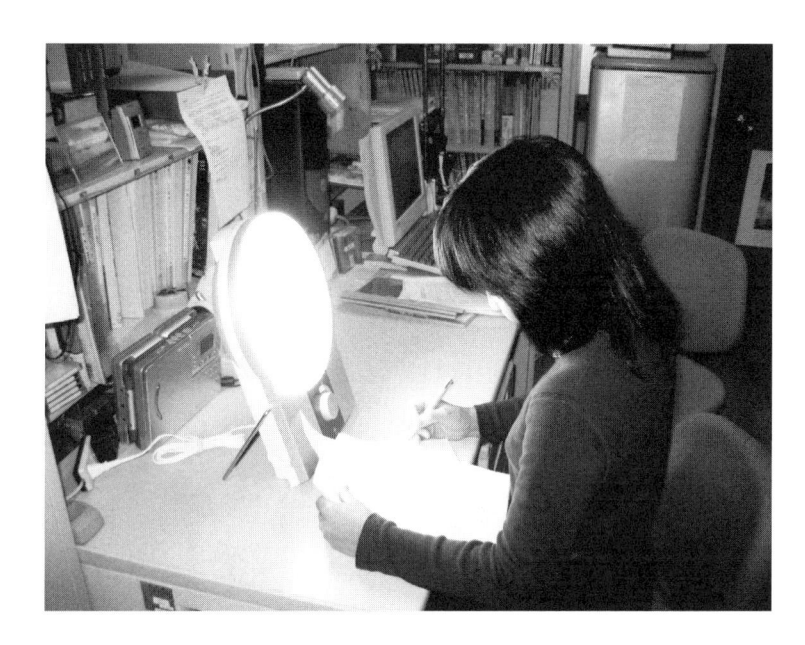

写真２　実生活における光照射環境

療法（light therapy）」または「高照度光療法（bright light therapy）」と呼ばれている。痴呆高齢者の睡眠―覚醒リズム障害およびそれに伴うせん妄や徘徊などの異常行動に対しても、高照度光照射が有効である。

光療法は、非薬物療法の代表格として用いられており、高齢者の睡眠を改善する効果が認められている。高齢者に対する光療法では、体内時計の時刻を調整するというよりも、昼間の覚醒維持をサポートすることによって生体リズム機能の弱体化を補うことが目的となる。日中の光量を増やすことによって、健康状態に良い効果があることが示されている。若年健康成人に対して午前後半から日中にかけて高照度光を照射した研究では、日中の覚醒レベルが上昇し、夜間睡眠の質が向上し［香坂ほか、1997］、昼間の光照射によって夜間のメラトニン分泌が促進されることが報告されている［Hashimoto et al., 1997］。こうした光の生理的作用に基づいた光環境整備手法を高齢者のケアに取り入れ、昼夜リズムの維持回復や睡眠の質向上に役立てる工夫が行われ始めている。光環境整備の手法としては、午前後半から昼間にかけて光量を増やし、できるだけ毎日同じ時間帯に実施する、明るさの目安は数千ルクス（窓際くらい）とし、生活になじむ光照射方法を用いるなどの点に留意が必要となる。個々の対象者の睡眠状態や体調などにも注意が必要である。写真は、専用の光照射機器を使用している様子である（**写真2**）。光をずっと眺めている必要はなく、その前で読書をしたり、食事をとっても光を取り入れることが可能である。光環境を整備することによって、睡眠―覚醒リズムが改善したり、寝つきが安定して、寝入りばなの異常行動が緩和されることが示されている［小山ほか、1999／Okumoto et al., 1998／Koyama et al., 1999]。

（駒田陽子）

引用・参考文献

Bonnet, M.H. 1994 Sleep deprivation. In ***Principle and practice of sleep medicine***（Kryger MH, Roth T, Dement WC eds.）50-67. WB Saunders, Philadelphia.

Hashimoto, S., Kohsaka, M., Nakamura, K. et al. 1997 Midday exposure to bright light changes the circadian organization of plasma melatonin rhythm in humans. ***Nuerosci. Lett***. 221, 89-92.

香坂雅子・本間裕士・福田紀子ほか 1997 「高照度光が睡眠・覚醒に及ぼす影響について」『臨床脳波』 第39号 27-30p

Koyama, E., Matsubara, H., Nakano, T. 1999 : Bright light treatment for sleep-wake disturbances in aged individuals with dementia. ***Psychiatry Clin Neurosci.*** 53, 227-9.

小山恵美・中野紀夫・松原穂澄ほか 1999 「ブライト・ケア・システム―光による高齢者の睡眠覚醒改善手法―」『松下電工技報』 第65号 34-40p.

Kripke, D.F. et al 2002 Mortality associated with sleep duration and insomnia. ***Arch Gen Psychiatry,*** 59（2）, 131-136.

Lavie, P. 1986 Ultrashort sleep-waking schedule. III. 'Gates' and 'forbidden zones' for sleep. ***Electroencephalogr Clin Neurophysiol.*** 63（5）, 414-25.

Monjan, A.A., Bliwise, D., Ancoli-Israel, S. et al. 1994 Sleep and aging. ***Wake up America : A na-***

tional sleep alert (Report of the National Commission on sleep disorders research, Dement WC chairman) Vol. 2, 182-204. U.S. Department Health and Human service.

Montgomery, P. & Dennis, J. 2002 Cognitive behavioural interventions for sleep problems in adults aged 60+. *Cochrance Database Syst Rev* : CD 003161.

Okumoto, Y., Koyama, E., Matsubara, H. et al. 1998 Bright light treatment for sleep-wake disturbances in aged individual. *Psychiatr. Clin. Neurosci.* 52, 194-196.

大川匡子 1992 「加齢と生体リズム 痴呆老年者の睡眠リズム異常とその新しい治療」『神経研究の進歩』 第36号 1010-1019p.

Rosenthal, N.E., Sack, D.A., Gillin, J.C. et al. 1984 Seasonal affective disorder ; a description of the syndrome and preliminary findings light therapy. *Arch. Gen. Psychiatry* 41, 72-80.

Roth, T. et al. 1992 Issues in drug-related performance impairment. *Clin Ther,* 14 (5), 654-666.

白川修一郎・田中秀樹・山本由華吏・駒田陽子・水野 康 2002 高齢者の睡眠健康増進のための必要事項 *Progress in Medicine,* 22, 73-77p.

睡眠障害の診断・治療ガイドライン研究会 内山 真（編） 2002 『睡眠障害の対応と治療ガイドライン』 株式会社じほう

田中秀樹ほか 2000 「長寿県沖縄と大都市東京の高齢者の睡眠健康と生活習慣についての地域間比較による検討」『老年精神医学雑誌』第11巻第4号 425-433p

田中秀樹・平良一彦・荒川雅志ほか 2000「不眠高齢者に対する短時間昼寝・軽運動による生活指導介入の試み」『老年精神医学雑誌』 第11号 1139-1147p.

田中秀樹 2004 「脳と心身のヘルスプロモーションとしての睡眠指導介入と自己管理法」『診断と治療』 第92号 1219-1225p.

内山 真 2004 「睡眠の機能とメカニズム」『すこやかな眠りを導くための看護実践ハンドブック』 社会保険研究所

【執筆者一覧】

◆第１章・第12章・第13章・コラム◆
白川修一郎（しらかわ・しゅういちろう
国立精神・神経センター精神保健研究所）
◆第２章◆　本多和樹　（ほんだ・かずき　睡眠科学研究所ハムリー㈱
東京医科歯科大学保健衛生学科）
◆第３章◆　水野　康　（みずの・こう　東北福祉大学感性福祉研究所）
◆第４章◆　林　光緒　（はやし・みつお　広島大学大学院総合科学研究科）
◆第５章◆　北浜邦夫　（きたはま・くにお　フランス国立科学研究所神経科学部門）
◆第６章◆　水野一枝　（みずの・かずえ　東北福祉大学予防福祉健康増進センター）
◆第７章◆　山城由華吏（やましろ・ゆかり　花王株式会社ヘルスケア第２研究所）
◆第８章◆　神山　潤　（こうやま・じゅん
東京ベイ・浦安市川医療センター　センター長）
◆第９章◆　鈴木みゆき（すずき・みゆき　和洋女子大学人文学群心理社会学類
人間発達学専修こども発達支援コース）
◆第10章◆　田中秀樹　（たなか・ひでき　広島国際大学心理科学部）
古谷真樹　（ふるたに・まき　広島国際大学心理科学部）
◆第11章◆　廣瀬一浩　（ひろせ・かずひろ　千葉西総合病院産婦人科）
◆第14章◆　駒田陽子　（こまだ・ようこ　東京医科大学睡眠学講座）

◆シリーズ　こころとからだの処方箋◆　⑧

睡眠とメンタルヘルス

――睡眠科学への理解を深める――

二〇〇六年六月二十五日　第一版第一刷発行
二〇一一年六月二十五日　第一版第三刷発行

著　者　白川修一郎《しらかわしゅういちろう》ほか
編　者　白川修一郎（国立精神・神経センター精神保健研究所）

発行者　荒井秀夫
発行所　株式会社ゆまに書房
〒一〇一―〇〇四七
東京都千代田区内神田二―七―六
振　替　〇〇一四〇―六―六三一六〇

印刷・製本　新灯印刷株式会社
カバーデザイン　芝山雅彦〈スパイス〉

落丁・乱丁本はお取り替え致します
定価はカバー・帯に表示してあります

ISBN4－8433－1820－5 C0311